Cardiothoracic Critical Care

实用心胸危重病学

Brigid C. Flynn [美] 原著

Natalia S. Ivascu [美]

Vivek K. Moitra [美]

Alan Gaffney [爱]

韩　林　主审　李白翎　主译

中国科学技术出版社

·北京·

图书在版编目（CIP）数据

实用心胸危重病学 / （美）布里吉德·C. 弗林 (Brigid C. Flynn) 等原著；李白翎主译 . — 北京：中国科学技术出版社，2024.7

ISBN 978-7-5236-0635-3

Ⅰ．①实… Ⅱ．①布… ②李… Ⅲ．①心脏外科学—险症—诊疗②胸腔外科学—险症—诊疗 Ⅳ．① R650.597

中国国家版本馆 CIP 数据核字 (2024) 第 071010 号

著作权合同登记号：01-2023-3933

策划编辑　郭仕薪　孙　超
责任编辑　孙　超
文字编辑　陈　雪
装帧设计　佳木水轩
责任印制　徐　飞

出　　版　中国科学技术出版社
发　　行　中国科学技术出版社有限公司
地　　址　北京市海淀区中关村南大街 16 号
邮　　编　100081
发行电话　010-62173865
传　　真　010-62179148
网　　址　http://www.cspbooks.com.cn

开　　本　889mm×1194mm　1/16
字　　数　315 千字
印　　张　12
版　　次　2024 年 7 月第 1 版
印　　次　2024 年 7 月第 1 次印刷
印　　刷　北京盛通印刷股份有限公司
书　　号　ISBN 978-7-5236-0635-3/R·3233
定　　价　198.00 元

版权声明

译者名单

主　审　韩　林
主　译　李白翎
副 主 译　周宏艳　刘　楠　罗　哲　张冠鑫
译 校 者（以姓氏笔画为序）

丁莹莹　复旦大学附属中山医院
王　伟　海军军医大学第一附属医院
王　冀　中国医学科学院阜外医院
王晓朦　首都医科大学附属北京安贞医院
王腾科　首都医科大学附属北京安贞医院
田　锐　上海交通大学医学院附属第一人民医院
乔　帆　海军军医大学第一附属医院
刘　楠　首都医科大学附属北京安贞医院
刘子娜　中国医学科学院阜外医院
刘毛毛　首都医科大学附属北京安贞医院
安　朝　同济大学附属上海市肺科医院
孙　林　上海交通大学医学院附属胸科医院
杜　雨　中国医学科学院阜外医院
杜　珍　海军军医大学第一附属医院
李　欣　复旦大学附属中山医院
李白翎　海军军医大学第一附属医院
李呈龙　首都医科大学附属北京安贞医院
应佑国　上海交通大学医学院附属第九人民医院
张　蓓　中国医学科学院阜外医院
张永辉　中国医学科学院阜外医院
张伯尧　海军军医大学第一附属医院
张忠伟　复旦大学附属肿瘤医院
张冠鑫　海军军医大学第一附属医院
张晓林　上海市公共卫生临床中心
张海涛　同济大学附属东方医院
张雪鹏　复旦大学附属中山医院
张毅杰　复旦大学附属中山医院
林萍清　福州市第二总医院
罗　哲　复旦大学附属中山医院

罗明豪　复旦大学附属中山医院

罗竞超　复旦大学附属中山医院

金　祺　首都医科大学附属北京安贞医院

周　炜　同济大学附属东方医院

周宏艳　中国医学科学院阜外医院

赵志敏　海军军医大学第一附属医院

郝光伟　复旦大学附属中山医院

钟　铿　海军军医大学第一附属医院

侯　斌　中国医学科学院阜外医院

顾君君　海军军医大学第一附属医院

高　伟　中国医学科学院阜外医院

郭　震　上海交通大学医学院附属胸科医院

唐杨烽　海军军医大学第一附属医院

谈梦伟　海军军医大学第一附属医院

陶　芸　海军军医大学第一附属医院

黄丹蕾　复旦大学附属中山医院

曹芳芳　中国医学科学院阜外医院

屠国伟　复旦大学附属中山医院

韩庆奇　海军军医大学第一附属医院

程　浩　海军军医大学第一附属医院

程　楠　中国医学科学院阜外医院

鲁旭然　首都医科大学附属北京安贞医院

潘佳君　海军军医大学第一附属医院

学术秘书　赵志敏　潘佳君

内容提要

　　本书引进自牛津大学出版社，由 Brigid C. Flynn、Natalia S. Ivascu 等专家联合编写，内容涵盖了基于心胸重症监护室临床救护的关键要点，从重症监护的基础知识到机械循环支持设备的管理，全面介绍了当前心胸危重病学领域的前沿技术与治疗策略。书中各章均以经典病例开篇，提出各种引人深思的心脏术后问题，包括有创血流动力学检测、血糖管理、房颤抗凝管理，并讨论了心脏外科围术期各类棘手并发症，如心脏压塞、凝血功能障碍、低氧血症等。本书旨在为从事相关专业的医护人员提供多样化信息资源，指导其临床工作，提升其紧急救护能力。

主审简介

韩 林

医学博士，主任医师，教授，博士研究生导师，海军军医大学第一附属医院心血管外科主任。中国医师协会心血管外科医师分会委员，中国医师协会心力衰竭专业委员会委员，上海市医学会心脏大血管外科专科分会委员兼秘书。《中国外科年鉴：心血管外科分册》《中华胸心血管外科杂志》《第二军医大学学报》《心血管外科杂志》编委。

从事心脏瓣膜病、冠心病、胸主动脉瘤和心脏移植等外科治疗和研究30余年，具有丰富的临床经验，每年完成心脏手术近500例。开展了经腋下、胸骨半段、右前外侧切口和胸腔镜下等微创心脏手术；不停搏、全动脉化等冠状动脉搭桥术；主动脉夹层全弓主动脉置换急诊手术、胸腹主动脉置换和心脏移植手术等高难度手术。主持和参与国家"863"项目、国家卫生部行业基金重大课题、国家科技部重点专项课题、国家自然科学基金、军队十二五重点课题、上海市科学技术委员会重大课题和国际合作项目等多项课题。获国家科学技术进步二等奖2项，国家教育部科学研究一等奖1项，省部级一等奖4项、二等奖4项。2016年获中国医师协会心血管外科医师分会好医师奖（金刀奖），2020年荣获"上海好医生"称号，荣立个人三等功1次。参编专著8部，发表学术论文86篇，其中SCI收录论文48篇。

主译简介

李白翎

主任医师，教授，硕士研究生导师。海军军医大学第一附属医院心血管外科副主任、重症医学中心副主任、心血管 ICU 主任。中国医师协会心脏重症专业委员会常务委员，中国医师协会体外生命支持专业委员会委员，中国医学救援协会心肺复苏分会理事，上海市医师协会体外生命支持专业委员会委员，上海市医师协会心血管外科医师分会委员，上海市医学会心脏大血管外科专科分会重症监护学组首任组长，上海市医学会危重病专科分会重症心脏学组副组长，《中国体外循环杂志》常务编委，上海市健康医学院特聘研究员。

长期从事心律失常、心力衰竭方面的临床诊疗工作，在脏器功能支持、危重心血管病救治等方面具有丰富的经验及成果。荣获中国心脏重症"领军人物"及上海市重症医学"杰出青年奖"。获军队科技进步及医疗成果三等奖各 1 项。主持国家自然科学基金等各类项目 8 项，发表 SCI 收录论文 30 余篇。

中文版序

　　重症监护是心胸外科医疗工作的重要环节，患者的成功治疗除了需要精湛的外科技术之外，合理有效的术后监护治疗同样不可或缺。随着各种外科、介入新兴技术的涌现及心胸外科专业的飞速发展，心胸外科重症监护医学作为保障患者平稳康复的重要亚专业也在与时偕行，以适应外科新技术在临床快速开展、老龄化及各种心胸外科危重症患者显著增加等医疗背景下，更复杂的治疗管理新现状和新挑战。

　　Brigid C. Flynn 领衔编写的 *Cardiothoracic Critical Care* 一书，通过一系列生动的心胸外科重症监护病房典型治疗病例，在内容上涵盖了重症监护治疗基础、常见术后并发症处理、机械循环支持设备管理等主题。全书共 37 章，每章讨论一个典型的重症监护治疗问题或场景，结合作者经验体会提出处理策略，并总结相应的大量较新的循证管理建议和指南内容，有切实的临床指导意义，是心胸外科 ICU 医生、外科医生及麻醉医生的实用临床参考书。

　　本书由海军军医大学第一附属医院李白翎教授精心筹划主译，在国内多家知名心脏外科中心的一线临床专家、教授通力合作下共同翻译完成，向国内同道精准呈现了英文原版所述的内容，分享了国际知名心胸外科重症监护中心的临床经验。相信本书的出版能够为相关临床从业人员提供指导和帮助，也有利于进一步改善心胸外科患者的手术预后。

海军军医大学第一附属医院　韩林

原 书 序

　　重症监护的实践需要理解人体生理学、药代动力学和分子通路途径，并坚持以循证医学为证据，以文献为支撑。有些人可能会说，将所有这些实体结合到实践中，创造了重症监护医学的"艺术"。在重症监护医学实践中获得一个熟练的策略是模拟在基于问题的特定场景中你要做什么，这就是本书的目的，因为每章都会恰如其分地问"接下来你要做什么"。本文侧重于心、肺危重症护理，涵盖循证实践指南、呼吸和代谢生理学、常见的血流动力学紊乱、心力衰竭和机械循环支持装置等内容。同时以文献引用作为补充，确保所有临床医生都可以在书中找到适合危重患者的实践方式。所以，当你手持这部 *Cardiothoracic Critical Care*，来到每一位患者床边时，请尝试思考"接下来我要做什么"。

译者前言

  近年来，随着心胸外科技术的进步，以血流动力学治疗为核心的心胸危重病医学也日趋发展成熟。那些接受救治的危重患者因病情变化快、风险高、治疗窗狭窄，需要 ICU 医生细致地监测、观察并做出及时准确的判断。心胸危重病医学作为重症医学领域的重要组成部分，不仅在患者管理中始终贯穿危重病医学的基本原则和规范，同时具有专科特色，在血流动力学治疗、心肺功能评估、呼吸循环支持等方面的理解更为深刻。

  Brigid C. Flynn 教授等编写的这部 *Cardiothoracic Critical Care*，主要包括循证医学证据、呼吸和代谢生理学、血流动力学治疗、心力衰竭、机械循环支持和心、肺移植救治等方面的内容，不仅涵盖了心胸重症相关的理论基础、临床实践及指南，并且全面系统地阐述了从事心胸重症所需的基本理论与技能。本书以典型病例为导向，深入分析了临床上具有代表性的各类问题，总结了多种心胸常见危重症，尤其是术后危重症的场景，并提出"你现在应该做什么""为什么这样做"的思维导向，将循证医学、重症理论与临床实践相结合。本书条理清晰，实用性强，可为从事心胸危重症救治的医生提供参考和帮助。

  由于书中内容涉猎广泛，加之中外术语规范及语言表达习惯有所差异，中文翻译版中可能存在一些疏漏或欠妥之处，恳请读者批评指正，不吝赐教。

  本书译者均为从事危重病医学的临床医生，在此由衷地感谢为本书顺利出版辛勤付出的所有人员。

海军军医大学第一附属医院　李白翎

目　录

第1章 心脏外科手术风险评分
Risk Assessment Scores in Cardiac Surgery

Matthew Hulse　Stuart Lowson　著

刘毛毛　译　　罗明豪　校

患者，女，80岁，被送至急诊科，她诉说2周以来出现进行性劳累后胸痛，伴呼吸急促，身体虚弱致无法在家中活动。据她的家人说，以上症状是新出现的，但在过去一年中，她一直存在无法保持身体平衡的问题，行走需要借助助行器。同时，她的体重也无意中下降了约4.5kg。经胸超声心动图提示：左心室射血分数轻度下降，为40%～45%，主动脉瓣钙化伴严重狭窄，瓣膜面积为0.8cm²。不幸的是，基于这些结果，判断她不适合通过经导管主动脉瓣置换术（transcatheter aortic valve replacement, TAVR）治疗。取而代之的是选择行急诊开胸主动脉瓣置换术（surgical aortic valve replacement, SAVR）。手术前，家属们把你拉到一旁，担心本次手术的风险，并询问这位老年患者在住院期间死亡的可能性。

接下来你要做什么？

一、讨论

（一）风险评估的必要性

30多年来，我们一直使用心脏手术风险评分模型对成人患者进行手术风险分级。20世纪80年代，行冠状动脉旁路移植术（coronary artery bypass graft，CABG）后患者的死亡率不断增加，这项评分应运而生。当时临床医生观察到术后死亡率从1%～2%逐渐上升到5%～6%，但无法明确这其中的原因。因此需要建立一个多中心数据库，从而能够更恰当地对CABG术后死亡的危险因素进行统计学研究。

从那时起，人们开发了许多评分系统来定义患者的风险因素。早期的评分系统只能确定死亡风险。后来经过调整，纳入多种手术并发症作为风险评估因素。这对于患者而言是非常重要的。因为患者不仅想知道他们在心脏手术后的生存机会，而且想知道他们在手术后是否会长期住院治疗，以及身体功能是否会受到限制。由于接受心脏手术的患者年龄越来越大，身体抗打击能力越来越差，评分系统可以让医生与患者和家属就哪些风险可以接受，哪些风险不可以接受进行深入讨论。

事实上，风险评分可能可以促使患者和家属进行长期规划。有了基于数据的知识，患者和家属可以一起分析即将进行手术的相关风险。这将使家属和医疗服务提供者能够了解患者对生命终末期保健的特殊诉求。在讨论主动脉瓣置换术的方式和确定TAVR是否比SAVR对患者更有利时，通常需要借助风险评分，这也是本案例中遇到的问题。

此外，手术死亡率和主要并发症的预测不仅对患者至关重要，对于医疗系统也同样重要。广泛采用风险模型的次要优点是能提高患者预后。由于能够比较和分析各种治疗策略，当风险模型为世界各地的心脏外科患者的治疗提供质量控制时，它能作为算法的一个重要部分。因此，风险评分模型不仅可以帮助患者选择个性化的治疗方案，而且还可以帮助提高全球范围内患者的生存率。

然而，临床医生必须认识到所有风险评分系统都存在的固有问题，即所有评分系统都是基于大量患者群体的数据库，可能不具有针对某个患者的特异性。同样，所有的评分系统都有可能对某个医院或世界的某些地区不适用。因此，必须针对每个患者、护理团队和医院的实际情况进行个性化的评估和监护。

（二）常用的风险评分系统

由于评分存在的固有问题，目前在关于成人心脏手术文献中有大约 20 个不同的评分系统，都试图对患者的手术风险进行精准的个体化评估。有大量的研究对这些被验证过的风险评分系统在个体风险评价上的特异性进行比较。

第一个被广泛使用的风险评分模型是 1989 年开发的 Parsonnet 评分。Parsonnet 评分根据具有临床意义的术前风险因素来预测心脏手术的死亡率。这个评分系统运用简单的加法运算，将患者的病情严重程度分为 5 个等级。然而，这种评分法由临床医生主管评定某个患者或手术的特征，这降低了可靠性。Parsonnet 评分后来被修改为一个更长的版本，取消了主观性评估细则并提供了风险因素的临床定义。

Parsonnet 评分建立以后，许多其他评分系统陆续被开发出来。著名的风险评分模型有克利夫兰诊所评分、梅奥诊所模型、贝氏模型和北新英格兰评分。这些评分模型具有相似性和不同之处，并以各种形式进行了比较和相互验证。有些只对 CABG 进行了验证，如北新英格兰评分和贝氏模型。所有的评分模型都包含患者基本资料、左心室功能和肾脏疾病。然而，这些模型都已经在世界范围内被验证过的更全面、有效的风险评分模型所取代。

目前最常用的心脏手术风险评估工具是欧洲心脏手术风险评估系统（European system for the cardiac operative risk evaluation，EuroSCORE）和胸外科医师协会（Society of Thoracic Surgeon，STS）风险评分。这两个评分系统都是在 1999 年开发的。EuroSCORE 在欧洲和加拿大最常使用，这使它成为全球范围最常见的心脏手术风险模型。STS 评分是在美国最常用的评分系统。这两个评分系统都有免费的在线访问网页。

EuroSCORE 和 STS 评分系统都依赖于复杂的预测系统，使用先进的计算机统计模型，利用 Logistic 回归分析，尽可能正确地分析大量来自患者的变量。虽然这些评分模型是经过充分验证的，但仍不可避免地会对某个特定患者的发病率和死亡率做出不同的预测。无论高风险或低风险的手术患者，当进行择期、亚急性和急性手术时，常见的"不准确"的发生通常由于复杂患者的异质性。

由于发现最初版本的 EuroSCORE 可能高估了死亡风险，2011 年出版修正后的 EuroSCORE Ⅱ。EuroSCORE Ⅱ 中共有 18 个项目（表 1-1），所有内容都可以通过 EuroSCORE 网站上的在线计算器，使用加法或 Logistic 回归法进行计算评估。Logistic 回归法在风险评估中可能更精确，但不能简单地在临床计算。

相反，STS 评分的死亡风险评估性能已被验证，同时它也是被广泛认可的并发症风险评估工具。这比 EuroSCORE Ⅱ 更有优势，因为 EuroSCORE Ⅱ 针对术后并发症的评分验证较少。虽然 STS 评分没有在所有心脏外科手术中得到验证，但已在一些特定的手术中得到验证（表 1-2）。然而许多研究发现，STS 评分系统可能对尚未纳入的其他外科手术患者也有意义，如 TAVR。STS 评分比 EuroSCORE Ⅱ 更复杂，包含 40 多种数据资料，并且需要对每个数据资料进行分级。

EuroSCORE Ⅱ 和 STS 评分之间还有一些其他不同之处。首先，如前所述，STS 评分只在（表 1-2）所列的心脏外科手术中得到验证。因

表 1-1	EuroSCORE 评估心脏手术围术期死亡风险的指标

- 年龄
- 性别
- 肾功能不全
- 心外动脉系统疾病
- 行走能力差
- 心脏手术史
- 慢性肺病
- 心内膜炎活跃期
- 术前状态不佳
- 需使用胰岛素的糖尿病
- 纽约心脏协会分级
- 心绞痛静息期
- 左心室功能
- 近期发生过心肌梗死
- 肺动脉高压
- 急诊
- 手术类型
- 胸主动脉手术

表 1-2	胸外科医师协会心脏手术后死亡和发生不同并发症风险评分系统一览

手术类型	风险评估项目
• CABG	• 死亡率
• 主动脉瓣置换术	• 肾衰竭
• 二尖瓣置换术	• 永久性脑卒中
• 主动脉瓣置换术 +CABG	• 机械通气时间延长
• 二尖瓣置换术 +CABG	• 胸骨深部伤口感染
• 二尖瓣修复术	• 二次手术
• 二尖瓣修复术 +CABG	• 并发症或死亡率
	• 短期滞留
	• 长期滞留

CABG. 冠状动脉旁路移植术

此，多瓣膜手术或任何三尖瓣置换或修补手术都无法使用。然而，EuroSCORE Ⅱ 只需知道手术包含的术式数量即可，可用于大多数手术类型。其次，当两者进行比较时，EuroSCORE Ⅱ 通常会高估围术期的风险，而 STS 评分则被报道低估了围术期的风险，尤其是对体弱患者。

两种评分都没有将右心衰竭作为风险因素。

我们知道，右心衰竭会很大程度改变心脏手术后的结果，并大大增加死亡率。不幸的是，由于右心室独特的解剖结构，很难通过超声心动图对右心衰竭进行分级。两者都用肺动脉高压作为右心室功能的替代衡量标准。然而我们也清楚这种替代是不准确的，肺动脉压力并不能完全预测右心室功能，甚至可能与右心室功能成反比。

最后，STS 评分不会在术前评估患者的身体功能限制因素。然而这一点很重要，最近的文献报道称，术前患者功能状态不佳与术后的死亡率和主要并发症相关，包括微创心脏手术。一些研究认为术前预康复可以减少与久坐不动的生活方式相关的心脏手术风险，这一点从不良的步态速度和临床虚弱量表评分中可以得到证实。EuroSCORE Ⅱ 则评估了活动能力，将其定义为"继发于肌肉骨骼或神经系统功能障碍的严重活动障碍"，作为一个"是 / 否"的问题纳入模型。显然，这不一定会给心脏带来风险，因为行动不便可能是由其他病因引起的。这个定义可能无法完全反映患者的虚弱程度，但它至少提到了该因素。虚弱程度可能会作为一种变量资料出现在修改后的 EuroSCORE Ⅱ 模型中或被添加到 STS 评分中。

有趣的是，除北美和美国之外，很少有中心建立心脏手术风险评分模型。中国已经出版了 CABG 风险评估的 Sino 系统，但它在中国以外地区的推广度并不高。成熟的评分系统是否能推及所有种族和国家仍是未知数，如 EuroSCORE Ⅱ 和 STS 评分。例如，心血管疾病的发病年龄、血管造影疾病模式和心脏疾病的类型可能因文化因素而有很大的不同。社会风险因素也可能在疾病发展中起作用。随着我们逐渐认识到遗传因素对心血管疾病的影响，可能需要将其纳入可靠的风险评估工具中。

（三）虚弱作为一个风险因素

章节初描述的患者是一例相当典型的严重主动脉瓣狭窄患者的术前情况。虚弱是一种常见症状，但在心脏手术前很少对患者进行此项评估。

虚弱是一个概括性术语，其包含了多种因素：肌肉萎缩、营养不良、活动受限和认知状态，通过这些因素试图评价患者的体质是否能承受打击，如同时发生多种疾病或进行手术（即患者的抗打击性）。一些作者将虚弱定义为无法维持机体内环境稳态。对要进行心脏手术的患者来说，这种定义是值得商榷的，因为即使最健康的患者在经历心肺分流和全身麻醉后内环境稳态也会受到影响。

接受心脏手术患者的平均年龄和风险评级正在逐步上升，超过一半的患者年龄超过 75 岁。虽然虚弱并不局限于老年人，但是其发生概率确实随着年龄增长而增加。这给手术和术后监护带来了一系列新的挑战。EuroSCORE Ⅱ 和 STS 评分都考虑到了患者的年龄，EuroSCORE Ⅱ 还考虑到了活动能力，但这两个主要评分模型都没有将虚弱程度纳入评分因素中。

术前评估虚弱程度的做法逐渐被推广，但对于如何评估虚弱程度，目前还没有共识。美国和欧洲老年医学协会都建议对 70 岁以上的患者进行虚弱评估，然而还没有一个被统一推荐的评估方法。简单快速的测试包括临床虚弱量表评分（图 1-1）、5m 步态速度、"起立行走"测试和弗里德虚弱表型。基于多种因素的更复杂的评分也存在，但没有证据表明复杂性的增加会提高可靠性。

普通外科患者的虚弱与术后并发症的风险增加、住院时间延长以及出院后需入住康复机构紧

临床虚弱量表

 1. 非常健康　非常健壮、活跃、精力充沛、上进心强的人。他们往往经常锻炼，是同龄人中最健康的

 2. 健康　没有明显的疾病症状，但低于健康类别 1 的人。他们通常会进行运动或偶尔非常活跃，如季节性的

 3. 管理良好　医疗问题得到良好控制的人，除了日常行走之外通常不经常活动

 4. 脆弱的　虽然不依赖他人的日常帮助，但通常症状会限制活动。一个常见的抱怨是"行动迟缓"和（或）白天很累

 5. 轻度虚弱　经常有更明显的行动迟缓，在日常生活的高阶工具活动（财务、交通、繁重的家务）中需要帮助的人。一般来说，轻度虚弱会逐渐影响独自购物、外出散步、做饭、服药，并开始限制做轻家务

 6. 中度虚弱　在所有的户外活动和家务方面需要帮助的人。在室内，他们经常会遇到爬楼梯的问题，洗澡时需要帮助，穿衣时可能需要很少的帮助

 7. 重度虚弱　由于任何原因（身体或严重的认知），完全依赖个人护理生活。即便如此，他们情况似乎很稳定，死亡的风险也不高（6 个月内）

 8. 极度虚弱　完全依赖个人护理和接近生命尽头。通常他们即使得了小病也不能康复

 9. 临终疾病　接近生命的尽头。这一类别适用于预期寿命 <6 个月，在其他方面没有严重虚弱的人（许多身患绝症的人在临终前仍然可以锻炼身体）

痴呆患者的虚弱评分
- 身体虚弱的程度通常与痴呆的程度相对应。轻度痴呆症的常见症状包括忘记最近发生的事件的细节，尽管仍然记得事件本身，重复同样的问题 / 故事和社交退缩
- 中度痴呆症患者的近期记忆严重受损，尽管他们似乎能很好地记住过去的生活事件。他们可以在提示下做个人护理
- 严重的痴呆症患者在没有帮助的情况下无法进行个人护理

▲ 图 1-1　临床虚弱量表
转载于公共领域

密相关。一些研究已证实虚弱是院内死亡的独立危险因素。此外，体弱的患者再次入院的风险较高，手术后的生活质量较低，并且在术后护理上的花销更大。

系统综述已经证实，被判定虚弱的患者TAVR术后死亡风险会增加。有强有力的证据表明，虚弱与TAVR术后全因死亡、主要的心脑血管事件及机体功能衰退有关。这些关联的原因尚不清楚。到目前为止，接受TAVR的患者因身体虚弱而无法进行SAVR。因此，在这一特定人群中基于虚弱程度评估术后结局的研究结果有可能存在偏倚。由于接受TAVR的患者更健康，那么评估虚弱程度和TAVR术后患者之间不良结局的关联是有意义的。事实上，虚弱程度可能并不像之前指出的那样是一个重要的风险因素。

在对接受开胸心脏手术的患者中研究虚弱程度与预后的相关性的结果更难解释。一些人认为，使用典型的评分标准评价虚弱程度时与院内死亡率、1年死亡率和长期机构护理相关；另一些人发现，仅通过步态速度评价虚弱程度时，虚弱与死亡率、术后并发症相关，其他对虚弱程度的评估与不良结果无关。值得注意的是，这些研究大多没有在术前对机体功能和生活质量进行全面评估，所以无法与术后状态进行比较。

最近的一项研究可能能够解释为什么开胸心脏手术患者的预后结果会因研究不同而产生差异。Miguelena-Hycka等的研究表明，术前诊断为"虚弱"或"虚弱前状态"的患者在心脏手术后的生活质量改善最大，而"健康"的患者术后生活质量改善最小。这项研究还证实了虚弱与心脏手术后死亡率及并发症发生率存在关联。若术前评价为虚弱的患者在术后生存下来，实际上是从手术中获得了最大效益。毋庸置疑，心脏病变才是导致患者术前活动障碍的主要原因。

二、病例回顾

在本章伊始，要求家属参与到患者的风险评分讨论中。他们利用STS风险评分模型对患者的死亡和发生并发症的风险进行了咨询。这位老年女性的死亡风险约3.2%，最可能出现的并发症是永久性脑卒中，概率为2.1%。尽管没有可靠的证据，术前体重减轻、身体虚弱和需要使用助行器也被认为是SAVR术后身体功能状态下降的潜在风险因素。最终，患者认为目前的身体功能下降主要是由瓣膜问题造成的，并希望接受SAVR治疗。她希望从外科主治医生和家人处了解她在术后是否会极度虚弱或发生严重并发症。

随着接受心脏手术患者的年龄越来越大，在术前评估中会更多地使用"患者是否直接回家"或1年生存率这样的评价指标，而不是28天存活率。在接受心脏手术的患者中，改善患者生活质量的关键是明确可以通过心脏手术干预规避的问题。

要点谨记

1. 目前存在多种心脏评分系统，试图融合相似但不同的指标来预测术后并发症和死亡率

2. 评分系统来源于大型数据库队列脑卒中风险因素的Logistic回归，因此对于个别患者可能不准确

3. 最常用的两种评分系统：STS评分和Euro-SCORE Ⅱ，未把右心衰竭作为风险因素纳入评分

4. STS评分和EuroSCORE Ⅱ的不同之处在于，EuroSCORE Ⅱ将行动能力作为患者虚弱的标志

5. 在接受TAVR治疗的患者中，虚弱始终与更高的并发症发生率和死亡率相关；然而，与开胸心脏手术后虚弱的风险是否相关尚不清楚

推荐阅读

[1] Shroyer AL, Plomondon ME, Grover FL, Edwards FH. The 1996 coronary artery bypass risk model: the Society of Thoracic Surgeons Adult Cardiac National Database. *Ann Thorac Surg.* 1999;67:1205-1208.

[2] Nashef SAM, Roques F, Michel P, Gauducheau E, Lemeshow S, Salamon R. European system for cardiac operative risk evaluation (EuroSCORE). *Eur J Cardiothorac Surg.* 1999;16:9-13.

[3] Geissler HJ, Hölzl P, Marohl S, et al. Risk stratification in heart surgery: comparison of six score systems. *Eur J Cardiothorac Surg.* 2000;17:400-406.

[4] Afilalo J, Sharma A, Zhnag S, et al. Gait speed and 1- year mortality following cardiac surgery: a landmark analysis from the Society of Thoracic Surgeons Adult Cardiac Surgery Database. *J Am Heart Assoc.* 2018;7(23):e010139.

[5] Sepehri A, Beggs T, Hassan A, et al. The impact of frailty after cardiac surgery: a systemic review. *J Thorac Cardiovasc Surg.* 2014;148:3110-3117.

[6] Miguelena- Hycka J, Lopez- Menendez J, Prada P- C, et al. Influence of preoperative frailty on health- related quality of life after cardiac surgery. *Ann Thorac Surg.* 2019;108(1): 23-29.

第2章　肺动脉导管在心脏外科的应用

Pulmonary Artery Catheterization in Cardiac Surgery

Daniel L. Jacobs　Brigid C. Flynn　著

鲁旭然　译　屠国伟　校

患者，男，75岁，行冠状动脉旁路移植术（CABG），搭桥3根，术后转入心脏外科重症监护室（intensive care unit, ICU）。在手术前，麻醉师行右桡动脉置管、右颈内静脉置管及肺动脉导管（pulmonary artery catheter, PAC）。入ICU后，患者气管插管镇静状态，生命体征平稳。由于体外循环停机后的估计射血分数为40%，以3μg/(kg·min)的速度为患者输注多巴酚丁胺。患者明确的既往病史包括阵发性心房颤动、高血压、烟草滥用和肥胖。转入ICU不久，你注意到患者的心电图（electrocardiogram, ECG）反复出现室性异常波形，似乎是室性期前收缩（premature ventricular complex, PVC)，肺动脉舒张压波形降低、数值下降。患者现在出现血压下降。

接下来你要做什么？

一、讨论

（一）室性异常心率

虽然CABG术后室性异常波形并不少见，但也应该非常认真地对待。当电冲动在心室内产生时，引发PVC。因此，它们与P波无关（图2-1）。PVC波形表现为波幅增宽的QRS波和与QRS波方向相反的宽大T波。如果期前收缩是单发的，并且<8次/分，则很少引起病情变化。然而，PVC可能会导致更严重的心律失常，因此，如

果出现血流动力学不稳的迹象，应进行监测和治疗。持续性室性心动过速在心脏手术后的发生率低于PVC，但如果发生就会危及生命。

当出现室性异常波形时，应该通过正式心电图排除心室缺血。心电图也有助于诊断室性异常波形的起源，并计算出现的间隔时间。因瘢痕导致的心房或心室异位起搏或已知的传导障碍可能会导致患者术后心电图波形异常。停用抗心律失常药物也可能是其中一种病因，因此，应在不改变用药规律的情况下，尽早通过静脉注射或胃管恢复用药。

正性肌力药物的应用会增加发生心律失常的可能性，通常由β受体兴奋导致，如本例中的多巴酚丁胺。此外，手术操作和术后传导束周围的心肌水肿也会加剧异常心律的出现。临床医生必须评估血流动力学变化是否与异常心律有关，如因心房搏动缺失和房室收缩不同步引起的心输出量减少可能导致血压降低。最后，应该检查PAC的位置，以确保导管没有误入右心室，这会导致心内膜刺激并导致心室异常起搏。ICU室性异常心律的危险因素、治疗方法及潜在风险治疗方法见表2-1。

（二）肺动脉导管

PAC可提供各种压力数值和波形，包括右心房压力或中心静脉压、右心室压力、肺动脉压力和肺动脉楔压，肺动脉楔压代表了左心室舒张末

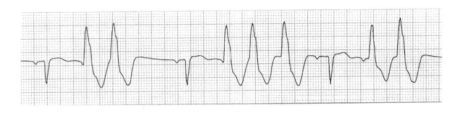

◀ 图 2-1　室性期前收缩心电图波形

表 2-1　室性期前收缩的危险因素和处理方式	
危险因素	处理方式
ICU 中不可避免的危险因素 • 年龄＞65 岁 • 女性 • 体重指数＜25kg/m² • 术后左心室功能减低 • 体外循环时间延长	对于伴有明显低血压或心搏骤停的不稳定室性心动过速和（或）室颤的可电击节律，应进行体外心脏复律
心肌缺血 • 心肌保护不足 • 心肌缺血再灌注 • 抑制血管闭塞	• 确保氧供充足（检查血气） • 确认冠状动脉灌注充分（检查血压并监测左心室舒张末压） • 行超声心动图检查，以发现新的室壁运动异常区域
PAC 异位至右心室	重新放置 PAC 至肺动脉合适的位置
已存在的瘢痕组织	确保足够的氧和冠状动脉血供流向再血管化的组织
血流动力学不稳定	如果出现低血压，考虑增加升压药
电解质异常	确认实验室检查，尤其是血镁和血钾水平
药物 • 拟交感神经药 • 正性肌力药 • 停用抗心律失常药	• 考虑减少拟交感神经药，可能的话恢复使用抗心律失常药物 • 考虑使用胺碘酮或利多卡因治疗
手术炎症反应	水肿自然消退的同时确保充足的氧气和冠状动脉血流供应
R-on-T	当患者有自主心律时，再应用心脏起搏器可能会导致此现象
脓毒血症	监测感染迹象并给予对症治疗

PAC. 肺动脉导管

压力（图 2-2 和图 2-3）。表 2-2 显示了心肺系统各个压力的正常值。

　　PAC 还提供了通过热稀释技术计算间歇性心输出量的可能。心输出量热稀释测量仍被视为 ICU 中的金标准，也是新的心输出量测量设备进行比较的标准。心输出量的热稀释测量是通过向 PAC 的右心房或中心静脉端口注射冷液来完成的。PAC 的远端具有加热的细丝，可以自动加热血液。显示器上根据计算机计算的温度下降速率来显示热稀释跟踪。心输出量越低，温度变化的速度越慢。这种关系由斯图尔特 – 汉密尔顿方程给出，该方程是指标流体的量除以稀释曲线下的面积。有了这些数据以及已经提到的心肺内压力，可以对患者进行许多其他方面的血流动力学

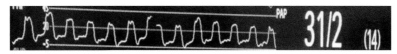

▲ 图 2-2 ICU 中肺动脉导管监测波形及压力显示

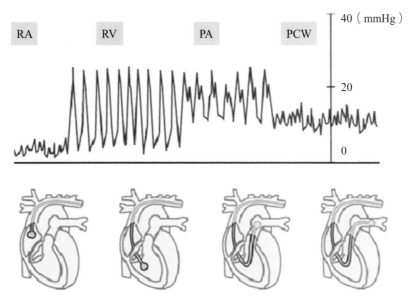

▲ 图 2-3 肺动脉导管于心脏不同部位的典型波形示意

PA. 肺动脉；PCW. 肺毛细血管楔压；RA. 右心房；RV. 右心室；经 Mathews L. 许可转载，引自 Paradigm shift in hemodynamic monitoring. *Internet Journal of Anesthesiology.* 2006;11[2]. https://ispub.com/IJA/11/2/13289. Accessed July 28, 2020.

表 2-2 PAC 所测正常心肺压力		
位　置	平均压（mmHg）	参考范围（mmHg）
RAP	5	0～10
RVP	25/5	15～30/0～8
PAP	23/9	15～30/5～15
PAOP	10	5～15
LVEDP	8	4～12

LVEDP. 左心室舒张末压；PAOP. 肺动脉阻塞压；PAC. 肺动脉导管；PAP. 肺动脉压；RAP. 右心房压；RVP. 右心室压

评估。详见表 2-3。

PAC 的正确位置是在肺主动脉中，可以通过波形分析准确识别。在胸部 X 线检查中，PAC 的尖端通常位于脊柱中线附近。当 PAC 无意中漂浮回右心室时，波形变化将是第一个指征。如预期的那样，波形将显示为右心室压力波形，而不是肺动脉压力波形（图 2-2 和图 2-3）。右心室波形与肺动脉压力波形有 3 点不同，即右心室波形具有舒张压更低、无双峰切迹，以及由于心房收缩导致舒张期波形有上移切迹。肺动脉波形在舒张期间有下倾切迹，因为此时它不像右心室那样充盈。

除了注意监护仪上的波形外，室性心律失常也能提示 PAC 移位到右心室。室性期前收缩是由 PAC 尖端与心室传导纤维直接接触引起的，如病例所示。可以由经验丰富的医生，重新对气囊充气，同时严密观察压力波形，使 PAC 漂浮到位。如果未注意到肺动脉楔压波形并进一步深入导管，此操作可能的风险是导致肺动脉破裂。

（三）PAC 的实用意义

PAC 应用的益处与潜在的损伤仍有待商榷。

指　标	正常区间
表 2-3　PAC 数据派生的心肺相关指标	
CI=CO/BSA	$2.8\sim4.2L/(min\cdot m^2)$
SV=CO/HR 或 SV=LVEDV-LVESV	$60\sim110ml/beat$
LVEF=SV/LVEDV	$55\%\sim65\%$
SI=SV/BSA	$30\sim65ml/(beat\cdot m^2)$
RVEF=SV/RVEDV	$55\%\sim60\%$
RVSW=（平均 PAP-CVP）× SV × 0.0136	$8\sim16grams\text{-}m/beat$
RVSWI=（平均 PAP-CVP）× SI × 0.0136	$5\sim10grams\text{-}m/(m^2\cdot beat)$
LVSW=（MAP-PAOP）× SV × 0.0136	$58\sim104grams\text{-}m/beat$
LVSWI=（MAP-PAWP）× SI × 0.0136	$50\sim62grams\text{-}m/(m^2\cdot beat)$
SVR=（MAP-CVP）× 80/CO	$900\sim1200dyn\cdot s/cm^5$
SVRI=SVR/BSA	$1500\sim2200dyn\cdot s/cm^5$
PVR=（平均 PAP-PAOP）× 80/CO	$100\sim200dyn\cdot s/cm^5$
PVRI=PVR/BSA	$250\sim400dyn\cdot s/cm^5$

BSA. 体表面积；CI. 心指数；CO. 心输出量；CVP. 中心静脉压；HR. 心率；LVEDV. 左心室舒张末期容积；LVEF. 左心室射血分数；LVESV. 左心室收缩末期容积；LVSW. 左心室做功；LVSWI. 左心室做功指数；MAP. 平均动脉压；PAC. 肺动脉导管；PAOP. 肺动脉阻塞压；PAP. 肺动脉压；PAWP. 肺动脉楔压；PVR. 肺血管阻力；PVRI. 肺血管阻力指数；RVEDV. 右心室舒张末期容积；RVEF. 右心室射血分数；RVSW. 右心室做功；RVSWI. 右心室做功指数；SI. 每搏指数；SV. 每搏量；SVR. 全身血管阻力；SVRI. 全身血管阻力指数

2005 年，英国的一项名为 PAC-Man 的随机对照试验，纳入了 1014 例接受或没有接受 PAC 治疗的 ICU 患者，并统计患者预后。PAC 置入后的临床管理由主治医师自行决定。研究结果显示，没有证据表明在危重患者治疗中使用 PAC 有明显的益处或危害。文章作者认为，PAC 可能是现代 ICU 中不再需要的冗余技术。

同样发表于 2005 年的 ESCAPE 研究，将 433 例心力衰竭患者随机分为应用或不应用 PAC 两组，两组患者的死亡率（10% vs. 9%）或住院时间（8.7 天 vs. 8.3 天）均无差异。作者建议对心力衰竭患者进行无创容量评估。

最新的关于 PAC 效用的 Cochrane 系统综述发表于 2016 年，其中包括 13 项随机对照试验，纳入了 5686 例 ICU 患者。所有研究均将患者随机分配到 PAC 组和对照组。作者发现 PAC 组和对照组之间的死亡率没有显著统计学差异。此外，ICU 监护时间或住院时间也没有差异。

尽管最近出现了 PAC 使用增加的趋势，但在全球范围内，PAC 的使用正在减少。这可能是由于临床医生在放置或解释 PAC 数据时存在一定困难。然而，某些患者群体可能是基于 PAC 数据决策管理的受益者。PAC 在心脏手术和心力衰竭患者中的使用率仍然很高。目前，美国心脏病学会/美国心脏协会指南建议将 PAC 用于心源性休克心力衰竭患者或接受机械循环支持的患者（1 级，证据水平 C）。

虽然临床医生明白，目前的证据表明使用

PAC 可能不会改善死亡率或减少住院率，但 PAC 提供的数据很难通过其他方式持续可靠地获得。例如，经胸超声心动图在机械通气患者、术后患者和机械循环支持患者中可能存在图像不清的情况。经食管超声心动图可以提供与 PAC 类似的信息，但操作者需要特定的培训。重要的是，留置 PAC 后提供的实时数据可以随心率实时显示干预措施的有效性。

尽管 PAC 波形提供的血流动力学信息是数值形式，但在其他监测方式中得不到这些信息。事实上，对中心静脉、肺动脉和肺动脉阻塞压力的连续变化波形的解释，可以深入了解单独的右心室功能、左心室功能以及心包腔情况，并且可以获得心脏每个腔室的容量负荷的信息。值得注意的是，在危重患者中，心脏不同腔室的容量负荷通常与肺部的容量负荷有很大不同，而肺部的容量负荷又与肾脏的容量负荷有很大不同，肾脏的容量负荷可能与身体其他部位的容量负荷也有很大不同。通过 PAC 提供的数据了解这些差异，为液体复苏、容量调整和正性肌力药物调整的临床决策提供依据。

此外，相较 PAC，超声心动图不能获取心肺系统内部血液样本。而从 PAC 的肺动脉端口抽取的混合静脉血气可以测得混合的静脉血氧饱和度，是全身供氧和消耗的指标。许多疗法可以根据该值进行滴定，且结果可靠。

随着许多新技术的出现，如脉搏波轮廓分析设备、胸部生物阻抗设备以及经胸超声心动图的进步，PAC 的未来仍不确定。一些研究声称，脉搏波轮廓分析设备和胸部生物阻抗装置可以提供与 PAC 相同的数值数据，包括心输出量，全身血管阻力和每搏量变化。脉搏波轮廓分析设备通常只需要动脉血压线或手指血压探测带。胸部生物阻抗装置依赖于放置在患者身上的粘合贴片，是完全无创的。因此，作者可能会建议使用这些无创性或微创设备。

然而，必须批判性看待这些研究中使用的方法和结果。在健康患者中，这些设备可能效

果很好。而在因出血导致容量大量丢失、主动脉疾病、血管舒张性休克、心源性休克和血流动力学快速变化的危重患者中，数据的准确性可能不可靠。在解释这些研究时，必须密切关注所选的患者群体以及负责研究的赞助或资金来源。目前，较新的研究显示这些监测仪与当前金标准血流动力学监测工具——PAC 之间确实存在差异。

一些临床医生担心，由于放置减少而导致 PAC 使用有限，将使放置和解释 PAC 数据的专业知识丢失。这可能会带来不好的决策，实际上可能会伤害患者。与许多临床情况一样，如果 PAC 是必要的，那么 PAC 应用经验丰富的临床医生就应该放置 PAC 并依据其提供的数据经行临床决策。了解 PAC 导管的局限性、患者面临的风险以及如何解决问题对于安全有效地管理应用 PAC 的患者至关重要。

二、病例回顾

在前文所述病例中，根据肺动脉压力的波形，怀疑 PAC 已被退回右心室。这是室性期前收缩的常见原因，因为 PAC 毗邻右束支浦肯野纤维，这种情况下可导致右束支传导阻滞，如果患者先前左束支传导阻滞，则可能导致完全的心脏传导阻滞。室性期前收缩可能始于心室期前收缩，期间可能引起低血压。如果期前收缩变为持续的室性心动过速，则可能导致危及生命的血流动力学不稳定。

导管诱发的室性期前收缩的治疗方法是从心室壁上取出导管，通常可以解决问题。如果没有，应优化电解质，评估容量状态，并考虑开始使用抗心律失常药物，如胺碘酮。在这个病例中，确认 PAC 球囊放气后，将 PAC 向外拉，直到看到正确的心房压力波形。当期前收缩随着这种操作而停止后，将球囊重新充气，然后没有期前收缩的情况下 PAC 通过右心室并进入肺动脉。重新放置后患者耐受性良好，期前收缩没有复发。

要点谨记

1. 肺动脉导管（PAC）提供中心静脉压、肺动脉压和肺毛细血管楔压等信息并进行相关的波形分析，以及通过热稀释法间歇性获得心输出量
2. 心脏手术后引起室性心律失常的原因很多，患者的治疗措施不同
3. PAC 在监测危重患者方面仍有一席之地，特别是那些有心脏损伤或使用循环辅助装置的患者
4. 了解与 PAC 使用相关的风险，并拥有能够合理解释 PAC 相关数据的技能是能够最大程度利用 PAC 的关键

推荐阅读

[1] El- Chami MF, Sawaya FJ, Kilgo P, et al. Ventricular arrhythmia after cardiac surgery: incidence, predictors, and outcomes. *J Am Coll Cardiol*. 2012;60(25):2664-2671.

[2] De Backer D, Vincent JL. The pulmonary artery catheter: is it still alive? *Curr Opin Crit Care*. 2018;24(3):204-208.

[3] Yancy CW, Jessup M, Bozkurt B, et al. 2013 ACCF/ AHA guideline for the management of heart failure: executive summary: a report of the American College of Cardiology Foundation/ American Heart Association Task Force on practice guidelines. *Circulation* 2013;128:1810-1852.

[4] Harvey S, Harrison DA, Singer M, et al. Assessment of the clinical effectiveness of pulmonary artery catheters in management of patients in intensive care (PAC- Man): a randomized controlled trial. *Lancet* 2005;366:472-477.

[5] Binanay C, Califf RM, Hasselblad V, et al.; ESCAPE Investigators and ESCAPE Study Coordinators. Evaluation study of congestive heart failure and pulmonary artery catheterization effectiveness: the ESCAPE trial. *JAMA*. 2005;294(13):1625-1633.

第3章 危重症氧供与氧耗
Oxygen Consumption and Delivery in Critical Illness

Hans Tregear　Brigid C. Flynn　著
金　祺　译　黄丹蕾　校

患者，男，73岁，在冠状动脉旁路移植术（CABG）后入心胸外科重症监护室（ICU）。既往史为严重的缺血性心肌病，射血分数为40%，慢性阻塞性肺疾病，高血压和2型糖尿病。查体并无特异表现。实验室检查的显著改变包括混合静脉饱和度43%，乳酸3.2mg/dl。患者入ICU后开始应用正性肌力药物，多巴酚丁胺3μg/（kg·min）。24h后，患者顺利拔除气管插管，并且看起来状态很好。在多巴酚丁胺的应用下混合静脉血氧饱和度（oxygen saturation in mixed venous blood，SvO_2）上升至64%。

各项监测参数提示血流动力学稳定后，肺动脉导管（PAC）成功拔除，保留中心静脉鞘通路。然而患者的乳酸呈进行性升高，适量液体复苏后仍无缓解。中心静脉血氧饱和度（central venous blood oxygen saturation，$ScvO_2$）为52%。

接下来你要做什么？

一、讨论

SvO_2指的是血液中的氧分经全身组织利用后返回肺动脉内的血氧饱和度，因此，SvO_2可以深入了解全身的氧气消耗以及氧气输送。PAC远端口通过球囊充气漂浮于心脏右侧的右肺动脉中，SvO_2可以通过从PAC的远端口抽取血液来测量。正常的SvO_2值约为75%。为了理解这一概念，我们有必要了解Fick方程来理解耗氧的概念。

氧耗（VO_2）依赖于氧供（DO_2），这种依赖性会在DO_2减少时体现得尤其明显，比如危重症状态或心肌抑制。VO_2量无法超过DO_2量。此概念中最具代表性的例子是心肌，心脏利用70%~80%的总DO_2量以保证其正常功能并将氧输送到全身各处。基于心脏如此高的耗氧，如果我们能够获取心脏的SvO_2，那么其数值应该在30%左右。所以，在DO_2减少时，心肌将无法获取维持机体正常功能所需的充足氧量，这也是为什么很多时候全身乏氧会导致心绞痛的发生以及潜在的终末器官衰竭。

DO_2是通过心脏射血将动脉氧含量或动脉血氧含量（oxygen content in arterial blood，CaO_2）输送到所有组织来完成。心输出量（cardiac output，CO）与CaO_2的乘积决定了全身组织器官系统的氧利用。CaO_2由两个重要的组成部分决定：血红蛋白的携氧能力，在正常健康状态每一个血红蛋白分子携氧量约为1.39mg/dl；动脉血氧饱和度（arterial oxygen saturation，SaO_2）。动脉系统内的氧含量计算时需要以动脉血氧分压（arterial partial pressure of oxygen，PaO_2）乘以血浆中氧气的溶解常数0.003，这样一来动脉血氧含量在整个计算中可忽略不计。为了理解这些概念，我们计算CaO_2时暂用"正常"临床指标，即SaO_2 100%，SvO_2 75%，血红蛋白含量15mg/dl，CO 5L/min或50dl/min。

$$DO_2 = CO \times CaO_2$$

$$CaO_2 = (SaO_2 \times 血红蛋白 \times 1.39) + (PaO_2 \times 0.003)$$

例如，$CaO_2 = 1 \times 15g/dl \times 1.39 = 20ml/dl$，所以 $DO_2 = 50dl/min \times 20ml/dl = 1000ml/min$ 输送全身。

然而，为了明确患者是否处于氧过盛或乏氧状态，我们必须知道氧气的消耗量。如果机体处于乏氧状态，能量将由无氧代谢产生，导致乳酸堆积。VO_2 量可以由 DO_2 的计算公式稍作改动而得到。和 DO_2 的计算相似，混合静脉氧含量由混合静脉血氧分压（partial pressure of oxygen in mixed venous blood，PvO_2）决定，乘以溶解常数后数值很小可以忽略不计。

$$VO_2 = CO \times (CaO_2 - CvO_2)$$

这里 $CvO_2 = (SvO_2 \times 血红蛋白 \times 1.39) +$
$$(PvO_2 \times 0.003)$$

例如，应用"正常"临床指标，混合静脉氧量计算公式如下。

$$CvO_2 = 0.75 \times 15g/dl \times 1.39 = 15ml/dl$$

$$VO_2 = 50dl/min \times (20ml/dl - 15ml/dl) =$$
$$250ml/min$$

还有一些快速计算公式可以在正常健康人群中应用，如 VO_2 3.5ml O_2/(kg·min) 或 125ml O_2/m² 体表面积。但是，这些指标并不能在 ICU 患者中准确体现，主要原因是 ICU 患者多数有血管活性药物应用、贫血、机械通气，以及其他很多影响 VO_2 和 DO_2 的因素。

正如公式所表述的一样，我们能够很明显地发现，一个健康的机体每分钟的供氧量在 1000ml 而耗氧量仅 250ml。换句话说，在平静状态下，机体仅仅利用 25% 的供氧量，如此一来，静脉血氧饱和度在进入肺之前为 75%（$SvO_2 = 75\% DO_2$），这看起来供氧很充足。然而由于重症状态所导致的乏氧，使看似充足的 DO_2 变得并不显著。一旦乏氧状态发生，机体则进入无氧代谢状态，使血乳酸生成变多。乳酸的生成是评判无氧代谢或乏氧程度的标志，在 ICU 患者中较为常见。

也有学者对上述计算 SvO_2 的公式稍作修改，如下所示。

$$SvO_2 = SaO_2 - [VO_2 / (血红蛋白 \times 1.36 \times CO)]$$

作为反映 DO_2 和 VO_2 的指标，SvO_2 在 ICU 患者中是可以测得的。然而需要注意的是，并非所有的 SvO_2 升高或降低都和乏氧相关，一些常见的原因列在表 3-1 和表 3-2 中。

（一）热稀释法测量心输出量

如果 SvO_2 已知，那么上面的公式就可以用来计算 CO。换句话说，如果我们无法获得 SvO_2，那么我们必须知道 CO 的结果才能计算出 SvO_2。CO 的测量可以经 PAC 测得，方法是向 PAC 的中心静脉导管口注射 10ml 低于体温的液体使其到达右心房，PAC 的远端有一个加温导丝，

表 3-1　SvO_2 升高的常见原因

SvO_2 升高的常见原因	病因学
动静脉瘘或左向右分流	氧和血和非氧和血相混合
肝硬化	心输出量增加，氧和血输出增多
氰化物中毒，一氧化碳中毒，高铁血红蛋白症	细胞用氧障碍
低温	降低耗氧
脓毒症	线粒体用氧障碍
PAC 过深	采样时采到了氧和血含量更多的毛细血管
正性肌力药物使用	增加心输出量

PAC. 肺动脉导管；SvO_2. 混合静脉血氧饱和度

表 3-2 SvO_2 降低的常见原因	
SvO_2 降低的原因	病因学
血红蛋白下降	血液携氧能力下降
血氧饱和度下降	减少氧的供应
心输出量下降	减少氧的供应
低血容量	减少氧的供应
脓毒症	增加氧耗量
增加运动量	增加氧耗量
寒战	增加氧耗量
恶性高热	增加氧耗量
甲亢危象	增加氧耗量
癫痫	增加氧耗量

SvO_2. 混合静脉血氧饱和度

可以自动加热血液保证血液温度。注射低温液体后，血液温度回升至基础温度所需要的时间反映了右心的 CO。这种测量 CO 的方法被称为热稀释法。热稀释法测量 CO 过程中，记录仪上会自动绘制一条根据温度下降率自动计算的热稀释曲线，CO 越低，温度下降率越低。

由于热稀释法测量 CO 要求血流动力学平稳，呼吸相关的血流动力学变化可能会影响 CO 测量的准确性。标准的测量 CO 的方法是在呼气末进行 CO 测量，此时胸腔内压几乎为零，同时保证不同操作者之间测量的一致性。如果注射液并非严格 10ml，那么 CO 的测量会出现等比例的误差，比如相差 0.5ml 注射液将导致最终测量结果相差 10%。同样的，注射时间少于 2s 将高估 CO，而超过 4s 将导致 CO 计算偏低。

患者体位也会影响热稀释法的测量结果，因为仰卧位时会增加回心血量，所以仰卧位测量的 CO 会比半坐位测量时高 30%。中心静脉通路中有其他液体同时输入也会影响到 CO 的测量结果，遇到这种情况时应该在病情允许的前提下先暂时停止输入其他液体，等到 CO 结果测量出来之后再继续输入。三尖瓣反流的存在往往会低估 CO，

因为热稀释液会在三尖瓣反流条件下出现再循环以及前向血流减低。同理，如果心内分流导致血液在循环也会改变 CO 的测量结果。即便如此严格地按照操作标准进行热稀释法 CO 测量，同一个操作者连续测量时也会有不同结果，差值有时可高达 10%～20%。

（二）其他氧供应评估方法

在考虑乏氧状态的重症患者中查体是很重要的，末梢凉、末梢搏动弱、皮肤花斑都是全身低灌注的重要表现，床旁即时超声心动图（point of care cardiac ultrasound，POCUS）对查体的补充也显得日益重要，POCUS 可以帮助辨别血流动力学不稳定的病因以及 DO_2 不足的原因。对于经过专业训练的医务人员来说，POCUS 可以明确患者是否有左右心室功能不全、心包积液、气胸、胸腔积液或血胸，以及低血容量状态。

（三）高乳酸血症

如果 DO_2 充足，SvO_2 正常条件下，血乳酸水平仍持续升高，那么其原因不太可能是低氧导致（A 型乳酸酸中毒），这种情况下，我们需要考虑到非低氧原因导致的酸中毒（B 型乳酸酸中毒，表 3-3）。B 型乳酸酸中毒是由于机体不能通过有氧代谢及时清除体内的乳酸，或者先前无氧代谢时残留堆积的乳酸。肝脏基础疾病、肝淤血，或者恶性肿瘤肝转移都会降低乳酸清除率。

其他导致 B 型乳酸酸中毒的原因包括药物或毒素，如乙醇、水杨酸盐或山梨醇等。先天性代谢障碍性疾病也会导致高乳酸血症，其病因多和线粒体功能异常相关。在恶性肿瘤患者中，由于 Warburg 效应的存在，癌细胞倾向于让机体代谢途径多经过有氧糖酵解，而少经过效率更高的氧化磷酸化途径，这样一来，肿瘤细胞产能的方式由氧化磷酸化变为了乳糖发酵，从而导致即便在非低氧条件下仍产生大量的乳酸。丙酮酸脱氢酶在维生素 B_1 作用下使丙酮酸转化为乙酰辅酶 A，在维生素 B_1 缺乏时，丙酮酸水平升高，增加的丙酮酸在乳酸脱氢酶作用下转化为乳酸盐。肾上腺素能够促进肝糖原分解以及糖异生，进而升高

表 3-3　高乳酸血症的原因

A 型乳酸酸中毒（乏氧性）	B 型乳酸酸中毒（非乏氧性）
• 全身低灌注 　– 哮喘急性发作 　– 一氧化碳中毒 　– 心搏骤停 　– COPD 急性发作 　– 氰化物中毒 　– 低容量血症 　– 脓毒症 　– 严重贫血 　– 癫痫 　– 创伤 • 局部低灌注 　– 动脉栓塞 　– 肢体缺血 　– 肠系膜缺血	• 基础疾病或器官功能障碍 　– 酒精性或糖尿病性酮症酸中毒 　– HIV 感染 　– 恶性肿瘤 　– 肾脏或肝脏功能不全 　– 短肠综合征 　– 硫缺乏 　– 肝衰竭 • 药物或毒素 　– 肾上腺素 　– 利奈唑胺 　– 二甲双胍 　– 丙泊酚输注综合征 　– 逆转录病毒药物 • 先天性疾病 　– 线粒体肌病 　– 丙酮酸脱氢酶缺乏症

COPD. 慢性阻塞性肺疾病

丙酮酸水平，导致丙酮酸脱氢酶含量相对不足，增加的丙酮酸再转化为乳酸盐，肾上腺素也有可能会抑制丙酮酸脱氢酶的作用。

口服降糖药二甲双胍已被证实会降低肝脏清除乳酸的能力，因此其与代谢性酸中毒相关。在儿童以及一小部分成人中，应用丙泊酚会导致丙泊酚输注综合征（propofol infusion syndrome, PRIS），PRIS 的一个重要临床表现就是线粒体氧化磷酸化及游离脂肪酸利用障碍导致氧的供需失衡，从而继发乳酸酸中毒。

（四）$ScvO_2$ 的临床意义

Rivers 等在一项关于脓毒症患者液体复苏的早期目标导向治疗的论文中提出 $ScvO_2$ 的概念。这篇具有里程碑意义的研究指出，如果脓毒症休克患者第一个 6h 内 $ScvO_2$ 可以达到 65%，中心静脉压 8~12mmHg，平均动脉压＞65mmHg，且

尿量＞0.5ml/(kg·h)，那么其死亡率会降低 16%。尽管如此，我们仍然需要知道单独应用 $ScvO_2$ 这一项指标指导复苏是具有一定局限性的。

首先，测量 $ScvO_2$ 和 SvO_2 时的采样部位不同，如图 3-1 所示，SvO_2 是从位于肺动脉内的 PAC 的最远端抽血采样，而 $ScvO_2$ 的采样位置是在上腔静脉、右心房或下腔静脉，并不一定通过 PAC。如此一来，$ScvO_2$ 如果是从上腔静脉采样获得，那么反映的将是上半身的氧合情况。值得一提的是，大脑在上半身的整体 VO_2 中占据很大比重。而如果 $ScvO_2$ 是从下腔静脉采样获得，那么其数值将反映下半身的氧合情况，在休克发生时，肠系膜血管收缩，$ScvO_2$ 值将会升高。这是由于在休克发生时，机体反应性收缩肾脏和脾动脉以减少腹腔内 VO_2，从而保证上半身重要器官比如脑和心的 DO_2。

如果 $ScvO_2$ 的采样来自于右心房，那么其数值将综合反映上下腔静脉采样的特征，同时兼具有一部分来自冠状静脉窦血液的特征。SvO_2 则是由肺动脉内的血液采样得到，反映的是全身各处静脉血液混合后的氧和，这一数值会因患者群体不同而不同。总的来说，$ScvO_2$ 可能只反映的是机体某一部分的 DO_2 及 VO_2 比例，而 SvO_2 能够最好的估测全身 DO_2 及 VO_2 比例。

值得一提的是，有一些生理分流（如 Thebesian 静脉和支气管静脉）的存在，使得静脉血不经过肺动脉而直接进入动脉系统，这一部分分流的静脉血是不计入 SvO_2 测量范围内的。最后，我们必须知道的是，每一个器官系统都有不同的 VO_2 调定点，即使在正常健康人群中亦是如此。这在我们之前讨论心脏利用大部分 DO_2 量以保证其正常功能时曾提到过，另一个例子是肾脏对 DO_2 量的利用，肾脏是一个高效用氧的器官，其用氧量只占总 DO_2 量的 8% 左右，这个用氧量会在襻利尿药的作用下变得更少，因为襻利尿药会抑制 $Na^+/K^+/Cl^-$ 泵的功能，$Na^+/K^+/Cl^-$ 泵在肾脏耗氧中占据很大比重。

在健康人群中，$ScvO_2$ 和 SvO_2 并没有很大

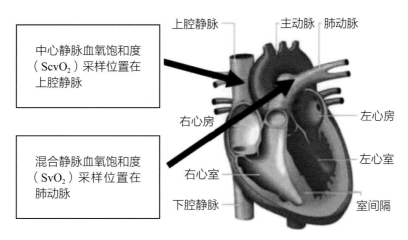

中心静脉血氧饱和度（$ScvO_2$）采样位置在上腔静脉

混合静脉血氧饱和度（SvO_2）采样位置在肺动脉

上腔静脉　主动脉　肺动脉

右心房

左心房

左心室

右心室

下腔静脉

室间隔

▲ 图 3-1　$ScvO_2$ 和 SvO_2 的采样位置

差别，然而在重症患者中，两者差别就很显著。根据机体对休克反应的不同，以及哪个器官在创伤状态下耗氧最多，$ScvO_2$ 和 SvO_2 之间的差异可高达 20%。因此，了解采样位置在哪和了解异常指标及适合的治疗一样重要。大多数学者认为，$ScvO_2$ 可以用作监测复苏时混合氧饱和度的变化趋势，但其在对病情评判准确性上并不如 SvO_2。

二、病例回顾

本例病例中，患者 $ScvO_2$ 为 52%，这比他的 SvO_2 数值要低，这可能是患者由于某种原因导致 DO_2 减少或 VO_2 增加，但也可以用采样位置不同来解释。无论是哪种可能，都需要我们进一步去探究。

本例患者乳酸水平也升高，所以我们为患者做了肝脏超声和心脏超声。结果显示肝淤血，原因可能与心脏超声提示的右心功能减低相关。之后患者应用了利尿药以卸负荷，应用多巴酚丁胺强心，持续监测中心静脉压及肝功能指标。24h 后，右心功能改善，乳酸下降至正常值，患者在术后 3 天转出 ICU。

> **要点谨记**
>
> 1. 了解重症患者的氧供需平衡有助于重症患者的整体治疗
> 2. 改善器官灌注可以通过优化氧供公式中的各项指标以及降低氧耗达到
> 3. 临床中适当应用不同指标来辅助诊疗，如 PAC 测得的混合静脉氧饱和度、中心静脉导管内的混合静脉氧饱和度、心脏超声、动脉血气和血乳酸水平
> 4. 高乳酸血症可能由于无氧代谢或称为 A 型乳酸酸中毒导致，也有可能在有氧代谢下发生，也叫 B 型乳酸酸中毒

推荐阅读

[1] Suehiro K, Tanaka K, Matsuura T, et al. Discrepancy between superior vena cava oxygen saturation and mixed venous oxygen saturation can predict postoperative complications in cardiac surgery patients. *J Cardiothorac Vasc Anesth.* 2014;28(3):528-533.

[2] Vincent JL, Abraham E, Kochanek P, Moore F, Fink M, eds. *Textbook of Critical Care.* 6th ed. Philadelphia, PA: Elsevier Saunders; 2011.

[3] Marino, P. *Marino's The ICU Book.* 4th ed. Philadelphia, PA: Wolters Kluwer/ Lippincott Williams & Wilkins; 2014.

[4] Holm J, Håkanson E, Vánky F, Svedjeholm R. Mixed venous oxygen saturation predicts short- and long- term outcome after coronary artery bypass grafting surgery: a retrospective cohort analysis. *Br J Anaesth*. 2011;107(3):344-350.

[5] Rivers E, Nguyen B, Havstad S, et al. Early goal-directed therapy in the treatment of severe sepsis and septic shock. *N Engl J Med*. 2001;345(19):1368-1377.

[6] Schuh AM, Leger KJ, Summers C, Uspal NG. Lactic acidosis in a critically ill patient: not always sepsis. *Pediatr Emerg Care*. 2018;34(9):e165-e167.

第 4 章　心脏外科手术后的血糖控制

Glycemic Control After Cardiac Surgery

Casey Shelley　Katherine Palmieri　著

王腾科　译　　张雪鹏　校

患者，男，63 岁，患有高血压、高脂血症和 2 型糖尿病，表现为难治性不稳定型心绞痛，安排接受 4 支血管的冠状动脉旁路移植术（CABG）。患者糖尿病控制不良，术前糖化血红蛋白（glycosylated hemoglobin，HbA1c）为 10.9%。入院前，他的初级保健医生曾对他进行过单次口服降糖药治疗。患者入手术室初始血糖为 231mg/dl（12.8mmol/L），在体外循环开始前持续泵入胰岛素，并一直维持到手术结束。脱离体外循环后，患者需要 0.3μg/(kg·min) 的低剂量肾上腺素输注以辅助心肌收缩。患者抵达重症监护室（ICU）后测量血糖，发现血糖升高至 257mg/dl，此时胰岛素输注速度为 10U/h。

接下来你要做什么？

一、讨论

急性高血糖在心脏外科手术围术期很常见，据报道发生于多达 60%～80% 的患者。尽管许多接受心脏手术的高血糖患者在手术之前就已被诊断为糖尿病，但仍有相当一部分患者患有未确诊的糖尿病或胰岛素抵抗。2015 年美国糖尿病协会估计，美国有 720 万例糖尿病患者未确诊（约占美国糖尿病患者总数 3030 万的 24%），另有 8410 万例患者存在糖耐量受损的问题。在心脏外科患者中，考虑到已知的高血糖、糖尿病和心血管疾病之间的关系，这些比例可能更高。

（一）应激性高血糖

其余的心脏手术患者可能不是糖尿病，而是由于手术相关的应激反应而出现的高血糖。这种"应激性高血糖症"通常定义为非糖尿病患者发病期间血糖水平的短暂升高。应激性高血糖已被证明影响 40%～60% 的手术人群。

应激性高血糖继发于手术或危重症急性应激期间肝脏产生的葡萄糖，以及外周组织对葡萄糖利用的受损。这些损伤是由中枢神经系统和下丘脑 - 垂体 - 肾上腺轴的激活介导，导致葡萄糖反调节激素水平的增加，包括皮质醇、儿茶酚胺、生长激素和胰高血糖素。促炎细胞因子包括肿瘤坏死因子 -α、白细胞介素 -1 和白细胞介素 -6 也被释放和激活。这些激素和介质的复杂相互作用可以增加葡萄糖的生成，改变碳水化合物代谢，抑制胰岛素释放，减少外周组织对葡萄糖的摄取，并增加胰岛素抵抗。

患者维持显著的高血糖应激反应的程度与心脏外科手术的类型和时间长短直接相关。与需要体外循环的手术相比，非体外循环心脏手术已被证明可以降低高血糖应激反应。同样，较长的体外循环时间与围术期血糖的大幅升高有关。与独立手术相比，心脏搭桥手术加瓣膜修复或置换术与围术期高血糖有关。尚不清楚这是由于与冠状动脉搭桥加瓣膜手术相关的较长的转流时间所致，还是一个与此无关的现象。

虽然应激性高血糖在术后第 1 天最为明显，且通常在几天内会消退，但 30%～60% 受影响的手术患者在出院后可能会继续出现糖耐量受损。入院前 HbA1c 水平有助于区分应激性高血糖患者与未确诊的糖尿病患者，从而指导术后管理。

不幸的是，非糖尿病患者在手术和（或）危重症住院期间发生应激性高血糖，其结局实际上比糖尿病患者更差。与血糖控制良好的糖尿病患者相比，患有应激性高血糖的非糖尿病患者发生并发症的风险增加了 4 倍，死亡风险增加了 2 倍。

（二）围术期高血糖与发病率和死亡率

心脏手术后的术后高血糖是发病率和死亡率的独立预测因素，与糖尿病病史无关。心脏外科患者高血糖相关不良结局的发生与高血糖的程度，以及高血糖的持续时间长短直接相关。然而，最近有更多证据表明，血糖水平变化较大的患者实际上可能面临最高的围术期并发症风险。因此，血糖水平的波动，特别是从高血糖到低血糖，可能是最重要的因素。

围术期高血糖导致更差预后的机制尚不完全清楚。众所周知，高血糖有几个有害的下游分子效应，它们极大地改变了患者内环境的稳态

（表 4-1）。这些在多个生物学过程中的正常调节机制的破坏被认为是导致所报道的高血糖和心脏手术后并发症之间关联的原因。

心脏手术后与高血糖相关的并发症众多且严重，包括感染、伤口愈合不良、表现为脑卒中和心肌梗死的血栓形成、急性肾损伤和肾衰竭、心律失常、心包炎、心力衰竭、机械通气时间延长和术后认知功能障碍（表 4-1）。此外，这些并发症会增加短期和长期死亡率、住院时间、再入院率和住院费用。

高血糖对心脏外科患者的破坏性影响开始于手术室。无论术前有无糖尿病史，体外循环期间血糖水平升高是所有患者发病率和死亡率的独立危险因素。在一项对 409 例心脏手术患者的回顾性分析中，Gandhi 等发现，术中平均血糖水平在 100mg/dl（5.6mmol/L）以上时每增加 20mg/dl（1.1mmol/L），包括死亡在内的不良事件的风险增加 30% 以上。随着平均血糖水平的升高，风险进一步增加，术中平均血糖为 200mg/dl（11.1mmol/L）或更高的患者不良事件发生率最高（76%）。

（三）糖尿病对比 HbA1c 及预后

是否诊断糖尿病可能不是影响结果的最重要

表 4-1 心脏手术后围术期高血糖的机制和相关性	
高血糖的生物分子效应	报道的与高血糖相关的并发症
增加炎症应激	胸骨伤口深部感染
抑制免疫系统	伤口愈合不良
破坏对伤口愈合至关重要的胶原蛋白的合成	急性肾损伤和肾衰竭
	心律失常
加重缺血 / 再灌注损伤	心力衰竭
	心包炎
增加活性氧	心肌梗死
	脑血管意外
内皮功能障碍（血管收缩和血管炎症）	谵妄
血小板激活	
改变游离脂肪酸代谢	机械通气时间延长

因素。事实上，许多研究表明，既往被诊断为糖尿病的患者死亡率和主要疾病的风险增加，如住院时间更长、再入院率更高、心脏手术后脑卒中、肾衰竭和胸骨伤口感染的发病率更高。然而，从理论上讲，在评估围术期不良后果的风险时，术前对血糖的充分控制比糖尿病的诊断更重要。在大多数研究中，控制不良的糖尿病，即HbA1c升高≥6.5%，与早期不良结局、早期死亡率、浅表伤口感染的风险增加有关，并降低3年和5年生存率。相反，控制良好的糖尿病，定义为HbA1c<6.5%，与非糖尿病患者的预后相当。

（四）治疗指南

胸外科医师协会（STS）临床实践指南建议，接受心脏手术的糖尿病患者术前应测量HbA1c水平。HbA1c水平升高的患者可能需要进一步干预，以优化术前、术中和术后的围术期血糖管理。本指南还建议所有糖尿病患者在手术室内开始胰岛素输注，以维持术后至少24h血糖水平≤180mg/dl（10mmol/L）。对于非糖尿病患者，STS指南建议血糖水平也应维持在≤180mg/dl（10mmol/L），但如果间歇静脉注射而非持续输注胰岛素可以达到这一目标，则不需要胰岛素输注。最后，该指南继续建议所有糖尿病患者在出院前接受疾病教育，安排门诊随访，并与他们的初级保健医生进行适当的沟通。框4-1中列出了完整的STS关于围术期血糖控制的建议。

虽然有STS指南，但目前对于心脏手术人群的最佳围术期血糖管理策略还没有明确共识，尽管许多研究都在努力解决这个问题。大多数研究得出的结论是，"强化"血糖管理与更"传统"的目标相比在并发症发生率方面几乎没有差别。强化血糖控制被定义为目标血糖水平在80～120mg/dl（4.4～6.7mmol/L），而常规血糖目标在140～180mg/dl（7.8～10mmol/L）。

一项涉及6104例危重患者的大型国际随机试验发现，强化血糖控制［目标为81～108mg/dl（4.5～6mmol/L）］增加了ICU成年患者的死亡率。这项研究的标题是"在重症监护评估和生

框4-1　关于心脏外科围术期血糖控制的STS指南总结

成人心脏手术和ICU中血糖管理STS临床实践指南总结

围术期高血糖的管理
- 血糖控制最好通过持续输注胰岛素来实现
- 所有糖尿病患者均应在手术室开始输注胰岛素，并持续至少24h，以维持血糖水平≤180mg/dl（10mmol/L）

糖尿病患者术前管理
- 所有糖尿病患者和有高血糖风险的患者都应检查HbA1c水平
- 等待手术的患者应制订合理的胰岛素方案来控制血糖
- 维持血糖目标≤180mg/dl（10mmol/L）是合理的
- 所有口服降糖药和胰岛素的剂量都应在入手术前进行个体化评估

术中建议
- 术中及术后继续维持术前制订的静脉输注胰岛素方案，以维持血糖≤180mg/dl（10mmol/L）
- 尽管血糖持续升高应开始持续胰岛素输注，但在体外循环中，非糖尿病患者血糖水平>180mg/dl（10mmol/L）可给予输注胰岛素治疗

术后ICU中的建议
- 持续血糖升高应开始胰岛素输注，维持ICU住院期间血糖≤180mg/dl（10mmol/L）
- 因机械通气、放置主动脉内球囊反搏或左心室辅助装置、正性肌力支持、抗心律失常、肾替代治疗等需要在ICU住院≥3天的患者，应给予胰岛素输注以维持血糖≤150mg/dl（8.3mmol/L）
- 在停止胰岛素输注之前，患者应过渡到皮下注射胰岛素

存中使用葡萄糖算法调节（Normoglycemia in Intensive Care Evaluation and Surviving Using Glucose Algorithm Regulation, NICE-SUGAR）使血糖正常"，涵盖了全球42个ICU。这种死亡率的增加在外科ICU和内科ICU患者中没有差异。该试验的作者建议在ICU中血糖水平<180mg/dl（10mmol/L），这与STS指南的建议一致。目前尚不清楚本研究中死亡率的增加是由于目标血糖水平降低、胰岛素剂量增加还是医源性低血糖发生的结果。

在 NICE-SUGAR 和其他大型试验中观察到的普遍认为增加死亡风险的原因之一是，当使用强化血糖控制时，患者低血糖发作的发生率通常更高。在 ICU 文献中，这种联系仍然是因果关系，但众所周知，葡萄糖是主要器官系统功能所必需的。葡萄糖是大脑的主要能量来源，低血糖会导致"大脑能量"的减少。低血糖还与不良的心血管预后相关，包括血管张力异常和心律失常。

外科医生和重症监护医生在心脏手术后管理围术期血糖目标的具体方法通常是由机构特定的、持续胰岛素输注方案驱动的。没有明确证据表明哪一种方案优于另一种方案，或者哪一种方案更好。那些包括频繁血糖监测的方案被认为是最有效的方案。血糖水平应该每小时检测一次，直到稳定下来，之后每 2～3h 检测一次。在提出速率调节建议时，有效的方案应考虑当前的输注速度、当前的葡萄糖值、之前测得的葡萄糖值以及血糖水平的变化率。心脏外科患者围术期血糖控制常用的方案是耶鲁胰岛素输注方案，如图 4-1 所示。

在接受心脏手术的患者中，持续胰岛素输注优于皮下胰岛素注射。这是因为实际上皮下胰岛素的药代动力学在明显的液体转移、血流动力学变化、患者体温变化、正性肌力药的使用和漫长的手术时间等情况下是不可靠的。相反，胰岛素输注是可靠和可快速滴定的，与间歇静脉注射或皮下注射胰岛素相比，实现血糖目标的时间更

血糖 75～99mg/dl	血糖 100～139mg/dl	血糖 140～199mg/dl	血糖≥200mg/dl	说明 *
		血糖↑>50mg/(dl·h)	血糖↑	↑输注"2Δ"
	血糖↑>25mg/(dl·h)	血糖↑1～50mg/(dl·h)或血糖无变化	血糖无变化或血糖↓1～25mg/(dl·h)	↑输注"Δ"
血糖↑	血糖↑1～25mg/(dl·h)血糖无变化，或血糖↓1～25mg/(dl·h)	血糖↓1～50mg/(dl·h)	血糖↓26～75mg/(dl·h)	无输注改变
血糖无变化或血糖↓1～25mg/(dl·h)	血糖↓26～50mg/(dl·h)	血糖↓51～75mg/(dl·h)	血糖↓76～100mg/(dl·h)	↓输注"Δ"
血糖↓>25mg/(dl·h)见下†	血糖↓>50mg/(dl·h)	血糖↓>75mg/(dl·h)	血糖↓>100mg/(dl·h)	暂停 30min, 然后↓输注"2Δ"

†. D/C 胰岛素输注；√每 30 分钟血糖；当血糖≥100mg/dl [5.6mmol/L（1mg/dL=18mmol/L）]，以 75% 的最近速率重启输注

*. 输注速率改变（"Δ"）由当前速率决定

当前速率（U/h）	Δ=速率改变（U/h）	2Δ=2 倍速率改变（U/h）
<3.0	0.5	1
3.0～6.0	1	2
6.5～9.5	1.5	3
10～14.5	2	4
15～19.5	3	6
20～24.5	4	8
≥25	≥5	10（咨询医生）

▲ 图 4-1 耶鲁胰岛素输注方案是围术期高血糖持续胰岛素输注管理床边滴定的一个参考标准

短，平均血糖水平更低。

即使是使用制订的方案和适当的血糖目标，实现血糖目标也可能存在问题。最近发表的STS成人心脏手术数据库的数据分析显示，只有15%的CABG患者围术期血糖控制良好（定义为血糖水平为70～180mg/dl，即3.9～10mmol/L）。该研究还发现医院的表现存在显著差异，尽管一些医院比其他医院更成功，但最好的医院在术后24h内仅能将45.4%的患者维持在目标血糖范围内。

二、病例回顾

该患者血糖水平257mg/dl（14.3mmol/L），开始接受方案化的胰岛素输注治疗。该方案指导给予静脉推注3U胰岛素，继而从3U/h开始输注胰岛素。你推测他血糖水平的升高是由于应激性高血糖的重要因素——体外循环时间和肾上腺素输注的结果。肾上腺素使肝脏将储存的糖原转化为葡萄糖并释放出来，从而提高血糖水平。

随后每小时检测一次他的血糖，并逐渐停用肾上腺素。在接下来的2次检测中，他的血糖水平维持在>200mg/dl（11.1mmol/L），胰岛素输注量适当增加到6U/h。在下一次检测中，他的血糖水平为146mg/dl（8.1mmol/L），在目标范围（140～180mg/dl，即7.8～10mmol/L）内。

胰岛素输注根据具体方案减少，但持续输注直到患者血流动力学稳定，停用肾上腺素，并在术后第2天耐受口服。此时，患者开始接受长效胰岛素类似物，甘精胰岛素作为基础治疗，同时在用餐时间给予速效赖脯胰岛素。由于静脉注射胰岛素半衰期短，直到第一次注射基础甘精胰岛素2h后才停止胰岛素输注。患者也重新开始他入院前的口服降糖药物。他接受了关于血糖监测、药物管理、营养和生活方式改变的住院教育。出院后，患者被安排与内分泌科医生进行随访，并向他的初级保健医生发送了一封关于修改糖尿病治疗方案的信函。

要点谨记

1. 心脏手术后的高血糖是由许多激素和炎症细胞因子介导的，无论糖尿病状况如何，都会导致发病率和死亡率的增加
2. 目前的证据和专家意见表明，心脏手术人群最合适的围术期血糖目标在140～180mg/dl（7.8～10mmol/L）
3. 强化血糖目标被认为会增加低血糖的风险，这与死亡率的增加有关
4. 尽管没有证据表明哪一种方案更好，但应尽早开始方案化的持续胰岛素输注

推荐阅读

[1] Duggan EW, Carlson K, Umpierrez GE. Perioperative hyperglycemia management: an update. *Anesthesiology*. 2017;126(3):547-560.

[2] Galindo RJ, Fayfman M, Umpierrez GE. Perioperative management of hyperglycemia and diabetes in cardiac surgery patients. *Endocrinol Metab Clin North Am*. 2018; 47(1): 203-222.

[3] Gandhi GY, Nuttall GA, Abel MD, et al. Intraoperative hyperglycemia and perioperative outcomes in cardiac surgery patients. *Mayo Clin Proc*. 2005;80:862-866.

[4] Lazar HL, McDonnell M, Chipkin SR, et al. The Society of

Thoracic Surgeons practice guideline series: blood glucose management during adult cardiac surgery. *Ann Thorac Surg*. 2009;87:663-669.

[5] Williams JB, Peterson ED, Albrecht AS, et al. Glycemic control in patients undergoing coronary artery bypass graft surgery: clinical features, predictors and outcomes. *J Crit Care*. 2017;42:328-333.

[6] NICE- SUGAR Study Investigators; Finfer S, Chittock DR, Su SY, et al. Hypoglycemia and risk of death in critically ill patients. *N Engl J Med*. 2009;360:1283-1297.

第 5 章 开胸手术和术后管理
Post-Thoracotomy Care

Martin De Ruyter　Laura McKenzie　著

顾君君　译　张　蓓　校

患者，男，68 岁，因近期行计算机断层扫描显示有可疑的左上叶肺部病变拟行开胸手术。该患者既往吸烟史 40 余年，每天约 40 支，同时有高血压病史，且因慢性关节炎长期服用阿片类药物。该患者体重 110kg，身高 175cm，血压 145/80mmHg，脉搏 84 次 / 分，呼吸频率 24 次 / 分，听诊呼吸音遥远。术前建议患者戒烟并继续服用降压药物。患者对术后疼痛感到恐惧，询问你将如何治疗他的疼痛。

接下来你要做什么？

一、讨论

为接受开胸手术的患者提供最佳的术后管理需包括设定短期及长期目标。主要的短期目标包括脱离机械通气，有效清除肺部分泌物，早期活动，以及尽快出院。开胸手术后的患者因胸带的固定、咳嗽无力等原因，其出现肺部感染等术后呼吸道并发症的风险更高，而这些往往与镇痛不足相关。针对这些并发症可以通过有效地胸部物理治疗避免其发生，包括咳嗽、深呼吸锻炼、上肢和躯干活动锻炼，早期活动以及胸部振荡冲击治疗。然而，在疼痛控制不佳的患者中，这些治疗措施的实施将受到阻碍。一个经过深思熟虑的术后管理方案，包括阶段性计划、支持性护理、有效的镇痛和辅助措施，是实现这些短期目标的关键（图 5–1）。

术后管理的长期目标主要集中在采取相应措施以减少患者发展为长期疼痛的可能性，这种长期疼痛的状态通常被称为"开胸术后疼痛综合征"，有 50% 以上患者可能会出现这种情况。患者将这种疼痛描述为沿胸廓切口瘢痕的"隐痛"或"灼痛"，目前认为这种疼痛是由于肋骨切开或回缩造成的肋间神经损伤而引起的。与那些有轻度疼痛的患者相比，中度至重度术后疼痛的患者更有可能出现开胸术后疼痛综合征。这一观察结果说明了在急性围术期充分镇痛的重要性。

目前开胸手术后镇痛治疗方式选择各有不同，这些治疗方式通常包括神经轴索 / 区域技术、静脉注射（intravenous injection，IV）或口服（per os，po）药物治疗（包括阿片类药物）和（或）局部麻醉药浸润。近期有来自于欧洲和西半球的外科医生与麻醉师合作，组建了名为"术后疼痛管理措施（Procedure Specific Postoperative Pain Management，PROSPECT）"项目。该团队系统地回顾了针对包括开胸手术在内的各种外科手术术后镇痛技术的研究，旨在形成一系列建立在循证基础上的最佳疼痛管理推荐。

（一）神经轴索镇痛技术

胸段硬膜外镇痛作为最早的开胸术后患者的镇痛方法，是一种很有效的镇痛方式。前文已介绍过联合局部麻醉药、阿片类药物，以及包括可乐定在内的辅助药物的镇痛方法。与静脉应用阿

第一天
- 入住 ICU/ 监护病房
  - CXR、ABG 监测、检查胸管位置及是否引流通畅
  - 呼吸状态评估
  - 镇痛
- 肺部保护措施
  - 机械通气的患者——遵循肺部保护措施，如小潮气量，气道峰值压力监测等
  - 拔除气管插管的患者——如果需要额外的呼吸支持，可酌情采用持续气道正压通气或其他无创正压通气技术胸部物理治疗
  - 目标是在患者能够参与的情况下尽快开始物理治疗：肺活量测定、深呼吸练习、清除气道分泌物练习
- 早期活动
  - 目标是在患者能够参与的情况下尽快开始早期活动
  - 可以在术后 1h 开始，如坐位、走路、爬楼梯、蹬车练习、肩部和躯干的活动
- 控制血糖
- 以目标为导向的液体管理
- 预防深静脉血栓形成
- 镇痛
  - 条件允许下继续硬膜外 / 椎旁阻滞 / 静脉输注镇痛药物的 PCA
  - 可能的话过渡至口服镇痛药

第二天
- 胸部物理治疗
  - 患者能够参与的情况下开始或继续物理治疗：肺活量测定、深呼吸练习、清除气道分泌物练习
- 活动锻炼
  - 患者能够参与的情况下开始或继续活动锻炼：肺活量测定、深呼吸练习、清除气道分泌物练习
- 营养
  - 肠内营养（如有指征可予肠外营养）
- 镇痛药物
  - 条件允许下继续经硬膜外 / 椎旁导管输注镇痛药物
  - 可能的话过渡至口服镇痛药物

第三天
- 继续进行胸部物理治疗和活动锻炼
- 胸管护理或拔除胸管（如有指征）
- 在拔除胸管后移除硬膜外 / 椎旁镇痛导管通路

▲ 图 5-1　开胸术后患者的术后治疗路径建议

ABG. 动脉血气；CXR. 胸部 X 线；ICU. 重症监护室；PCA. 患者自控镇痛

片类药物相比，硬膜外应用阿片类药物具有更强的镇痛效果，且呼吸抑制更少，呼吸系统并发症更少。建议最好在术前放置硬膜外导管，术中即开始硬膜外镇痛，并在术后继续使用。但同时硬膜外镇痛也可能会引起交感神经阻滞症状、运动无力及尿潴留。而在围术期，为预防深静脉血栓形成或因其他围术期并发症而需使用抗凝血药时，会使得硬膜外导管的放置及维护变得复杂。

且不幸的是，硬膜外镇痛对开胸手术后常见的手术相关肩部疼痛的镇痛是无效的。

（二）其他区域镇痛技术

椎旁阻滞可以通过有效地阻断多条肋间神经而起到镇痛作用，并可单侧使用（图 5-2）。这种阻滞技术也适用于椎旁间隙放置导管进行持续性镇痛，对于硬膜外镇痛有禁忌证的患者，该技术也不失为一种同等有效的镇痛方案。相比于胸段

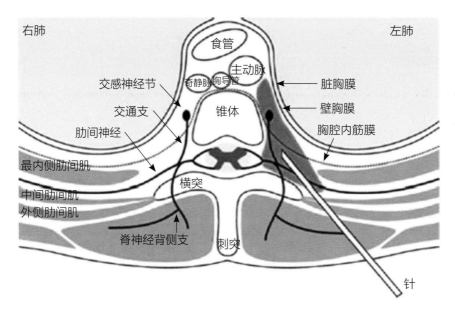

▲ 图 5-2　椎旁间隙（包含穿刺针、椎体、横突及棘突）示意

主动脉、胸导管、颈静脉和食管位于前方，最内侧、内侧及外侧肋间肌位于侧面。阴影区域代表椎旁间隙，可能是麻醉药浸润的范围。上肋横韧带虽不在示意图视线范围内，但在横向上与外侧及内侧相融合，而肋间肌 / 膜复合体与横突相连。这里的椎旁空间与肋间空间融合（经许可转载，引自 Cowie B, et al.,Ultrasound-guided thoracic paravertebral blockade:a cadaveric study. *Anesth Analg.* 2010;110[6]:1735–1739.）

硬膜外镇痛，PROSPEC 团队倾向于采用持续性椎旁阻滞镇痛，他们认为椎旁神经阻滞镇痛失败的风险较小，且其总的并发症（如硬膜外血肿、过度交感神经阻滞而导致的低血压等）的发生较少。硬膜外镇痛导管的放置及拔除导管的过程中抗凝血药的使用准则同样适用于椎旁阻滞。

肋间神经阻滞是一种公认的历史性镇痛方法，可以提供良好的胸壁镇痛作用。肋间神经起自胸椎 T_1～T_{11} 的腹侧支神经。肋间神经阻滞可以在术中胸廓暴露时由外科医生直视下操作，也可经皮穿刺进行阻滞。此种方法亦可以通过放置导管以提供持续的镇痛，但其有效性及导管位置易移位可能成为问题。肋间神经阻滞对手术切口及胸管 / 引流部位疼痛均有效。但值得注意的是，这种阻滞方法对局部麻醉药的系统性吸收浓度最高，因此接受此种阻滞方法的患者易出现局部麻醉药相关的毒性作用。

近些年超声的广泛使用为镇痛技术创造了新的方法与途径，这些方法以前没有被介绍，或者因为技术难度和（或）不良事件的风险而避免使用。在超声引导下进行神经阻滞的技术被介绍之前，前锯肌神经阻滞治疗被认为有很高的风险。近期的综述已经反复证明了前锯肌神经阻滞治疗在治疗开胸术后镇痛方面的有效性。框 5-1 中总结了开胸术后急性疼痛的常见介入镇痛方案。

框 5-1　开胸术后急性疼痛的局部镇痛方案

- 疼痛管理
- 区域技术
  - 胸椎（首选）或腰椎硬膜外麻醉
  - 椎旁阻滞
  - 肋间神经阻滞
  - 前锯肌神经阻滞
- 其他技术
  - 胸膜内镇痛
  - 术中局麻浸润
- 针对肩部疼痛
  - 膈神经阻滞（术中局部浸润阻滞或肌间神经阻滞或星状神经节阻滞）
  - 胸腔内局部麻醉给药
  - 肩胛上神经阻滞

（三）阿片类药物

阿片类药物能够提供有效的镇痛效果，但同时也伴随着严重的不良反应，尤其在行胸外科手术的患者中，阿片类药物相关的呼吸抑制作用具有极大的危害性。患者自控镇痛阿片药物的静脉使用旨在降低阿片类药物导致的呼吸抑制的风险。阿片类药物通常比胸椎硬膜外镇痛效果弱一些，因此阿片类药物通常被看作是初始区域性镇痛的补充。阿片类药物其他的不良反应包括恶心、便秘、药物耐受及潜在的滥用/成瘾性。然而，在一些区域镇痛技术不成熟的医疗机构中，阿片类药物的使用仍然是一种易于给药且非常有必要的可有效控制疼痛的方法。

（四）多模式镇痛

条件允许情况下应尽可能使用非阿片类药物，这些药物包括非甾体抗炎药（non-steroidal anti-inflammatory drug，NSAID)、对乙酰氨基酚、加巴喷丁、氯胺酮等（表5-1）。这些药物虽然可能不足以单独作为主要镇痛药物用于镇痛治疗，但可以成为多模式镇痛疗法中的一部分。多模式疼痛管理的主要益处在于可以减少阿片类药物的使用，提高安全性并控制阿片类药物的相关不良反应。此外，这些药物对开胸术后患者常常出现的肩部疼痛非常有效。

非甾体类抗炎药是一类有效的镇痛药物，它主要通过抑制前列腺素的生成，从而抑制进一步的炎症反应而发挥镇痛作用。由于手术操作引起的组织损伤会引起前列腺素、组胺及缓激肽等炎症介质的释放，这些炎症介质均为外周疼痛致敏因子，而非甾体类抗炎药对于急性期疼痛是非常有益的。当然非甾体类抗炎药也有其相关不良反应，包括对胃肠系统、肾脏系统及血小板功能的影响。

对乙酰氨基酚既可口服亦可静脉注射，此两种途径均可有效减轻术后疼痛并减少阿片类药物的使用。对乙酰氨基酚是通过抑制环氧化酶及前列腺素的合成，从而调节血清素通路，抑制组胺、P物质和神经激肽等炎症标志物的生成而发挥作用。虽然目前还没有在开胸患者人群中开展

关于对乙酰氨基酚口服与静脉注射疗效的比较研究，但Uvarov等比较了开胸术后患者静脉注射以及直肠途径使用对乙酰氨基酚的效果，作者观察到，这两种途径都减少了额外的镇痛药物的使用。而值得注意的是，在非胸科手术如骨科手术中，口服或静脉给予对乙酰氨基酚在镇痛效果方面并没有差异性。

加巴喷丁（Gabapentin）和普瑞巴林（Pregabalin）是一类突触前钙离子通道阻滞药，用于治疗神经性疼痛。已有研究证实了加巴喷丁应用于多模式镇痛疗法中的有效性。近期Matsutani等在一项前瞻性研究中，随机抽取90例行开胸手术的患者，对比了普瑞巴林与硬膜外镇痛对开胸术后的镇痛效果。结果显示接受普瑞巴林治疗的患者术后第1天、第3天和第5天的疼痛评分显著降低，同时其术后1~5天补救性镇痛需求亦显著减少。因而研究人员得出结论，普瑞巴林对于开胸术后急性疼痛的镇痛效果优于硬膜外麻醉。

虽然氯胺酮越来越多地用于慢性疼痛及难治性疼痛，但其同时也被用于在开胸术后常规镇痛治疗如硬膜外麻醉、局域性镇痛技术、阿片类药物和（或）非甾体抗炎药/对乙酰氨基酚等不能充分控制疼痛的患者。与阿片类药物不同，氯胺酮不会引起呼吸抑制，但其可引起其他相关不良反应，如心动过速、高血压或低血压、分泌物增多和谵妄。尚需进一步的研究来明确哪类患者可从氯胺酮治疗中获益。

同侧肩部疼痛在开胸术后是非常常见的，它会影响患者的有效呼吸并延迟物理治疗，且不能通过胸段硬膜外镇痛来缓解。关于开胸术后肩部疼痛的机制已有一些相关假设提出，但其中一个主要的假设认为其病因为膈肌刺激通过膈神经（$C_{3\sim5}$）传递疼痛信号，因而患者会感受到肩部疼痛。术中使用局麻的方法在膈肌水平对膈神经进行浸润麻醉对治疗开胸术后肩部疼痛的有效性也支持这一假设，但其镇痛效果是短暂的。肌间神经阻滞及星状神经节阻滞（可能通过伴随的膈神

药物类别	药物名称	常用剂量
表5-1 常用的术后多模式镇痛药物		
NSAID	塞来昔布	200mg，每日2次
	酮咯酸	15mg，每8小时1次
	布洛芬	800mg
乙酰对氨基苯酚	对乙酰氨基酚	1000mg，每8小时1次
加巴喷丁类药物	加巴喷丁	300～1200mg
	普瑞巴林	75～150mg
SNRI	曲马多	100mg，每日2次
NMDA抑制药	氯胺酮	负荷剂量：0.5～1mg/kg
		维持剂量：0.1～0.25mg/(kg·h)
	右美沙芬	30～60mg，口服，每日2次或每日3次
	镁剂	单次给药30～50mg/kg
局部麻醉药	利多卡因*	静脉负荷剂量：1.5mg/kg
		维持剂量：2mg/(kg·h)
糖皮质激素	地塞米松	4～10mg
维生素C		2～3g，口服，50mg/kg，静脉注射
α₂受体激动药	可乐定	0.5～1μg/kg
	右美托咪定	负荷剂量：1μg/kg
		维持剂量：0.5μg/(kg·h)

*. 如果患者正在接受其他途径（如神经阻滞、局部浸润和硬膜外输注）的局部麻醉药，请注意用药剂量
NMDA. N-甲基-D-天冬氨酸；SNRI. 羟色胺-去甲肾上腺素再摄取抑制药；NSAID. 非甾体抗炎药

经阻滞发挥作用）也显示出治疗开胸术后肩部疼痛的有效性，但该方法的使用因部分患者无法耐受膈肌神经麻痹症状而受到限制。也有研究报道采用肩胛上神经阻滞的方法治疗开胸术后肩部疼痛，但其镇痛效果不如膈神经阻滞。由于同侧肩部疼痛亦可能与胸管刺激相关，因此有研究尝试在胸腔内注射丁哌卡因来治疗肩部疼痛，但并没有得到统一的结果。药物治疗方面，非甾体抗炎药如酮咯酸、吲哚美辛及对乙酰氨基酚在缓解开胸术后肩部疼痛中均已显示出良好的镇痛效果，但加巴喷丁对此方面的镇痛效果不明显。

（五）其他镇痛技术

经第7肋间隙胸腔内注射局部麻醉药可通过阻滞多个肋间神经而发挥镇痛作用，然而这种方法会因注入的局部麻醉药可经胸管流失而需要较大的注射量。此外，局部麻醉药在胸腔内的分布可能因患者体位、胸腔内脓肿形成、纤维隔膜形成或支气管胸膜瘘的形成而受到影响。另外，术中由外科医生于手术切口部位予局部浸润麻醉已被证实可缓解手术切口相关的躯体疼痛。

（六）总结

对于开胸术后疼痛最有效的镇痛方法是采

用多模式镇痛的方式，即在区域镇痛的基础上联合静脉、口服镇痛药物辅助治疗的方式。这种多模式疼痛管理的治疗方式旨在作用于胸骨切开术相关的不同疼痛信号转导通路。如硬膜外、肋间、椎旁或前锯肌神经阻滞联合非甾体抗炎药、对乙酰氨基酚、阿片类药物、加巴喷丁类药物等。硬膜外阻滞及椎旁阻滞可覆盖内脏痛和躯体胸壁痛，而肋间神经阻滞可以为切口及胸管相关疼痛提供良好的镇痛作用。非甾体抗炎药和对乙酰氨基酚可减轻肩部疼痛及外周神经致敏而导致的痛觉过敏，加巴喷丁类药物可减少由神经病变介导的开胸术后疼痛综合征的发生。而阿片类药物可以作为开胸术后相关各种疼痛的补救性镇痛，但在使用时需考虑到其相关不良反应。

二、病例回顾

针对患者术后疼痛治疗的问题，应当向患者提供多种疼痛干预方式，包括旨在减少阿片类药物使用的多模式疼痛管理方法。这些方法可能涉及在术前放置硬膜外 / 椎旁阻滞导管用于局部麻醉药物的输注。同时也应与患者讨论术前预防性

使用口服镇痛药物［如非甾体抗炎药、对乙酰氨基酚和（或）加巴喷丁］的治疗方式。且术后持续硬膜外或椎旁输注局部麻醉药物可延长镇痛时间。鉴于该患者长期接触镇痛药，围术期使用氯胺酮可能对开胸术后疼痛有帮助。在手术后，需达到我们提前预设定的疼痛缓解目标，如有需要可积极采用疼痛心理学方法。

要点谨记

1. 开胸手术患者术后疼痛缓解的重要目标包括预防呼吸系统并发症和开胸术后疼痛综合征的发生。而这两个目标都依赖于有效的镇痛
2. 最有效的镇痛方法是多模式疼痛管理方法，该方法需将区域镇痛技术与针对各种不同类别受体的系统性镇痛药物治疗相结合
3. 硬膜外镇痛、椎旁神经阻滞或前锯肌神经阻滞作为主要的镇痛技术是最有效的镇痛方式。增加其他多模式镇痛药物后的效果也支持该观点
4. 我们的目标是努力减少阿片类药物的使用，患者自控式镇痛是阿片类药物的首选给药方式
5. 非甾体抗炎药、对乙酰氨基酚、加巴喷丁和氯胺酮的使用可以减少患者对阿片类药物的依赖，应鼓励该类药物的使用

推荐阅读

[1] Uvarov D, Orlov M, Levin A, Sokolov A, Nedashkovskii E. Role of paracetamol in a balanced postoperative analgesia scheme after thoracotomy. *Anesteziol Reanimatol.* 2008;(4): 46-49.
[2] Matsutani N, Dejima H, Takahashi Y, Kawamura M. Pregabalin reduces post-surgical pain after thoracotomy: a prospective, randomized, controlled trial. *Surg Today.* 2015; 45(11):1411-1416.
[3] Slinger PD, Campos JH. Anesthesia for thoracic surgery. In: Miller, RD, ed. *Miller's Anesthesia.* 7th ed. Philadelphia, PA: Elsevier; 2015:2000-2004.
[4] Pyati S, Lindsay DR, Buchheit T. Acute and chronic post-thoracotomy pain. In: Barbeito A, Shaw AD, Grichnik K, eds. *Thoracic Anesthesia.* New York, NY: McGraw-Hill Education; 2012:467-489.
[5] Ökmen K, Ökmen BM. The efficacy of serratus anterior plane block in analgesia for thoracotomy: a retrospective study. *J Anesth.* 2017;31:579-585.

第6章 肺栓塞和术后管理
Pulmonary Embolism and Postoperative Care

Daniel Haines　Joel Grigsby　著

丁莹莹　译　　王腾科　校

患者，男，68岁，因过去24h出现进行性气促被送往急诊。患者5天前进行了一次择期全膝关节置换术，手术顺利并于术后第2天出院回家。他的既往病史包括心房颤动、高血压和吸烟。日常用药包括华法林、阿托伐他汀和阿司匹林。

经评估，他存在心动过速、低血压和氧饱和度降低。给予吸氧和静脉补液治疗，但血流动力学改善不明显，给予去甲肾上腺素治疗。计算机断层扫描（computed tomography, CT）血管造影显示有一巨大的马鞍状肺栓子，同时存在肺叶和肺段动脉闭塞。经过多学科讨论，考虑到患者血流动力学不稳定，且近期手术的病史，溶栓治疗存在出血风险，最后决定行急诊肺栓塞取栓术。

该患者目前因心源性休克伴代谢性酸中毒和继发的多器官功能障碍来到重症监护室（ICU）。

接下来你要做什么？

一、讨论

肺栓塞（pulmonary embolism，PE）是指来自身体其他部位的栓子阻塞肺动脉或其某条分支，导致肺循环受阻。图6-1显示了本病例中描述的巨大马鞍状栓子。导致栓塞的物质可能是血栓、空气、肿瘤或脂肪（图6-2）。肺栓塞分为急性、亚急性和慢性。急性肺栓塞是指临床症状在栓塞发生后立即出现，通常患者可以识别并具体地描述突然的变化。亚急性肺栓塞是指持续数

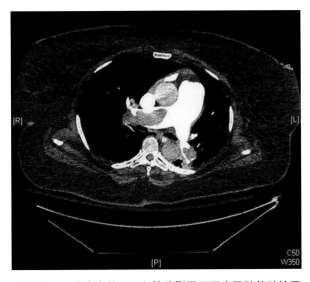

▲ 图 6-1　该患者的 CT 血管造影显示巨大马鞍状肺栓子

天至数周的进行性呼吸困难，部分患者可伴有胸膜炎性胸痛和咯血。慢性肺栓塞症状发展非常缓慢，通常持续数月。慢性肺栓塞患者描述的症状通常不是明确来自栓塞本身，而是来自继发的肺动脉高压和右心衰竭。

肺栓塞可进一步分为大面积肺栓塞和次大面积肺栓塞。次大面积肺栓塞被定义为没有全身性低血压（收缩压＞90mmHg）但伴有右心室（right ventricular，RV）功能障碍或心肌坏死的急性肺栓塞。大面积肺栓塞被定义为伴随持续性低血压的急性肺栓塞，即收缩压＜90mmHg，持续至少15min，或者需要正性肌力药物支持，排除肺栓

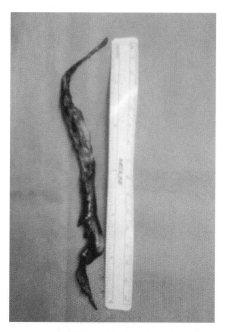

▲ 图 6-2　手术取栓过程中从主肺动脉取出的巨大肺栓子

塞以外的其他原因，如心律失常、血容量不足、脓毒症、左心室（left ventricular，LV）功能障碍、无脉或持续性严重心动过缓（心率<40次/分）。本例患者符合大面积肺栓塞的诊断标准。

（一）肺栓塞中的右心室功能评估

对疑似肺栓塞患者进行的首要评估之一是心功能评估，尤其是右心室功能评估。右心室功能障碍已被反复证实是大面积和次大面积肺栓塞的死亡风险指标，而 CT 影像上所见的团块并不能预测不良预后。

定义右心室功能障碍是一项涉及定性和定量评估的临床检查。此外，当前一些生物标志物可能有助于界定右心室功能障碍的严重程度。Jaff 等分析了几项研究结果，于 2011 年在美国心脏协会发表了一份共识。该共识指出，急性肺栓塞中的右心室功能障碍至少存在以下情况之一。

• 超声心动图提示右心室扩张（心尖四腔心切面右心室直径/左心室直径>0.9）或右心室收缩功能障碍。

• CT 提示右心室扩张（四腔心位右心室直径/左心室直径>0.9）。

• 脑利钠肽升高［（brain natriuretic peptide，BNP）；>90pg/ml］。

• N- 末端 pro-BNP 升高（>500pg/ml）。

• 心电图改变（新出现的完全性或不完全性右束支传导阻滞，前间壁 ST 段抬高或压低，或者前间壁 T 波倒置）。

心肌坏死定义为肌钙蛋白 I 升高（>0.4ng/ml）或肌钙蛋白 T 升高（>0.1ng/ml）。

自从该共识发布后，其他用于评估右心室功能的参数也相继被提出。超声心动图的右心室功能评估基于对心脏大小、功能和几何形态上的评估。在四腔心切面中，正常右心室的大小被认为是 RV/LV≤0.6。若 RV/LV≥0.9～1.0 则考虑右心室扩张。床旁超声心动图通常很难进行精确测量，但也可通过 CT 影像进行评估。为了评估心功能，可以从同一视图计算右心室在舒张期和收缩期的面积变化。

应避免通过"目测"，或者使用诸如"正常""轻度减退"或"严重减退"等描述性词语对右心室进行功能评估，因为这些评估被证明缺乏可重复性。定量测定的方法很多，其中三尖瓣环收缩期位移（tricuspid annular plane systolic excursion，TAPSE）是一种在四腔心切面进行的快速且可重复的定量评估（图 6-3），TAPSE<17mm 被认为是右心室功能障碍的指标。

三尖瓣环组织多普勒收缩期速度是一种纵向反应右心室收缩功能的测量值，类似于 TAPSE。这是可重复且易于获得的反映右心室收缩功能的测量指标。测量值<9.5cm/s 与右心室功能障碍有关。

TAPSE 和 S′的局限性包括测量时不合适的多普勒角度和右心室负荷依赖性。此外，这些测量值可能不能完全代表右心室整体功能，因为它们都是在三尖瓣环处测量的。

一个更先进但被推荐的右心室功能评估是右心室心肌做功指数，即 RIMP（RV index of myocardial performance）指数。RIMP 的测量是用组织多普勒成像在与 S′测量相同的框架内进

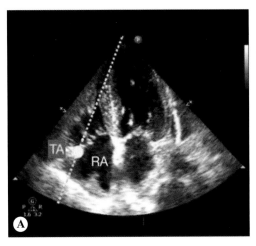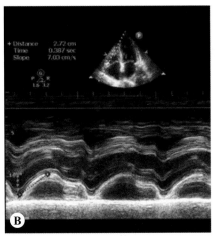

▲ 图 6-3　经胸超声心动图检查获得的心尖四腔心切面

A. TAPSE 测量时的三尖瓣环和矫正多普勒定位线；B. 图 A 的 M- 型超声。TAPSE 是在同一心动周期内从波谷到波峰的距离（虚线）

RA. 右心房；TA. 三尖瓣环；TAPSE. 三尖瓣环收缩期位移

行，正常值＞0.54。该值代表心脏射血时长和非射血时长之间的关系。非射血时长是指心脏所有瓣膜都关闭期间的时长。尽管 RIMP 避免了对右心室几何形态的假设，但其使用受限于无法获得足够清晰的多普勒图像，从而影响评估收缩期和舒张期时间的精确性。

最后，短轴切面中对室间隔的几何评估将为右心室的压力和容积负荷提供线索。在一个健康心脏，由于左心室压力较高，间隔向右心室一侧弯曲。但如果间隔是平的或向左心室一侧弯曲，则说明不正常。若其仅在舒张期变平，则说明右心室容量超负荷。若在收缩期变平，说明右心室压力过载。在整个心动周期中都变平，表明右心室的压力和容量均超负荷。虽然这些变化常见于肺栓塞患者，但它们并不是肺栓塞患者所特有的，许多疾病可导致间隔出现同样的变化。

在心脏超声检查明确肺栓塞时，一个经常被提到的现象是 McConnell 征。它是指右心室基底段活动减弱而心尖部活动增强。这在左心室功能保留的右心衰竭病例中都可观察到，因为左心室和右心室的心尖部均由左冠状动脉供血。McConnell 征的敏感性为 77%，特异性为 94%，阳性预测值为 71%，阴性预测值为 96%。

（二）肺栓塞的严重性评估

为了评估肺栓塞患者的严重程度和死亡风险，研发出了一些评分系统。这些严重程度指数不仅可在与患者和患者家属的谈话中起指导作用，还可确定干预的最佳选择。肺栓塞严重指数（pulmonary embolism severity index，PESI）由 Aujesky 等开发，是预测肺栓塞患者预后常用的最有效的评分系统。自本书出版以来，已发布并验证了简化的 PESI 评分（表 6-1 至表 6-3）。

（三）肺栓塞的治疗

肺栓塞的治疗多样，取决于患者病情的严重程度。对于血流动力学稳定的次大面积肺栓塞，传统治疗是静脉使用普通肝素、低分子肝素或直接口服抗凝药，如凝血因子 Xa 抑制药，进行抗凝治疗。但有证据表明，导管介导溶栓治疗次大面积肺栓塞在某些情况下可能是有益的，这取决于肺栓塞在肺血管中的位置。

大面积肺栓塞需要抗凝以外的积极干预，以降低死亡风险。但在计划进一步的干预措施前，首先最重要的是使用升压药、正性肌力药和（或）肺血管扩张药来稳定患者体征，以防止终末器官损伤。本病例中的患者为大面积急性肺栓塞，因此需要全身抗凝以外的其他治疗。

表 6–1	原始肺栓塞严重程度指数（PESI）和简化（sPESI）评分的比较	
变　量	原始 PESI 评分	sPESI 评分
年龄＞80 岁	每年 +1 分	1 分
男性	+10 分	
癌症病史	+30 分	1 分
心力衰竭病史	+10 分	1 分
慢性肺部疾病史	+10 分	
心率≥110 次 / 分	+20 分	1 分
收缩压＜100mmHg	+30 分	1 分
呼吸频率≥30 次 / 分	+20 分	
体温＜36℃	+20 分	
精神状态改变	+60 分	
动脉血氧饱和度＜90%	+20 分	1 分

表 6–2	与原始 PESI 评分相关的死亡风险
原始 PESI 评分	30 天死亡率
≤65 分	0%～1.6%
66～85 分	1.7%～3.5%
86～105 分	3.2%～7.1%
106～125 分	4%～11.4%
＞125 分	10%～24.5%

表 6–3	sPESI 评分相关的死亡风险
sPESI 评分	30 天死亡率
0 分	1%
≥1 分	10.9%

大面积肺栓塞的两种干预措施分别是溶栓和手术取栓。溶栓可进一步分为外周静脉溶栓或导管介导溶栓。全身性溶栓可用于病情严重而无法转运到其他地方接受治疗的患者。最常用的全身

性溶栓药是重组型组织纤溶酶原激活药。显然，如果全身性给药，患者将有显著的出血风险。此外，由于纤溶药物在直接作用于血栓时才能发挥最有效的作用，因此直接溶栓的益处无法在全身性溶栓中充分体现。任何一种溶栓治疗的禁忌证是近期手术史、出血性消化不良病史、近期头部外伤史或活动性出血。

导管介导溶栓治疗也可尝试移除或粉碎肺栓塞，称为"机械取栓术"。该技术可用于有溶栓治疗禁忌证的患者，或者也可以与导管介导溶栓治疗相结合。多数新型导管可去除凝块并可直接将溶栓药注射到无法清除的血凝块上。最新的导管可利用强大的射流粉碎血凝块，并将碎片吸出。这些射流同样可用于将溶栓药散布到血凝块中。机械取栓或粉碎的目的是减轻右心室后负荷，改善全身灌注。无论通过何种方式清除血凝块，有一个好处是可能会减少发展成慢性血栓栓塞性肺动脉高压这一长期后遗症的可能性。

创伤最大的操作是开胸行肺栓塞取栓术。既往，这是血流动力学不稳定患者的首选方案。手术取栓也适用于溶栓治疗和导管相关治疗失败的患者。在有经验的中心，手术取栓被认为是一种低死亡风险的安全手术。一些作者认为开胸取栓术可改善术后右心室功能、降低肺动脉压并改善长期预后。一些作者认为手术清除大部分血栓可能是挽救众多肺栓塞患者生命的唯一方法。这些作者认为这一方法应成为有大量近端血块的大面积或次大面积肺栓塞患者的初始治疗策略。

手术取栓需体外循环辅助，然后打开肺动脉主干和（或）肺叶节段去除血栓。这是在直视下完成的，通常会清除大部分或全部血栓。在一些中心，随后还会小心尝试用球囊导管尖端分别沿双侧肺血管树向下至多个肺段，检查更远端的血栓情况。这些操作必须非常小心，因为此时肺血管床可能存在重度炎症且非常脆弱，过度尝试会造成血管损伤，且肺动脉存在潜在的破裂风险。患者气管内的急性大量出血会提示这一点。可通

过节段性阻塞出血的段支气管，然后快速撤离体外循环和逆转抗凝来进行处理。如果最后不能成功止血，则可能需要切除该部分肺组织。

（四）术后护理

术后管理通常极具挑战性，并关注右心室功能。这种临床情况下，右心室功能障碍是由大量血栓堵塞血管导致肺血管阻力（pulmonary vascular resistance，PVR）急剧升高造成的。右心室是一个壁薄、条件相对较差的腔室，对后负荷的快速变化不能很好地适应。右心室功能下降和压力增加也会使中心静脉压升高，结果造成肝静脉淤血，进而导致凝血功能障碍。急性肾损伤可能是由于心输出量减少和静脉淤血导致肾前性流量降低。有可能出现由于右心室射血不良导致左心室充盈减少，致使心输出量低下导致器官灌注减少，造成进一步器官损伤，形成恶性循环。

为了扭转这种恶性循环或器官功能障碍，必须恢复右心室功能或临时使用机械循环支持。恢复右心室功能涉及三个基本重点领域，即减少容量超负荷以恢复原始右心室几何形态、提高右心室收缩力和降低 PVR 以减少右心室后负荷。利尿药通常是达成这些目标的必需药物。若肾衰竭积极利尿效果欠佳，可能需要行持续性静脉 – 静脉血液滤过，并需持续一段时间。

右心室功能往往随容量负荷减轻而改善，但通常也需要正性肌力药物支持。最佳选择是有助于右心室收缩，同时可通过舒张肺血管降低右心室后负荷的药物。能同时满足这两项要求的 2 种药物是米力农和多巴酚丁胺。米力农作为磷酸二酯酶抑制药，可使细胞内环磷酸腺苷（cyclic adenosine monophosphate，cAMP）水平升高。cAMP 激活增强收缩力的受体和肺血管系统中使血管舒张的受体。cAMP 还可引起外周血管扩张，因此，可能会出现不希望发生的全身性低血压。多巴酚丁胺通过激活 $β_1$ 受体增加心输出量，并激活 $β_2$ 受体舒张肺血管改善右心室功能。$β_2$ 受体激动也可能导致全身性低血压，这取决于患者的受体分布。

米力农和多巴酚丁胺均可增加左右心的心输出量。增加左心输出量有利于全身灌注，并有望解决器官功能衰竭的问题。然而，这些药物经常被遗忘的一个机制是其可通过降低 PVR 而增加右心输出量。这些药物不仅具有直接的肺血管扩张特性，而且还可导致 PVR 的被动降低，其方式与欧姆定律中提到的导电性类似。该定律指出，同一电路中电流的增加会导致阻力减小。

如果随之出现全身性低血压，血管加压素是可选择的升压药，它的作用机制是增加全身血管阻力但不影响 PVR。如果可能，应避免使用去甲肾上腺素和去氧肾上腺素，因为这两种药物引起的 α 受体激动会增加 PVR，导致右心衰竭进一步加重。但鉴于去甲肾上腺素效力强大，在低血压救治中，去甲肾上腺素可能是必要并可救命的。通过 $β_1$ 受体，去甲肾上腺素确实会增加心率，如果没有发生心律失常，这对大多数右心衰竭的患者是有益的。

此外，肾上腺素可用作强效的正性肌力药，也会升高全身血压。肾上腺素是一种直接的 β 受体和 α 受体激动药。肾上腺素的 α 受体激动作用可能导致 PVR 增加，但通常肾上腺素的首要作用是增加左右心室的心输出量。然而，肾上腺素有不良反应，如高血糖、低钾血症和高乳酸血症，因此在给药期间需监测。

一些中心可能会常规给所有取栓术后患者吸入一氧化氮（inhaled nitric oxide，iNO）。iNO 是一种强效的肺血管扩张药，通过环磷酸鸟苷途径起作用，可显著降低 PVR。iNO 不会引起全身性血管舒张，因为它很容易与血红蛋白结合并被血红蛋白灭活。这种吸入药还可减轻血栓去除后肺血管中必然存在的缺血再灌注损伤。其他吸入药包括合成前列腺素，如伊洛前列素和依前列醇，它们还可有效降低 PVR 并帮助恢复右心室功能。这些药物通过激活 cAMP 发挥其有益作用。与 iNO 不同，这些药物具有全身性作用，包括血压降低和血小板功能障碍。

机械循环支持是为那些体外循环无法撤机

的患者，或者那些尽管优化了医疗护理方案病情仍继续恶化的患者所准备的。这种支持通常是通过行体外膜氧合（extracorporeal membrane oxygenation，ECMO）或安装临时右心室辅助装置来实现的。

二、病例回顾

本例患者在进入 ICU 后接受米力农和血管加压素治疗。继续维持从手术室带回的肝素输注和 iNO 治疗。静脉注射呋塞米反应良好。术后第 2 天，该患者的缺血再灌注损伤似乎已减轻，术后尿量约 6L。iNO 和呼吸机支持逐渐撤除。术后第 3 天拔管。该患者过渡至华法林行持续抗凝治疗，并于术后第 7 天出院回家。

要点谨记

1. 次大面积肺栓塞的定义是没有全身性低血压但伴有右心室功能障碍或心肌坏死的急性肺栓塞。大面积肺栓塞的定义是伴有持续休克的急性肺栓塞
2. 治疗肺栓塞的策略多样，具体方案有赖于患者的稳定程度和血栓的位置
3. 若无禁忌证，可选择全身性溶栓、导管介导溶栓和导管介导取栓术治疗，出血风险是溶栓治疗的最大禁忌证
4. 对于持续血流动力学不稳定的，导管有禁忌证或尝试失败的患者，需行手术取栓术
5. 右心衰竭是肺栓塞取栓术后的一种严重并发症，可通过减轻容量负荷、正性肌力支持和扩张肺血管来管理，如果有必要，行机械辅助

推荐阅读

[1] Jaff MR, McMurtry MS, Archer SL, et al. Management of massive and submassive pulmonary embolism, iliofemoral deep vein thrombosis, and chronic thromboembolic pulmonary hypertension: a scientific statement from the American Heart Association. *Circulation*. 2011;123:1788-1830.

[2] Mitchell C, Rahko P, Blauwet L, et al. Guidelines for performing a comprehensive transthoracic echocardiographic examination in adults: recommendations from the American Society of Echocardiography. *J Am Soc Echocardiogr*. 2019; 32(1):1-64.

[3] Haddad F, Hunt SA, Rosenthal DN, Murphy DJ. Right ventricular function in cardiovascular disease, part I, II. *Circulation*. 2008;117:1436-1448, 1717-1731.

[4] Aujesky D, Obrosky DS, Stone RA, et al. Derivation and validation of a prognostic model for pulmonary embolism. *Am J Respir Crit Care Med*. 2005;172:1041-1046.

[5] Jiménez D, Aujesky D, Moores L, et al. Simplification of the pulmonary embolism severity index for prognostication in patients with acute symptomatic pulmonary embolism. *Arch Intern Med*. 2010;170(15):1383-1389.

[6] Jolly M, Phillips J. Pulmonary embolism: current role of catheter treatment options and operative thrombectomy. *Surg Clin North Am*. 2018;98:279-292.

第7章 重症监护室中的呼吸性酸中毒
Respiratory Acidosis in the Intensive Care Unit

Jared Staab **著**

黄丹蕾 **译** 罗 哲 刘毛毛 **校**

患者，男，64 岁，因为意识状态变化来到急诊就诊。该患者既往患有病态肥胖、收缩性心力衰竭、慢性阻塞性肺疾病（chronic obstructive pulmonary disease, COPD）、阻塞性睡眠呼吸暂停（obstructive sleep apnea, OSA）、焦虑和慢性疼痛，患者曾因心内膜炎累及主动脉瓣而接受相应治疗。目前接受广谱抗生素万古霉素及哌拉西林 / 他唑巴坦治疗，不久前完善了经外周静脉穿刺中心静脉置管（peripherally inserted central catheter, PICC）术。

患者在施行 PICC 时应用了咪达唑仑及芬太尼镇静镇痛，且为使患者达到氧饱和度（SpO_2）100%，对其予以氧疗支持。在给患者使用氟马西尼及纳洛酮后，其意识水平仍未改善。目前患者动脉血气（arterial blood gas, ABG）结果如下：pH7.16，二氧化碳分压（$PaCO_2$）130mmHg，氧分压（PaO_2）50mmHg，碳酸氢盐 44mmol/L，葡萄糖 265mg/dl（14.7mmol/L）。

接下来你要做什么？

一、讨论

（一）动脉血气解读

在治疗重症患者的过程中解读酸碱异常是医生的基本能力。正常的血液 pH 为 7.4。pH 低于 7.35 被定义为酸血症，而 pH 高于 7.45 被定义为碱血症。这位患者 pH 为 7.16，目前处于酸中毒

的状态。下一步我们需要确定导致他酸中毒的原因：代谢性、呼吸性或是混合性？表 7-1 列出了酸碱失衡常见的 4 种呼吸及代谢过程，以及相关的特征。

ABG 的初步解读主要是判断 pH 与 $PaCO_2$ 的关系。通常来说呼吸性酸中毒失代偿时 pH 下降伴随着 $PaCO_2$ 上升，即两者反向变化。而在没有进行机械通气的情况下，代谢性酸中毒失代偿时 pH 和 $PaCO_2$ 的变化是同向的。

从数值变化上分析得到，急性原发性呼吸性酸中毒的患者 $PaCO_2$ 超过 40mmHg 时，每增长 10mmHg，pH 下降 0.08 个单位且 HCO_3^- 增长 1mEq/L。然而，在慢性呼吸性酸中毒中，$PaCO_2$ 每增长 10mmHg，pH 仅下降 0.03 个单位且 HCO_3^- 增长 3～4mEq/L。这些变化在没有代谢性因素存在时成立。因此，通过进行这些简单的计算，我们可以初步推测患者是否为单纯的呼吸性酸中毒，抑或是有其他因素参与。

肾脏通过近端小管重吸收 HCO_3^- 对呼吸性酸中毒进行代偿，通常于 4 天内达到高峰。但是这一代偿机制不能纠正酸碱平衡，也就是说 pH 并不能因此回到正常水平。除此之外，如果 $HCO_3^- >$ 30mmol/L，很大可能是具有如慢性呼吸性酸中毒或伴发代谢性碱中毒等其他因素。

根据上述的等式关系，我们可以推测急性呼吸性酸中毒中 $PaCO_2$ 为 130mmHg 时 pH 为

表 7-1 4 种呼吸及代谢紊乱及相关表现

酸碱失衡	pH（正常为 7.4）	$PaCO_2$（正常为 40mmHg）	代偿途径
代谢性酸中毒	↓	↓	呼吸
呼吸性酸中毒	↓	↑	肾脏
代谢性碱中毒	↑	↑	呼吸
呼吸性碱中毒	↑	↓	肾脏

6.68［130mmHg 比 40mmHg 多 90mmHg，因此 pH=7.4-（0.08×9）=6.68］；在慢性呼吸性酸中毒中，pH 应当为 7.13［7.4-（0.03×9）=7.13］。

但是，该案例中碳酸氢盐为 44mmol/L，高于通过慢性呼吸性酸中毒等式推算出的估计值（9×4=36mmol/L）。鉴于碳酸氢盐实际值 44mmol/L 高于估计值 36mmol/L，我们可以推测患者继发了代谢性碱中毒，这是由于机体尝试对慢性呼吸性酸中毒进行代偿。患者既往的 COPD 及 OSA 病史是典型的导致慢性呼吸性酸中毒的病因。图 7-1 展示了预测 $PaCO_2$、pH 和 HCO_3^- 随酸中毒和（或）碱中毒进展的列线图。

（二）评估呼吸性酸中毒

呼吸性酸中毒病因的鉴别诊断包括中枢神经系统（central nervous system，CNS）抑制，上、下呼吸道阻塞，高代谢状态导致大量产生 CO_2（如恶性高热和甲状腺危象）。这位患者具有镇痛及镇静药物的应用史，也具有 OSA、COPD 病史，这些可共同导致 CNS 抑制。既往呼吸系统疾病导致该患者对镇静药物的耐受性降低，比其他人更容易发生呼吸功能不全。大剂量麻醉药和苯二氮䓬类镇静药有强力的呼吸抑制作用，且两者联合应用时可协同抑制患者的呼吸功能，增强这一药理效应。有慢性疼痛综合征病史，尤其是那些应用阿片类药物的患者，可应用纳洛酮来进行急救。若患者近期曾使用过苯二氮䓬类药物，则需要考虑静脉应用氟马西尼。

一旦出现药物不良反应，必须及时对患者进行严密的监护。纳洛酮是一类特异性结合在 M 受体的阿片类拮抗药，可通过静脉、黏膜、肌肉途径吸收，相对快速地逆转阿片类导致的镇静状态。由于纳洛酮与长效阿片类相比半衰期较短，所以需要严密观察、重复用药以避免再镇静的发生。大剂量纳洛酮可以导致心动过速、高血压、急性肺水肿以及心肌梗死。

氟马西尼通过结合 γ- 氨基丁酸（gamma-aminobutyric acid，GABA）受体来竞争性抑制苯二氮䓬类药物的作用。其起效快速，可逆转苯二氮䓬类导致的意识水平下降。与纳洛酮相似的是，它的半衰期也较短，用药期间需要严密观察。使用氟马西尼，尤其是大剂量时，可能导致一系列致命的癫痫发作。

麻醉药物以及苯二氮䓬类药物导致呼吸抑制的机制主要通过激活 M 受体和 GABA 受体。这些机制导致机体的 $PaCO_2$ 反应曲线右移，即需要更高水平的 $PaCO_2$ 才可刺激呼吸中枢驱动每分通气量上升（图 7-2）。通气量通常受到中枢及外周多种化学受体相关的复杂作用的调节，如延髓的腹侧及背侧呼吸群及脑桥的长吸区及呼吸调节中枢。

CO_2 在血液中主要以二碳化物的形式被转运，碳氧血红蛋白及溶解的二氧化碳是其存在的其他形式。pH 上升时会通过脑脊液中氢离子浓度的升高从而通过中枢调节增加每分通气量。类似的外周化学受体，比如主动脉窦，可感受到低氧状态中 PaO_2 的变化从而刺激通气，这一机制在 PaO_2 低于 60mmHg 时可发挥出极强的作用。图 7-2 展现了在中枢抑制药应用时，上述机制被钝

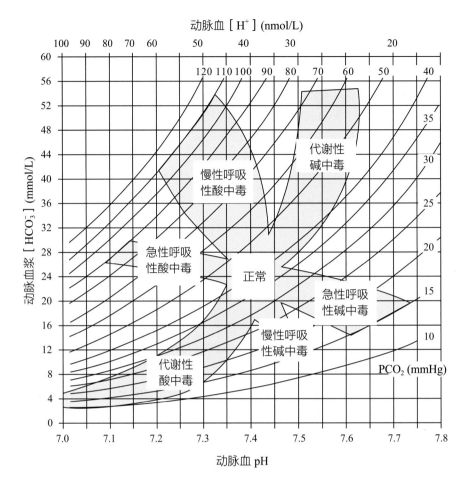

▲ 图 7-1 人体血浆的酸碱列线图，显示当血浆中 $PaCO_2$（PCO_2，曲线）HCO_3^- 过量或不足时对血浆 pH 的变化（转载自公共领域）

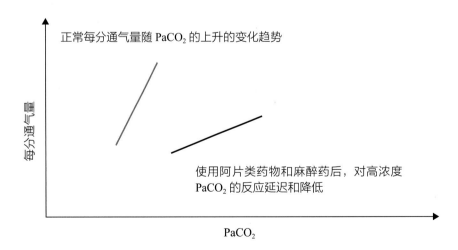

▲ 图 7-2 比较正常每分通气量（灰线）及暴露于阿片类药物和麻醉药后每分通气量（黑线）随 $PaCO_2$ 升高而发生的改变

使用阿片类药物和苯二氮䓬类药物后，患者分钟通气量的增加延迟且程度减弱

化的表现。

值得一提的是，还有很多可导致急性意识改变的病因。仔细询问患者病史及细致的体格检查可帮助我们缩小鉴别诊断的范围。鉴别诊断的要点包括感染、代谢异常、器质性异常、药物使用、中毒、癫痫发作、脑卒中及心律失常。血气分析在鉴别意识改变中发挥极其重要的作用，尤其是血气分析中包含的血钠、血钾、葡萄糖、血细胞比容及乳酸水平等指标。在急救过程中，必须及时地进行这一检测以防止疾病进一步进展。整个治疗过程中必须保证患者充足的氧供及血供，评估并维持呼吸道的保护。如果无法达到治疗目标，需要及时进行进一步的循环支持。更进一步的检查包括胸片、全血细胞计数鉴别，以及全套血液生化检查。

（三）呼吸性酸中毒与低氧血症

一些人认为对于 COPD 患者不必追求 SpO_2 达到 100%。临床观察也发现这一部分患者在被给予"过量"氧气时可出现高碳酸血症。我们一般将其归因为"缺氧呼吸驱动减弱"，但更可能的机制是 V∶Q（通气血流比）失调。

在一些疾病状态下，如 COPD，肺脏的结构受到破坏，最终导致肺泡毛细血管失能。在氧浓度较低的肺组织中毛细血管收缩十分常见，并引起缺氧组织中的血流量下降，并相对应地提高正常组织中的灌注。输送过量氧气会抑制缺氧性血管收缩，导致肺部血液流向清除 $PaCO_2$ 效率较低的病变肺部区域，从而引发高碳酸血症。

导致低氧的原因除了上文描述的 V∶Q 失调，还有动静脉分流、窒息、吸入氧浓度（fraction of inspired oxygen，FiO_2）过低和气体扩散异常等。低氧和高碳酸血症呼吸衰竭的治疗包括在可行条件下逆转不良因素、治疗原发病因及实施机械通气。

（四）呼吸性酸中毒与机械通气

机械通气的两种最常见的方式为面罩无创通气和气管插管通气。无创通气的禁忌证主要包括幽闭恐惧症及焦虑症导致的压力面罩不耐受、脸型或面部毛发导致面罩不适配、恶心、呕吐，以及气道准备不充分的饱腹状态。在无创通气过程中，原本为保证肺通气的高压气体易进入胃部。一旦确定为呼吸性酸中毒，患者则需要进行气管插管并及时评估，尽量避免整个过程中的安全隐患。

在给右心功能不全或具有高危因素的患者插管时，一定要提高警觉。发生呼吸性酸中毒且需要插管的患者很有可能具有多种导致右心功能不全的高危因素——高碳酸血症、酸中毒及低氧血症，均会导致肺血管阻力增高，增加右心室后负荷。既往患有 COPD 和 OSA 的患者有较高罹患Ⅲ型肺动脉高压的风险，很有可能右心功能较差。插管前所需的麻醉操作也可能会导致右心功能抑制。插管后的正压通气，一定程度上也会引起右心室后负荷增加。单论这些因素本身可导致右心衰竭，当他们同时出现时，更大程度上增加了急性右心衰竭及血流动力学衰竭的风险。

幸运的是，高碳酸血症及二氧化碳昏迷在一定程度上减少了镇静药物的需求。即便如此，除了意识障碍患者，所有插管的患者在操作前都需要镇静，且在后续通气时也需要镇静维持。选择合适的镇静策略对于更快脱机和降低重症监护室（ICU）谵妄的发生风险极其重要。多种可选择的方案包括但不限于苯二氮䓬类、麻醉性镇痛药、丙泊酚、氯胺酮和右美托咪定。

考虑到苯二氮䓬类药物可能导致 ICU 谵妄，目前的应用较前减少。虽然麻醉性镇痛药也会增加谵妄的风险，但镇痛不充分也是谵妄的危险因素之一。右美托咪定是一种静脉注射 $α_2$ 受体激动药，能够镇静、抗焦虑和镇痛，同时最小化呼吸抑制的不良反应。为使患者尽快脱机，每日都应根据患者觉醒和自主呼吸情况对镇静策略进行调整。

（五）机械通气的控制与调整

机械通气策略的选择基于多种患者的自身因素。临床工作者需要设置呼吸频率、潮气量、呼气末正压（positive end-expiratory pressure，PEEP）、吸气流速、FiO_2、呼吸机模式（流量控制或压力控制）以及每次的呼吸辅助量。所有指标都需要根据患者的治疗目标来进行调整。针对具有低氧、高碳酸血症的呼酸患者的初始呼吸机设置需要聚焦于充足的供氧与足够高的每分通气量来逆转高碳酸血症状态。

每分通气量是根据呼吸频率和潮气量计算的。一般来说，初始呼吸频率设置为 12～20 次 / 分，潮气量设定为 6～8ml/kg × 目标体重，PEEP 设定为 $5cmH_2O$。通过调整 FiO_2 可达到 $PaO_2 >$ 65mmHg 或 $SpO_2 > 92\%$ 这一氧疗目标，若患者具有慢性呼吸功能不全，这一目标可适当降低。关于模式设置，容量控制通气可在恒定气流下保证设定的潮气量，但可能会导致患者的不适及气压伤。压力控制模式提供压力限制型通气并予以减速的气流，可一定程度上避免肺损伤。但是，在压力控制通气时，由于肺顺应性决定潮气量，维持稳定的潮气量可能较难实现。

容量控制压力调节通气集合了压力控制模式和容量控制模式的优点。该模式在保证潮气量的同时予以低速气流，即可以在每个呼吸周期自主调节吸气流量和压力。这一模式可使尤其是肺顺应性较差的患者获益。

（六）呼吸道压力

在严重酸中毒的患者中，可以尝试增加通气从而尽快纠正高碳酸血症及低氧血症。但这种方式可能由于高潮气量而产生表现为容积伤、细胞损伤、气道压力损伤的呼吸机相关肺损伤（ventilator-induced lung injury，VILI）。

过度的机械通气还可能导致胸腔内压力升高、静脉回心血量下降，也可能额外增加肺血管以及右心室压力，有发生低血压的潜在风险。值得注意的是肺动脉压力升高也会降低肺内血管血流量，从而增加肺部无效腔通气量。在气道压力升高的情况下，会因低血容量而加剧低血压，这可能是呼吸衰竭和右心衰竭患者的结局。机械通气的最终目的是在最小化对血流动力学干扰的情况下安全通气。

平台压是指在正压通气时施加给小气道和肺泡的静压，其可通过呼吸机吸气末阻断动作来测量。但考虑到腹内压不随之升高以及胸腔的压力，升高平台压有可能会导致 VILI 的发生。如果在较高的吸气峰值压同时平台压正常，我们需要考虑患者、呼吸机、气管插管的原因并加以检查，排除管道弯折及大气道狭窄。

医务人员应该随时注意气道压力是否有升高。峰值压力是评估气道气体流量的一种措施，气管插管患者的气道峰值压力一定程度上取决于呼吸机通气管路、气管插管、气管共同影响的气道阻力。通气的目的是在气道中各个组分都保证层流气流，这在很大程度上取决于每个通道的管腔半径，随着半径的减小，气流更加趋于湍流，导致气道峰值压力升高。

在治疗过程中需要尽量避免或及时纠正吸气峰值压升高。呼吸重叠或内源性呼气末正压均会导致气道峰值压力升高。在 COPD 患者中自发性 PEEP（auto-PEEP）危险性尤其高，这类患者的 PEEP 内源性升高，也叫作自发性 PEEP。内源性 PEEP（intrinsic PEEP）可以通过呼吸机的呼气末阻断动作来测量。通过呼吸机来增加外源性 PEEP 达到内源性 PEEP 的 50% 以上可以起到气道支撑作用，从而维持小气道的开放从而增加呼气量。较高的每分通气量结合内源性 PEEP 可能导致患者在进行下一轮吸气之前没有足够的时间呼气。如图 7-3 所示，检查呼吸机流量波形可以确定这一点。

为了纠正内源性 PEEP，需要调整每分通气量或调整吸气 : 呼气比（inhalation: exhalation ratio，I : E 比）。在调整 I : E 比时，我们需要注意呼气时间最主要取决于呼吸频率和流速，增加呼吸频率会减少总的呼气时间，通过增加流速来减少吸气时间能有效增加每次呼吸的呼气时间。

在临床，内源性 PEEP 一般表现为呼吸机气道峰值压力升高，且有可能出现急性完全性通气衰竭，继而演变为突发的低血压。在发生这种情

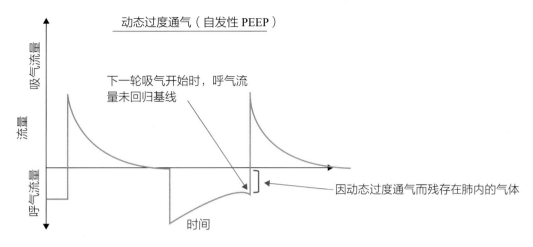

▲ 图 7-3　内源性 PEEP 在呼吸机波形中的特征

况时，需要首先将呼吸机与患者的气管插管断开，确保呼气完成，在这之后需要调整呼吸机参数避免持续的内源性 PEEP。

其他可能会导致气道压力升高的因素还包括气胸、支气管痉挛、主支气管插管及气管插管扭转。需要通过快速体格检查来评估病情，其中首要操作为听诊，并同时检查气管插管、呼吸机管路或呼吸机故障。若仍难以明确原因，可以进行胸部 X 线和胸部超声检查。超声检查可以通过 A 线和胸膜滑动征排除气胸。但这些发现仅能排除检查部位发生的气胸。

最后，人机不同步可导致峰值压力升高、患者不适和内源性 PEEP。确保足够的镇静，减少呼吸机的有害"抵抗"是必要的。

二、病例回顾

经过一夜的救治，随着 $PaCO_2$ 水平的下降，患者的神志进一步恢复。经过针对峰值压力升高进行的多次呼吸机调试后，呼吸机参数已达最佳。次日晨的血气分析显示：7.34/64/90/46。在降低镇静深度，对患者进行呼吸训练后，患者仍

需要部分正压通气支持。考虑到 COPD 患者可从早期有创机械通气脱离（拔管）及无创通气应用中获益，您决定加以尝试。于是予以气管插管拔除、无创通气序贯。之后的几天患者可耐受鼻导管吸氧，并接受持续积极的肺部护理和间歇雾化疗法。患者转入普通病房后停止使用麻醉药，开始多模式镇痛以避免过度镇静和嗜睡。

要点谨记

1. 掌握酸碱平衡失调的识别和处理在急危重症患者的救治过程中至关重要
2. 呼吸性酸中毒的病因鉴别诊断包括中枢神经系统抑制、上下呼吸道阻塞、高代谢状态伴随二氧化碳生成增加（如恶性高热和甲状腺危象）
3. 所有需要机械通气的患者都需要评估平台压和峰值压力，并针对其进行适当治疗调整
4. 通过增加呼气时间可以避免内源性 PEEP，呼气时间可以通过降低呼吸频率、增加流速、增加镇静（减少人机对抗）以及滴定外源性 PEEP 至内源性 PEEP 的 50% 来实现
5. COPD 导致呼吸衰竭的患者可以从无创通气，或者在可行的情况下序贯无创通气中获益

推荐阅读

[1] Rzasa Lynn R, Galinkin JL. Naloxone dosage for opioid reversal: current evidence and clinical implications. *Ther Adv Drug Saf*. 2017;9(1):63-88.

[2] An H, Godwin J. Flumazenil in benzodiazepine overdose. *CMAJ*. 2016;188(17-18):E537.

[3] Mirza S, Clay RD, Koslow MA, Scanlon PD. COPD guidelines: a review of the 2018 GOLD report. *Mayo Clinic Proc*. 2018;93(10):1488-1502.

[4] Nava S, Hill N. Non- invasive ventilation in acute respiratory failure. *Lancet*. 2009;374(9685):250-259.

[5] Kaufman DA. Interpretation of ABGs. American Thoracic Society. Accessed March 2, 2019. www.thoracic.org/ professionals/ clinical-education/ abgs.php.

第8章 心胸外科监护室中的代谢性酸中毒
Metabolic Acidosis in the Cardiothoracic Intensive Care Unit

Paul D. Weyker Christopher Webb 著

张雪鹏 译   应佑国 鲁旭然 校

患者，女，50 岁，因非缺血性心肌病合并终末期肾病入院行心肾联合移植术。手术计划先做心脏移植，再做肾移植，并在术中维持连续静脉 – 静脉血液透析（continuous venovenous hemodialysis, CVVHD）治疗。在心脏移植完成后，开始泵注米力农 [0.25μg/(kg·min）] 和肾上腺素 [0.03μg/(kg·min）]。由于移植后心脏功能差，肾上腺素泵注剂量增加至 [0.1μg/(kg·min）]。

由于血流动力学不稳定，患者被转移到重症监护室（ICU）等候肾移植手术。患者入 ICU 后动脉血气结果：pH 7.22，二氧化碳分压（$PaCO_2$）44mmHg，氧分压（PaO_2）308mmHg，HCO_3^- 16.7mmol/L，乳酸 9.1mmol/L。外科团队希望患者在返回手术室进行肾移植之前，可以充分改善患者状态，降低升压药物需求并使乳酸恢复正常水平。

接下来你要做什么？

一、讨论

代谢性酸中毒是一种导致氢离子浓度增加，伴或不伴碳酸氢根离子浓度下降的病理过程。当体内酸性物质的产生超出人体天然酸碱平衡机制的代偿范围，如 pH ＜ 7.35 时，就会定义为酸中毒。一般认为导致代谢性酸中毒发生的机制有 3种：氢离子生成增加、碳酸氢根离子流失和氢离子排泄减少。表 8-1 按以上 3 种机制分组列举了导致代谢性酸中毒的原因。

评估疑似代谢性酸中毒患者的一般方法包括详问病史和体格检查，特别注意患者的自主呼吸频率、生命体征、外周脉搏、灌注情况和精神状态。重点实验室检查指标包括血电解质、血清白蛋白、校正阴离子间隙、动脉 pH、$PaCO_2$ 及乳酸。表 8-2 总结了一些需要重点关注的实验室检查和辅助检查指标，有助于明确现存酸碱失衡的类型。

总的来说，这些检查将有助于确定酸中毒表现是单纯的代谢性酸中毒还是混合性酸碱紊乱的一部分。代谢性酸中毒为基础的混合性酸碱紊乱可能是呼吸性酸中毒或呼吸性碱中毒与代谢性问题相结合的情况。

（一）酸碱方程

1. Henderson-Hasselbach 方程

机体有许多代偿机制来应对代谢紊乱，以维持 pH 为 7.4 的稳态。如果已知酸和碱的浓度，Henderson-Hasselbalch 方程可以计算出体系的 pH。本式中以碳酸氢盐浓度代表碱，$PaCO_2$ 代表酸，pKa 为酸的解离常数，$PaCO_2$ 的解离常数为 6.1。

$$pH= pKa+ \log_{10}（[碱] / [酸]）$$
$$pH=6.1+\log_{10}（[HCO_3^-] / [CO_2]）$$

2. Winter 方程

如果代谢性酸中毒存在一定程度的呼吸代偿，可以用 Winter 公式来预测 $PaCO_2$。pH 将由

表 8-1　3 种引发代谢性酸中毒机制的病因及其与阴离子间隙之间的关系		
病因学分类	阴离子间隙增加	阴离子间隙正常
H^+ 增加	乳酸酸中毒（A 型和 B 型）、酮症酸中毒、摄入 / 中毒（甲醇、乙二醇、水杨酸等）	
HCO_3^- 减少		• 胃肠道 HCO_3^- 丢失增加 • 碳酸酐酶抑制药 • 解剖结构改变（如输尿管乙状结肠分流术） • Ⅱ型 RAT（近端小管）
H^+ 清除效率下降	尿毒症性酸中毒	• Ⅰ型 RTA（远端小管） • 保留 GFR 的 CKD • Ⅳ型 RTA（醛固酮减少症）

CKD. 慢性肾脏疾病；GFR. 肾小球滤过率；RTA. 肾小管性酸中毒

表 8-2　基于阴离子间隙分类的代谢性酸中毒所建议的实验室检查和辅助检查		
阴离子间隙增高	阴离子间隙正常	诊断检查
动脉血气	动脉血气	超声心动图
血清乳酸浓度	血生化：血钾、肌酐、HCO_3^-	混合静脉氧饱和度
血清酮	尿生化：电解质、渗透压、pH、尿素氮、葡萄糖、HCO_3^- 排泄分数	
血生化：肌酐、氯离子、HCO_3^-		
血清渗透压		
尿常规：酮体、有机酸、镜检		

CO_2 与 HCO_3^- 的比值决定。代偿性的过度通气反应是缓解代谢性酸中毒的重要机制。这种代偿性呼吸增加开始于代谢性酸中毒的前 30min，并持续 24h 或直到患者感到疲劳。过度通气反应导致原发性 $PaCO_2$ 下降，这将导致 pH 增加。因此，这是机体一种缓解代谢性酸中毒的尝试。一般情况下，$PaCO_2$ 与血清 HCO_3^- 浓度之间存在线性关系，可用 Winter 公式表示。

预期 $PaCO_2$=1.5（测量 HCO_3^-）+8 ± 2

利用这个公式，可以计算预期的 $PaCO_2$ 变化，以确定呼吸反应是否对代谢性酸中毒进行适当补偿。$PaCO_2$ 高于预期提示继发性呼吸性酸中毒，可见于伴有明显基础呼吸系统疾病的通气功能障碍患者。相反，$PaCO_2$ 低于预期则表明存在继发性呼吸性碱中毒。

更复杂的问题是，研究表明，肾脏可能会发生异常 HCO_3^- 的排泄。虽然确切的机制尚不清楚，但有研究认为，这种矛盾反应是由于分钟通气量增加导致低碳酸血症引起的。虽然这种情况在慢性代谢性酸中毒中更常见，但也可能发生在急性情况中，并导致与初始代谢性酸中毒主要病因无关的酸中毒恶化。

3. 阴离子间隙

血清阴离子间隙分析是诊断代谢性酸中毒的第一步。在发生原发性呼吸性酸中毒时，机体是通过增加肾脏泌酸进行代偿，而不是重吸收或产生碳酸氢盐。阴离子间隙方程计算未测定的带电粒子，这是肾脏没有排出的酸的代偿产物。通过计算阴离子间隙，可以缩小代谢性酸中毒的潜在病因。阴离子间隙可通过方程计算。

$$阴离子间隙 = (Na^+ + K^+) - (Cl^- + HCO_3^-)$$

也就是说，阴离子间隙是指未测阳离子与未测阴离子之间的差值，如白蛋白、磷酸盐、硫酸盐、尿酸盐、乳酸、钙和镁。一般来说，ICU 阴离子间隙升高的代谢性酸中毒最常见的原因是乳酸酸中毒、酮症酸中毒和尿毒症酸中毒，而阴离子间隙正常的代谢性酸中毒最常见的原因是高氯血症代谢性酸中毒（表 8-1）。

正常情况下，阴离子间隙值为 3~10mEq/L，但具体范围可能会因检查仪器不同而有所不同。危重患者或慢性疾病患者的病情会对阴离子间隙产生影响，所以阴离子间隙的基线值和连续测量会更具有临床参考价值。另外，阴离子间隙应根据患者的白蛋白和磷酸盐水平进行校正。

低白蛋白血症会导致阴离子间隙被低估，因为白蛋白是一种带负电荷的蛋白质，它从血清中丢失会导致其他带负电荷的离子，如氯离子和碳酸氢根离子的滞留。高磷血症可能通过产生中和碳酸氢盐的酸性化合物而高估阴离子间隙。此外，高镁血症和高钙血症时血液中阳离子的增加可以降低阴离子间隙。

另外一个帮助诊断潜在代谢紊乱的有用工具是计算 Δ 阴离子间隙与 ΔHCO_3^- 的比值。在危重患者中，多种代偿和病理过程同时发生，因此 Δ 阴离子间隙与 ΔHCO_3^- 的比值可能不是 1:1，如单纯阴离子间隙增高的代谢性酸中毒。Δ 阴离子间隙与 ΔHCO_3^- 的比值<1 可见于继发性阴离子间隙正常的代谢性酸中毒、具有正常肾功能的高阴离子间隙酸中毒（例如，发生在短肠综合征患者中的 D 型乳酸酸中毒）或具有正常肾功能

的肾小管酸中毒。在继发性代谢性碱中毒、继发性慢性呼吸性酸中毒或伴有肾功能受损的高阴离子间隙代谢性酸中毒患者中，Δ 阴离子间隙与 ΔHCO_3^- 的比值为 1~2。最后，Δ 阴离子间隙与 ΔHCO_3^- 的比值>2 表明，这可能存在原发性阴离子间隙增高的代谢性酸中毒，或者继发性代谢性酸中毒或慢性呼吸性酸中毒。

（二）乳酸酸中毒

乳酸酸中毒是一种常见的代谢性酸中毒，常见于心胸外科 ICU 患者。通常分为 A 型或 B 型乳酸酸中毒。A 型乳酸酸中毒与组织灌注和氧输送减少有关。可发生于全身性低血压、严重贫血或严重低氧血症。B 型乳酸酸中毒通常与氧输送受损无关，但与乳酸盐生成增加或代谢受损有关。这可能发生在严重的肝功能障碍，线粒体障碍和使用 β 肾上腺素受体激动药。

β 肾上腺素受体激动药，如静脉注射肾上腺素或吸入沙丁胺醇和沙美特罗，可通过增加代谢导致乳酸水平升高。β 肾上腺素受体激动药产生的高代谢状态使丙酮酸脱氢酶超负荷，从而使多余的丙酮酸通过 Cori 循环（乳酸循环）转化为乳酸。恶性肿瘤患者的高细胞转化率同样类似于高代谢状态，可能发生 B 型乳酸酸中毒。另外，由于丙酮酸脱氢酶的正常功能依赖于维生素 B_1，因此维生素 B_1 缺乏同样会导致 B 型乳酸酸中毒。表 8-3 列出了心脏术后患者乳酸升高的常见鉴别诊断。

（三）代谢性酸中毒评估

心脏外科术后的代谢性酸中毒对危重患者的影响是多方面的。酸中毒导致心肌抑制，这将限制心输出量和氧供。酸中毒还会导致动脉血管舒张，从而导致低血压。重要的是，pH 降低和 $PaCO_2$ 升高是独立、有效的肺血管收缩因素。肺血管收缩导致右心室后负荷增加，这可能是右心室所不能适应的。随后出现的右心室功能障碍可导致更严重的氧供负债和进一步的酸中毒。最后，严重酸中毒与血管对儿茶酚胺类药物如去甲肾上腺素反应性降低有关。另外，血管加压素的

升压作用通常被认为与 pH 无关，在严重酸中毒情况下使用血管加压素可能非常有效。

ICU 中代谢性酸中毒的潜在原因必须明确，这有助于更好地指导进一步治疗。心脏移植后，乳酸酸中毒是很明显的，通常在接下来的几小时内就会消失。肝功能正常且没有高代谢状态的 ICU 患者在恢复足够供氧后的几小时内将实现乳酸清除。除非发生其他进展，否则在乳酸清除后，酸碱平衡将恢复正常。

然而，如果酸中毒不能解决，乳酸水平继续升高，重症监护医师必须及早排查引起 ICU 患者乳酸酸中毒加重的原因。由心肌功能障碍、低血容量、肠系膜缺血和心脏压塞引起的乳酸酸中毒仍然是不能忽视的鉴别诊断。积极进行床旁超声心动图检查评估心功能，排除心脏压塞；密切监测胸管引流，判断是否有持续失血和失血性休克的迹象；重视体格检查，通过四肢的温度和颜色评估肢体氧供，这可能是肢体或肠系膜栓塞的最早提示。

患者供氧和耗氧的平衡可以通过肺动脉导管收集的信息明确。从肺动脉导管获得的数据不仅在评估心功能方面有价值，而且在评估心脏两侧充盈压力方面也有意义。数据和波形应该由操作熟练的医师进行全面的检查和分析。通过热稀释法测量的心指数以及直接从肺动脉抽取的混合静脉氧饱和度对指导酸中毒的治疗非常有帮助。这些数据可以结合使用，作为超声心动图和体格检查结果的补充。

（四）代谢性酸中毒的治疗

在危重症监护相关文献中广泛争论的是使用碳酸氢盐治疗酸中毒的时机。许多专家建议用碳酸氢钠治疗 pH<7.2 的严重酸中毒。这对于没有代偿机制来有效保留碳酸氢盐的急性肾损伤患者尤其有利。

表 8-3 心脏外科术后高乳酸血症的潜在原因和病理生理

病 因		病理生理
体外循环时氧输送受损		组织缺氧
心输出量减少		组织缺氧
贫血		组织缺氧
SIRS		组织缺氧，加速糖酵解
药物 / 补液	肾上腺素、异丙肾上腺素	加速糖酵解
	硝普钠	组织缺氧
	丙泊酚输注综合征	B 型乳酸酸中毒
	乳酸缓冲液	B 型乳酸酸中毒
	乳酸林格液	B 型乳酸酸中毒
器官 / 肢体缺血（肝脏、肠系膜、肢体）		组织缺氧，肝脏清除率降低
脓毒性休克		组织缺氧，加速糖酵解
癫痫		加速糖酵解
肾衰竭		清除率下降

SIRS. 全身炎症反应综合征

然而，在无肾功能障碍的患者中，使用碳酸氢盐治疗代谢性酸中毒仍存在争议。首先，外源注入的碳酸氢钠会被代谢成二氧化碳（$HCO_3^- + H^+ \rightarrow CO_2 + H_2O$），这本质上是一种酸。最重要的是，二氧化碳必须通过呼吸运动从体内排出。在拔管患者中，这种增加的呼吸功也许是不可持续的，由于耗氧量增加，可能导致危重患者疲劳和缺氧加重。在接受机械通气的患者中，应经常监测动脉血气，并相应地增加分钟通气量。

应用外源性碳酸氢盐一个理论上的风险是细胞内酸中毒可能反常地增加。碳酸氢钠输注后，会有大量的二氧化碳迅速扩散到细胞内。一旦进入细胞，二氧化碳就会增加酸性环境。然而 HCO_3^- 的转运相对缓慢，这就导致了细胞内酸比碱更占优势。

严重的酸中毒患者需要接受透析以纠正紊乱的内环境。然而，在严重酸中毒中，透析液中的碳酸氢盐可能不足，患者还需要外周输注碳酸氢盐作为补充。值得注意的是，由于乳酸分子量较大，透析在清除乳酸方面效率很低。虽然可以通过调整透析过滤器的大小以增加乳酸清除的能力，但透析的目的不是去除乳酸分子。为了充分治疗乳酸酸中毒，监护室医生需要全面评估患者病情，明确并纠正乳酸增多的原因，同时也要判断患者是否存在乳酸清除下降的情况。

二、病例回顾

本次案例中患者的代谢性酸中毒在术中开始进展，本质上是多因素的。患者根据白蛋白计算

的阴离子间隙升高。这种阴离子间隙很可能是由于乳酸升高造成的。本例中，患者给予机械通气、液体复苏和电解质治疗，并使用 CVVHD。因此，计算阴离子间隙与 HCO_3^- 的比值是没有帮助的。

患者的血细胞比容最低为 18%，表明可能存在携氧能力受损。当主动脉开放时，心肌功能最初是被抑制的，需要泵注米力农和肾上腺素。随着肾上腺素输注量的增加，心肌功能改善到正常，患者能够成功地脱离体外循环。

肾上腺素对于增强心肌收缩力是必要的，然而在这种情况下，β_2 肾上腺素受体激动机制与乳酸生成增多有关。考虑到患者是终末期肾病，正常的肾脏泌酸和碳酸氢盐分泌受损；因此，她的肾脏疾病也导致了她的乳酸酸中毒。即使有 CVVHD，当酸性物质在体内快速生成时，如在体外循环和心脏移植时，为了有效地排酸，透析流速、过滤器大小和透析液都需要尽可能优化。

在接下来的 24h 里，患者在 ICU 接受了适度的液体复苏并优化强心治疗，同时继续使用 CVVHD。由于移植手术的性质，移植心脏有右心室功能障碍的倾向，因此她的右心室功能被密切监测，寻找新移植心脏右心室压力和容量过负荷的迹象。患者的乳酸酸中毒有所改善，如图 8-1 所示。在此期间，肾上腺素泵注量逐渐下降直至停用，并继续使用米力农增强心肌收缩力。第 2 天，她的乳酸水平为 2.3mmol/L，并返回手术室进行肾移植。

要点谨记

1. 代谢性酸中毒是由于氢离子产量增加，碳酸氢盐产量下降，或者氢离子清除减少

2. 乳酸酸中毒在体外循环后很常见，通常在氧供充足、无肝功能损伤、无高代谢的情况下是可以消除的

3. 肾上腺素通过 β_2 受体介导的糖酵解增强机制诱导 B 型乳酸酸中毒的产生

4. 了解 Winter 公式和血清阴离子间隙的计算方法对评估患者代谢性酸中毒的病因是必要的

5. 碳酸氢盐治疗代谢性酸中毒仍存在争议，但如果 pH＜7.2，尤其是对有肾功能损害的患者，碳酸氢盐的应用是有必要的

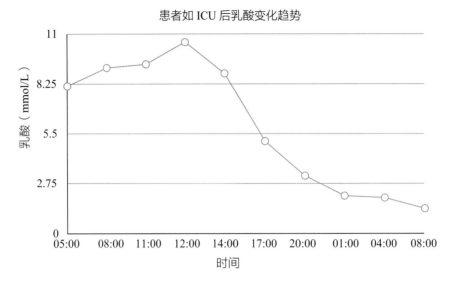

▲ 图 8-1　患者乳酸值随时间变化的关系

推荐阅读

[1] Glasmacher SA, Stones W. Anion gap as a prognostic tool for risk stratification in critically ill patients—a systematic review and meta-analysis. *BMC Anesthesiol*. 2016;16(1):68.

[2] Jansen TC, van Bommel J, Schoonderbeeke FJ, et al., Early lactate-guided therapy in intensive care unit patients: a multicenter, open-label, randomized controlled trial. *Am J Respir Crit Care Med*. 2010;182(6):752-761.

[3] Pierce NF, Fedson DS, Brigham KL, Mitra RC, Sack RB, Mondal A. The ventilatory response to acute base deficit in humans. Time course during development and correction of metabolic acidosis. *Ann Intern Med*. 1970;72(5):633-640.

[4] Silva JM Jr, de Oliveira AMRR, Nogueira FAM, et al. Metabolic acidosis assessment in high-risk surgeries: prognostic importance. *Anesth Analg*. 2016; 123(5): 1163-1171.

[5] Jaber S, Paugam C, Futier E, et al. Sodium bicarbonate therapy for patients with severe metabolic acidaemia in the intensive care unit (BICAR-ICU): a multicentre, open-label, randomised controlled, phase 3 trial. *Lancet*. 2018; 392(10141): 31-40.

第 9 章 体外膜氧合相关横纹肌溶解症
Rhabdomyolysis Due to Extracorporeal Membrane Oxygenation

Candice Metzinger Aaron LacKamp 著

郝光伟 译 屠国伟 王晓朦 校

患者，女，55 岁，因"心肌炎合并心源性休克"行静脉 – 动脉体外膜氧合（venoarterial extracorporeal membrane oxygenation，VA-ECMO）治疗，置管方案为经皮穿刺股动静脉插管，插管直径为 25Fr。此外，为缓解左心室压力，行主动脉内球囊反搏（intraaortic balloon pump，IABP）治疗。由于左心室心尖部附壁血栓，无法对患者开展更高级的生命支持技术。治疗过程中患者出现了肺水肿和急性肾衰竭，利尿效果差。触诊插管部位远端动脉搏动减弱至消失，超声未见血流。尿色深，呈酱油样，血肌酸激酶（creatine phosphokinase，CK）升高至 23 000U/L。

接下来你要做什么？

一、讨论

患者体外膜氧合（extracorporeal membrane oxygenation，ECMO）动脉插管部位远端肢体的体格检查见图 9-1。受累肢体动脉搏动消失可能是由于血流减少甚至无血流引起的。ECMO 过程中肢体缺血可能的病因学解释不止一种，其原因可能是多因素的（框 9-1）。从患者的尿色及 CK 水平来看，很可能已经发生了横纹肌溶解。肢体肿胀合并 CK 水平升高应考虑肌肉分解导致的骨筋膜室综合征，这会进一步加重原有的损伤。横纹肌溶解及缺血性肌肉损伤可能会导致肾衰竭，严重者需要截肢，部分患者可能因高钾血症及酸

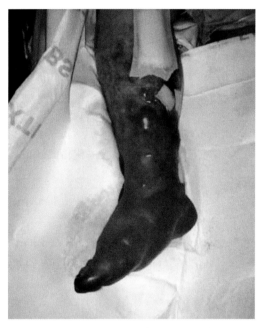

▲ 图 9-1 充血后缺血改变的下肢，注意肿胀、红斑，必要时行筋膜切开术，以避免骨筋膜室综合征的发生

中毒而死。此时，首要任务是确定肌肉损伤的原因。

（一）ECMO 置管策略

ECMO 置管的口径可能会导致插管部位远端血流的减少，尤其是对动脉直径较小的患者来说。动脉直径较小的原因包括女性及周围血管疾病。血流减少也可能和所采取的置管技术有关。对置管路径的了解既可以帮助确定缺血是否和置

框 9-1 ECMO 患者肢体缺血的危险因素

- 外周动脉疾病 *
- 置管口径过大
- 缺血再灌注损伤
- 动脉栓塞
- 年轻患者
- 应用血管活性药物
- 糖尿病病史
- 肺部疾病
- 缺乏远端灌注管

*. 目前统计学上只有外周动脉疾病与肢体缺血具有相关性
ECMO. 体外膜氧合

管技术相关，又可以指导是否需要修改或更换置管部位，因此，是很有必要的。

可以用于改善外周缺血风险的股动脉置管技术很多，其中，最常用的技术为经皮股动脉穿刺和股动脉切开技术。

股动脉切开的操作也需要采用 Seldinger 法，但是需要采用外科切开以充分显露腹股沟血管。其优势不仅是直视下操作，还可以在操作过程中放置止血钳充分止血。此外，切开操作还可以在皮下建立通道，将管路出口留在较方便的位置。建立通路可以协助固定管路，以便于患者腿部移动。该技术的另外一项优势是可以在股浅动脉或胫后动脉置入远端灌注管，从而降低管路直径过大导致的患者远端肢体缺血的发生率。

此外，还可以通过端侧吻合的方式与股动脉建立血管旁路，然后再通过一个"连接器"直接将 ECMO 管路与血管旁路连接起来。端侧吻合的目的是在保证灌注的前提下避免远端动脉阻塞。在采用端侧吻合建立血管旁路时，可以对旁路远端股动脉进行"收口"缝合，这样既可以保证肢体远端灌注，又可以避免过度灌注，因为这种缝合技术的优势是可以通过调节缝合部位的松紧度来限制或增加下游动脉的血流量。

如果股动脉穿刺部位局部调整不能解决问题，可以改用腋动脉插管，将流出道移入腋动脉

并拔除股动脉插管。但是，相较于股动脉插管，腋动脉插管的出血风险明显增加，而且由于腋动脉走行于锁骨下，一旦出血，压迫止血将比较困难。

还有一种侵入性较强的策略是改外周动脉置管为中心动脉置管，这通常需要开胸进行。中心动脉置管的优势是局部血流问题较少，由于动脉管径足够大，可以耐受最高流量。不幸的是，中心动脉置管全身性事件的发生率较高，如血栓栓塞事件、气体栓塞、意外脱管等。

（二）缺血 – 再灌注损伤

外周缺血性损伤的一种潜在来源是再灌注导致的缺血，确切地说是缺血再灌注损伤。缺血再灌注损伤通常发生于肢体，或者身体其他部位缺乏足够灌注一段时间以后。当发生在 ECMO 患者身上时，通常是由心输出量低或 ECMO 置管过程中肢体血流瘀滞引起。当 ECMO 成功建立以后，相对较多的血液将流向缺血的肢体。

这一现象背后的机制是缺氧导致的炎症因子和活性氧的释放。此外，与大多数损伤一样，灌注重新建立以后将同时携带白细胞和氧气至损伤部位，进一步促进炎症反应，释放白细胞介素和更多自由基，从而导致细胞蛋白质和 DNA 的破坏。这种类型的损伤通常合并有微循环障碍，进而导致毛细血管通透性增加和反应性水肿。

（三）动脉栓塞

当人工设备如 IABP、ECMO 等管路还处于动脉内时，栓塞事件的发生率最高。栓子微粒横跨动脉管路系统，并逐步固定，最终可导致动脉堵塞，进而导致组织、器官和（或）肢体缺血。全身性抗凝后，ECMO 或 IABP 患者动脉血栓形成的风险大大降低。但是，全身性抗凝后有相当一部分患者可能会发生危及生命的出血，此时，停止抗凝直到不再出血是有必要的。

怀疑动脉栓塞时应进行超声多普勒检查。如确认动脉血栓形成，治疗手段有切开取栓或经导管取栓，经导管取栓通常由介入科医生完成。无论外科取栓还是微创取栓都将面临的一个问题是

取栓不成功，因为动脉栓塞的特点是容易活动，尤其是在机械支持的情况下。

（四）横纹肌溶解

横纹肌溶解通常是由骨骼肌组织分解引起的，伴有毒性物质释放入血。首发症状通常是浓茶或酱油色尿，通常先于实验室检查结果出现。如果怀疑患者存在横纹肌溶解，应明确是否出现肌红蛋白尿，这将为早期诊断提供支持性证据。

如患者未能及时获得治疗，最终可能会发生高钾血症，严重者可出现高钾导致的心律失常以及重度酸中毒。其他电解质紊乱、乳酸酸中毒、CK升高等也将很快出现。

危重症患者横纹肌溶解的原因有很多（表9-1）。对所有患者来说，找到并确定横纹肌溶解的原因对快速纠正存在的问题及预防肾功能损伤很有帮助。非危重症患者横纹肌溶解的病因学可

表 9-1 其他导致危重症患者横纹肌溶解的原因

原 因	症 状	治 疗
HMG-CoA 还原酶抑制药	肌痛，多见于下肢，肌酸激酶升高	更换药物，降低剂量或停药
长时间制动	由于灾难性事件，患者被"发现倒地"	纠正内环境，必要时应用肾脏替代疗法
肥胖	操作或限制活动后局部苍白、肿胀、疼痛或发凉	纠正内环境，必要时应用肾脏替代疗法
抽搐	抽搐或脑电图变化	抗抽搐治疗
外周动脉疾病/栓塞	间歇性跛行、苍白、麻木、无力、疼痛	抗血小板治疗、外科取栓或旁路手术
自身免疫性疾病、皮肌炎、多发性肌炎	通常合并有风湿性疾病，以多组肌群无力为主要症状	激素、物理疗法
代谢性肌病	通常是先天性的，加重时多伴有无力及实验室检查异常	必须应用代谢物替代疗法、支持疗法
神经阻断药恶性综合征	应用多巴胺抑制药，如丁酰苯、吩噻嗪类药物、非典型抗精神病药等；合并发热、浓茶色尿、高代谢状态	停用可疑药物；针对发热、高代谢状态采用支持疗法；丹曲林、金刚烷胺、苯二氮䓬类
高热	发热、僵直、浓茶色尿	停用可疑药物、抗感染、降温
氯胺酮、乙酰胆碱、丙泊酚	应用上述药物；浓茶色尿，乳酸酸中毒合并丙泊酚输注综合征	停用可疑药物、液体复苏
感染	共存的流感病毒 A 和 B；柯萨奇病毒；EB 病毒；人免疫缺陷病毒；军团菌病；沙门菌、链球菌、葡萄球菌菌血症	支持疗法；抗病毒或抗菌药物
糖尿病酮症酸中毒	阴离子间隙增加的酸中毒；高血糖；血酮体、尿酮体增加	胰岛素；补液；钾替代治疗；多次实验室检查
内分泌疾病	有病史和实验室检查支持的甲减、低醛固酮血症	纠正代谢异常
电解质紊乱	低钾血症；低磷血症；低钙血症；低/高钠血症；高渗状态	纠正电解质紊乱
遗传缺陷	糖酵解、糖原分解异常；葡萄糖-6-磷酸酶缺乏	基因检测的同时纠正代谢异常

能和使用羟甲基辅酶 A 还原酶抑制药，也就是所谓的"他汀疗法"有关。使用他汀类药物后，患者 CK 水平可能会显著升高，尤其是在合并急性肾衰竭的情况下。此时，应改用肌损害较轻的药物、减少药物剂量甚至停药。

制动是 CK 升高的一个常见原因，但 CK 通常不会显著升高。横纹肌溶解可发生在患者被"发现倒地"一段时间或持续性心搏骤停或抽搐后。由于肌肉过度使用，抽搐本身就可能导致 CK 升高。事实上，CK 本身即可作为识别亚临床抽搐的依据。肥胖是横纹肌溶解的高危因素，此类患者的重度肌肉破坏甚至可能发生于短期制动后，如重度肥胖患者手术治疗后。制动导致的 CK 水平升高可见于不能活动或存在活动禁忌证的危重症患者。事实上，帮助 ECMO 或机械循环支持的患者活动，本身就是一件比较困难的事情，此种情况同样见于需要较高辅助以及神经损伤的患者。但是，作为医务人员，应当尝试帮助这些患者活动，即便是被动活动也是有帮助的。

表 9-1 列举的是导致横纹肌溶解的其他可能因素，包括风湿性或病毒性肌炎、代谢性骨病、神经阻断药恶性综合征、高热、兴奋剂毒性、糖尿病酮症酸中毒、高渗性昏迷、内分泌疾病，以及肌肉内部感染等。

对于使用大口径外周动脉置管的患者，应时刻关注远端肢体的皮色、皮温、周径、动脉搏动及疼痛情况。值得注意的是，肢体缺血患者疼痛症状出现得较晚。因此，即便没有骨筋膜室综合征，也应当定期测量远端肢体的直径。每次测量时应选定同一个位置，并做标记，以便动态观察肢体直径的变化，并做好记录。一旦发现肢体直径发生变化，应立即进行进一步评估。

1. 横纹肌溶解的监测

CK 是横纹肌溶解最重要的实验室检查指标，可用于诊断。横纹肌溶解的诊断标准是 CK 高于正常值上限的 5 倍。CK 水平还可以用于风险分层和指导治疗。CK 低于 5000U/L 的患者一般不会合并急性肾功能损伤，但当 CK 高于 20 000～30 000U/L 时，肾脏损伤的风险将明显增加。通常，CK 水平在横纹肌溶解发生后的 24～48h 达到峰值。这可能有助于预测横纹肌溶解发生的时间和推测其恢复的过程。治疗应当持续到 CK 水平接近正常。

在指导治疗方面，肌红蛋白水平的作用不如 CK 大，因为大多数治疗方案都是根据 CK 水平制订的。此外，部分无症状患者也可能出现肌红蛋白水平的升高。尽管如此，肌红蛋白，通过与 Tamm-Horsfall 蛋白结合和沉淀，对肾功能是极其有害的。这种沉淀物会导致肾小管堵塞并损伤肾功能，尤其是在酸中毒的时候，而酸中毒是横纹肌溶解的常见症状。"碱化尿液可以减轻这种沉淀"是横纹肌溶解时应用碳酸氢钠的理论依据之一。为减轻这种沉淀对肾功能的损害，有些治疗方案甚至推荐滴定碳酸氢钠至尿液 pH>8。

2. 横纹肌溶解的治疗

预防肾衰竭是横纹肌溶解的主要治疗目标。发生肾衰竭后，横纹肌溶解患者的死亡率从 15% 增加至 >50%。大多数横纹肌溶解患者的死亡原因为无法控制的高钾血症，以及肾衰竭导致的酸中毒。避免上述现象发生的治疗基石是水化。静脉输液治疗无疑是使横纹肌溶解患者获益的唯一治疗方法。除非患者存在禁忌证，否则水化疗法应尽早开始并持续进行。

横纹肌溶解治疗的经验最多来源于创伤患者，尤其是碾压伤。一般认为滴定液体疗法使尿量达到 200ml/h 或 2～3ml/(kg·h) 是合理的。但是，对于合并心功能不全或机械支持的患者，这种疗法会导致血流动力学异常。对于 VA-ECMO 患者，应常规使用超声心动图评估患者的容量状态。

相较于纠正容量缺失来说，液体的类型反而不那么重要。液体复苏可以选用等张液，如生理盐水、乳酸林格液、勃脉力或等张碳酸氢钠注射液。早期也有应用低张液体复苏的个案报道。但是，由于认识到横纹肌溶解患者将会发展成低血容量，液体治疗的重点也发生了改变。考虑到横纹肌溶解会合并高钾血症，为避免过多钾离子输注，早期倾向于给予生理盐水治疗。但是，由于生理盐水氯离子含量较高（154mmol/L），过多输注可能会导致高氯性酸中毒，加重原有的代谢性酸中毒，尤其是肾衰竭患者。由于高钾血症导致的氢离子转移，横纹肌溶解患者很可能治疗前已经合并酸中毒了。

相较而言，乳酸林格液的氯离子含量几乎与血浆相同（109mmol/L），从这个角度来看，乳酸林格液可以改善患者预后。其实，乳酸林格液和生理盐水都是酸性液体，pH分别为6.5和5。勃脉力是pH中性的等张液，但是，勃脉力的钾离子含量比乳酸林格液高（两者钾离子含量分别为5mmol/L和4mmol/L）。除了液体类型，横纹肌溶解治疗的一个重要概念是尽早启动液体治疗。在液体复苏过程中应监测实验室检查结果，使之维持在接近正常的水平。

横纹肌溶解的传统治疗包括强制利尿，常用的是渗透性利尿药甘露醇。应用甘露醇时，推荐剂量是1～2g/(kg·d)，可持续输注，也可分次输注以达到利尿的目的。有时候，单纯液体复苏就可能达到尿量200ml/h的治疗目标，因此，有时候不需要应用渗透性利尿药。甘露醇的不良反应包括低血压和肺水肿，因此，应用甘露醇利尿时应注意避免过度利尿导致的低血容量。横纹肌溶解时应避免应用襻利尿药，因为该类药物可能会导致尿液酸化。只有在合并高钾血症或容量过负荷时，才考虑使用襻利尿药。

很多医生在使用等张液体纠正容量缺失的同时喜欢常规应用碳酸氢钠50～500ml/h。如前所述，碱化尿液可以预防Tamm-Horsfall肌红蛋白复合物在肾小管沉积，因此，理论上可以预防肾衰竭。通常推荐使尿pH>8以减轻Tamm-Horsfall肌红蛋白复合物对肾小管的堵塞作用。为避免系统性碱血症，应当经常检测尿及血浆pH。当合并肾衰竭的患者出现过度碱血症或容量过负荷时，应当停止输注碳酸氢盐。

避免过度碱血症很重要，尤其是没有机械通气的患者。因为碳酸氢盐会逐步转变成二氧化碳，二氧化碳增加需要患者增加分钟通气量以呼出过多的酸性分子。此时，患者可能无法耐受增加的呼吸功，导致高碳酸血症及呼吸性酸中毒，最终可能需要机械通气。

输注大量生理盐水导致的高氯性酸中毒可通过输注碳酸氢盐缓解。系统性碱血症的一大益处是通过减轻高钾血症和酸中毒来缓解肾衰竭早期的不良效应，甚至有可能使患者免于血透。

如果保守治疗的疗效不够确切，可以通过血液透析来治疗横纹肌溶解诱发的肾衰竭。血透的指征包括酸血症和（或）高钾血症加重以及尿量减少。目前尚无证据表明早期启动血透（早于血透的标准指征）可以改善横纹肌溶解患者终末期肾衰竭发生率或死亡率。这是因为肌红蛋白分子量较大，血液透析也不能有效清除。事实上，肌红蛋白的分子量与白蛋白相仿。有文献报道应用特殊的高孔隙滤器持续血液滤过可降低肌红蛋白，但也不是对所有患者都有效。因此，不建议过早启动血透，应符合血透标准后再启动。

二、病例回顾

患者的肢端极度缺血，其肾脏正在经受着持续而严重的损伤，同时存在的还有不断加重的代谢性酸中毒。此外，患者还在接受肝素抗凝治疗。由于患者血流动力学尚不稳定，目前还不能撤除ECMO。因此决定改变置管策略，经股浅动脉置入远端灌注管。继续予以液体复苏，后因患者无尿行肾脏替代治疗，同时继续予以液体复苏。经积极治疗后，患者的代谢性酸中毒虽有改善，但肢体出现坏疽，最终截肢。继续ECMO一段时间后改为姑息性治疗并逐步撤除有创干预措施。

要点谨记

1. 治疗肌肉破坏的潜在原因
2. 应用液体冲刷肾小管，使尿量达到 200ml/h
3. 液体选择方面，每小时输注 250ml 碳酸氢盐（150mEq/L）是合理的
4. 甘露醇 1～2g/(kg·d) 可能使患者获益，尤其是 CK 高于 30 000U/L 时
5. 监测高钾血症、低钙血症、高磷血症、高尿酸血症和酸中毒
6. 注意避免过度治疗，其后果包括加重肾衰竭、容量过负荷及心力衰竭

推荐阅读

[1] Avalli L, Sangalli F, Migliari M, et al. Early vascular complications after percutaneous cannulation for extracorporeal membrane oxygenation for cardiac assist. Minerva Anestesiol. 2016; 82(1): 36-43.

[2] Brown C, Rhee P, Chan L, Evans K, Demetriades D, Velhamos G. Preventing renal failure in patients with rhabdomyolysis: do bicarbonate and mannitol make a difference? J Trauma. 2004;56(6):1191-1196.

[3] Iraj N, Saeed S, Mostafa H, et al. Prophylactic fluid therapy in crushed victims of Bam earthquake. Am J Emerg Med. 2011;29(7):738-742.

[4] Knottenbelt JD. Traumatic rhabdomyolysis from severe beating—experience of volume diuresis in 200 patients. J Trauma. 1994;37(2):214-219.

[5] Michelsen J, Cordtz J, Liboriussen L, et al. Prevention of rhabdomyolysis- induced acute kidney injury— a DASAIM/ DSIT clinical practice guideline. Acta Anaesthesiol Scand. 2019;63(5):576-586.

[6] Nielsen J, Sally M, Mullins R, et al. Bicarbonate and mannitol treatment for traumatic rhabdomyolysis revisited. Am J Surg. 2017;213(1):73-79.

第 10 章　术后脓毒性休克
Postoperative Septic Shock

James E. Littlejohn　著

张毅杰　译　　王腾科　罗　哲　校

患者，男，69 岁，患有高血压，在行三支冠状动脉旁路移植术（CABG）后转运到心胸重症监护室（ICU）。术后 6h 拔除气管插管。病程平稳直至术后第 3 天早晨，患者出现多汗并主诉急性胸痛。此时，患者还出现新发的窦性心动过速，发热至 38.9℃。胸部 X 线显示轻度肺水肿，较前无变化。肌钙蛋白水平升高至 4.2ng/ml，并且出现白细胞增多。1h 后体温升至 39.2℃，并出现房颤，心室率 130 次 / 分。随后患者出现了低血压，并且需要应用血管加压药将平均动脉压（mean arterial blood pressure，MAP）维持在 65mmHg 的目标水平。

接下来你要做什么？

一、讨论

（一）诊断

脓毒症是由感染引起的全身严重炎症反应。关于这种危及生命的疾病的诊断标准、精确的病理生理学和最佳治疗仍存在争议。脓毒症在术后早期诊断尤其困难，因为单纯由心脏手术引起的全身炎症反应综合征（systemic inflammatory response syndrome，SIRS）和脓毒症早期症状非常相似。1992 年，美国胸科医师学会 / 重症监护协会会议共识首次提出采用传统 SIRS 标准（体温、心率、呼吸频率和白细胞计数）作为脓毒症特征。然而，SIRS 标准却因对感染诊断特异性低

而受到批评。尤其是考虑到心脏手术后患者的各项参数，包括 SIRS 标准中的指标，会受到术后常规治疗的影响，如围术期 β 肾上腺素受体拮抗药、机械通气和体外循环后复温治疗。在之前基于 SIRS 的指南中，脓毒症诊断需要依赖病原学培养阳性作为证据。这与脓毒症应在出现 1h 内启动治疗相悖。

使用序贯器官衰竭评估（sequential organ failure assessment，SOFA）评分识别器官功能障碍已经取代 SIRS 标准，它可以更敏感地识别感染后的生理变化（表 10-1）。

依据基于 SOFA 评分的定义，也被称为脓毒症 -3 诊断标准，脓毒症的诊断仅需要怀疑感染伴器官功能障碍，定义为 SOFA 评分≥2 分。脓毒症 -3 诊断标准也曾专门在心脏外科手术患者中研究过，以确定指南在这类一过性术后器官功能障碍发生率较高的人群中是否会过度诊断脓毒症。在该研究中，依据脓毒症 -3 诊断标准，脓毒性休克的诊断与 ICU 住院时间、30 天死亡率和 2 年生存率呈负相关。这一证据支持使用脓毒症 -3 诊断标准早期识别和治疗有高不良预后风险的脓毒症和脓毒性休克患者。

生物标志物被应用于加速诊断和管理感染和（或）脓毒症的作用已被研究。降钙素原最初被认为是甲状腺合成的降钙素多肽前体，但后来被认为是常规的炎症生物标志物，在对内毒素（革

器官系统	SOFA 评分				
	0 分	1 分	2 分	3 分	4 分
呼吸系统，PO_2/FiO_2，mmHg（kPa）	≥400（53.3）	<400（53.3）	<300（40）	<200（26.7）有呼吸支持	<100（13.3）有呼吸支持
凝血，血小板（$\times 10^3/mm^3$）	≥150	<150	<100	<50	<20
肝脏，胆红素（md/dl）	<1.2	1.2～1.9	2.0～5.9	6.0～11.9	>12.0
心血管	平均动脉压 ≥70mmHg	平均动脉压 <70mmHg	多巴胺<5 或多巴酚丁胺（任何剂量）	多巴胺 5.1～15 或肾上腺素≤0.1 或去甲肾上腺素≤0.1	多巴胺 >15 或肾上腺素>0.1 或去甲肾上腺素>0.1
中枢神经系统，格拉斯哥昏迷评分	15 分	13～14 分	10～12 分	6～9 分	<6 分
肾脏，肌酐（mg/dl）	<1.2	1.2～1.9	2.0～3.4	3.5～4.9	>5.0
尿量（ml/d）				<500	<200

表 10-1 SOFA 评分表

儿茶酚胺的给药剂量为 μg/(kg·min)，至少给药 1h
FiO_2. 吸入氧浓度；PO_2. 氧分压

兰阴性细菌）和促炎性细胞因子，如白细胞介素 –1 和白细胞介素 –6 及肿瘤坏死因子 –α 的反应中，几乎被全身所有器官和组织分泌。高血清降钙素原水平与细菌感染以及其他非感染性炎症状态的程度和严重性密切相关。由于心肺转流本身就可引起降钙素原在术后 24h 内升高，以降钙素原诊断感染和（或）脓毒症的阈值尚不清楚。在一项研究中，心脏手术后第 1 天晨起降钙素原水平>2.95ng/ml 与并发症相关，但不一定是由于感染所致。应对任何怀疑脓毒症患者的降钙素原水平进行趋势分析，尤其是在术后过了一段时间的患者。如果明确感染，降钙素原可以作为指导何时停用抗生素的有用指标。不过值得注意的是，目前没有足够的证据表明可以仅根据降钙素原（或任何其他生物标志物）决定开始或停止抗生素治疗。

（二）治疗

脓毒症早期管理的第一个目标是明确可能的感染源并实现感染源控制。这包括移除所有血管内导管，并考虑其他可能成为感染灶和（或）定植病灶的体内导管或装置。也应使用"全身检查"来排查心脏手术后患者特定部位的隐匿感染源，如静脉采集部位、胸管部位、胸骨切开伤口和外部起搏线。如果患者已经在 ICU 停留了一段时间，考虑重力依赖区域的皮肤破裂和压力性溃疡，以及口腔和鼻旁窦，尤其是在有鼻胃管的情况下。建议对疑似脓毒症患者在开始经验性抗菌治疗之前留取适当的常规病原学培养，这样不会延迟抗生素治疗的启动。获得病原学证据后可指导抗生素降级，首次是在得到病原学种类结果，然后是获得药敏结果。抗生素治疗的降级是抗生素管理计划的关键，它与耐药性较低的微生物、更少的不良反应和更低的花费相关。

一旦诊断为脓毒症，早期复苏干预对于降低发病率和死亡率至关重要。解决和治疗脓毒症和脓毒性休克最重要的原则包括详细的初始评估和对患者治疗反应的持续反复评估。2001年发表的 Rivers 研究用早期目标导向治疗（early goal-directed therapy，EGDT）的概念改变了脓毒症的理念和治疗方法。最初的 EGDT 要素包括动脉血压、中心静脉压（central venous pressure，CVP）、中心静脉血氧饱和度（$ScvO_2$）和血红蛋白水平。这引发了一场全球运动，以更好地识别、理解和治疗脓毒性休克，称为拯救脓毒症运动。尽管 Rivers 研究显示了显著的死亡率获益，但另外3项大型多中心随机对照试验并未有效地重复这些结果：早期脓毒性休克程序化治疗（protocol-based care for early septic shock，ProCESS）试验、脓毒症标准处理流程（protocolized management in sepsis，ProMISE）试验，以及针对早期脓毒性休克患者的目标导向复苏（goal-directed resuscitation for patients with early septic shock，ARISE）试验。随后进行了大量工作和研究来更好地确定哪些目标适合使用，以及每次干预的确切时机。关于如何处理和治疗脓毒症的建议正在由拯救脓毒症运动不断更新和推广。

2016年的拯救脓毒症指南建议在最初3h内对脓毒症导致的低灌注进行30ml/kg的静脉晶体初始复苏。最初的液体复苏让临床医生有时间收集关于患者的更具体信息以及患者血流动力学状态的其他参数。这一精确的液体量不是基于对照研究的数据；而是基于早期复苏中的"常规做法"，并与 ProCESS，ARISE 和 ProMISE 试验的平均前随机化液体量一致。

在心脏外科患者中，在基础状态和（或）术后出现心功能不全时，给予如此大量的复苏液体可能会造成容量过负荷和心力衰竭的风险。目前尚无针对有心力衰竭风险的患者进行液体复苏的具体指南。合理的方法是基于"容量反应性"的审慎的液体管理。容量反应性通常被定义为患者在一段时间内接受静脉滴注液体量（通常为10~20min 500ml），每搏输出量有所增加（通常为10%~15%）。容量反应性的动态评估方法包括被动抬腿；容量负荷试验时测量每搏输出量；收缩压、脉压或每搏输出量的变化；以及机械通气引起的胸膜腔内压变化。初始复苏后，可通过动态评估容量反应性来指导额外的液体治疗。

由 Rivers 等首次发表的 EGDT 提倡使用客观目标如 CVP 和 $ScvO_2$ 来确定治疗终点。然而，在其他3项大型多中心随机对照试验中，这种方法未能显示出死亡率优势。尽管如此，EGDT 的许多原则仍然被重症专科医师所使用。虽然肺动脉导管（PAC）的安全性和实用性在普通重症监护人群中使用受到了质疑，但 PAC 在心力衰竭或有心力衰竭风险患者的复苏中是一个有用的工具。PAC 能够动态监测心脏充盈压、血浆胶体渗透压（plasma colloid osmotic pressure，PCOP）、心输出量和混合静脉血氧饱和度（mixed-venous oxygen saturation，$SmvO_2$）（译者注：临床中混合静脉血氧饱和度通常为 $ScvO_2$）。这些信息还可以帮助决策强心药物治疗、血管升压药选择和液体复苏。这类人群既有复苏不足（担心造成容量过负荷），也有容量过负荷导致心力衰竭的风险。

对于先前存在心力衰竭的患者，如果在复苏期间使用 PAC，直接的血流动力学监测和压力测量趋势将有助于临床决策。对于左心而言，通常情况下，PCOP＞18~20mmHg 表明左心有足够的容量，可以考虑增加强心药物。在低 PCOP 压力下肺动脉（pulmonary artery，PA）压力的增高提示治疗团队可考虑肺血管扩张药的潜在作用，来帮助减轻右心室负荷。最后，CVP 的突然增加伴 $SmvO_2$ 的降低是急性右心衰竭的征象，最好用强心药物治疗。

在治疗和复苏期间，临床医生越来越多地使用侵入性较小的检查方法，如床旁实时超声和床边超声心动图，进行血流动力学评价和再评估。在插管患者中，下腔静脉直径的呼吸变异率16%对于预测液体反应性具有一定的诊断准确性，但受限于需控制通气，且使用较大潮气量（≥8ml/kg）和低呼气末正压（≤5cmH₂O）。经胸超声心动图测量的左心室流出道速度–时间积分可作为准确测量每搏输出量的方法。即使在严重慢性心力衰竭的情况下，连续测量也可以动态监测液体反应性。

ICU 中持续的液体正平衡可能有害，所以脓毒症初始复苏后的补液需要仔细评估。这是一个非常具有挑战性的过程，因为急性脓毒症患者处于动态失衡状态。早期液体复苏对于稳定由脓毒症和脓毒性休克引起的组织低灌注至关重要。一旦容量反应性阴性，应考虑使用血管升压药和强心药物，而不是再输入额外的液体。

识别和定义复苏的终点，以及复苏期间将要监测的血流动力学信息很重要。拯救脓毒症运动指南建议在需要血管升压药的脓毒性休克患者的初始 MAP 目标≥65mmHg。去甲肾上腺素（Norepinephrine，NE）是维持 MAP≥65mmHg 的首选血管升压药。之后，当需要额外的药物来维持足够的血压时，应联合应用肾上腺素或血管加压素。血管加压素（0.03U/min）可联合 NE 应用来提高 MAP 至目标或减少 NE 剂量，但不应用作初始缩血管药物。除非在经过严格挑选的情况下，否则不推荐使用多巴胺，这里将不讨论这一点。多巴酚丁胺的使用可在以下情况考虑：心脏充盈压升高及心输出量降低提示的心肌功能障碍；尽管获得了足够的血管内容量和足够的 MAP，但仍持续存在灌注不足的征象。

一个有望指导脓毒症患者复苏的生理参数是血清乳酸水平。虽然血清乳酸不是组织灌注的直接测量值，但它可以作为替代物，因为乳酸的增加可能代表组织缺氧、β 肾上腺素受体过度刺激导致的糖酵解加速，以及与不良预后相关的其他原因。重要的是，随机对照试验已证明脓毒症患者接受乳酸指导的复苏治疗与无乳酸监测的复苏相比死亡率显著降低。两项 Meta 分析显示中度证据，即与常规治疗（非特异的）或 ScvO₂ 正常化策略相比，早期乳酸清除策略可降低死亡率。

在脓毒症和脓毒性休克患者中，遵守集束化治疗与生存率的提高有关。脓毒症是一种医学急症，因此脓毒症早期的初始评估与管理对患者的临床过程有着深远的影响。拯救脓毒症运动成员在 2018 年发布了一份更新的 "1h 集束化治疗" 要素，这些要素应在脓毒症出现后的第 1h 内启动（表 10-2）。

二、病例回顾

此患者在术后第 3 天出现发热伴心动过速。这种急性炎症改变最有可能是脓毒症。鉴别他是同时存在两种原发问题，还是他的血流动力学不稳定完全是由于脓毒性休克造成的十分重要。单纯的肌钙蛋白阳性并不能解释，因其可能代表术后残余肌钙蛋白释放、需求性缺血或植入物功能障碍。既然存在潜在感染的征象，须获取血培养并及时使用经验性抗感染治疗。需同时完善心功能的评估来排除冠状动脉植入物功能障碍，包括超声及可能的导管检查。

表 10-2 拯救脓毒症运动 1h 集束化治疗

集束化治疗要素	证据推荐水平等级
测定乳酸水平；如初始乳酸＞2mmol/L 则需重新测定	弱推荐，低质量证据
应用抗生素前留取血培养	最佳实践声明
应用广谱抗生素	强推荐，中质量证据
对低血压或乳酸≥4mmol/L 的患者以 30ml/kg 的速度快速补充晶体液	强推荐，低质量证据
如患者在液体复苏期间或之后仍存在低血压则应用血管加压药以维持 MAP≥65mmHg	强推荐，中质量证据

患者的CVP＜10mmHg，PA压力为30/10mmHg，肺毛细血管楔压为10mmHg，心指数3.0L/(min·m²)，但是乳酸升高。在术后第3天，该患者最有可能的假定脓毒症来源是他的血管内导管、肺部或尿路。他的术前尿液检查呈阴性。他没有过多的氧疗支持，他的血管内导管留置时间仅72h。留取血液、尿液和呼吸道培养物；在感染出现的1h内使用经验性抗生素。对患者进行液体复苏，并启用NE以维持MAP＞65mmHg。最终明确他患有肺炎克雷伯菌引起的肺炎。他接受了为期7天的基于病原学培养药敏结果的抗生素治疗，最后成功康复。

要点谨记

1. 脓毒症是一种医学急症。早期有效的治疗可对发病率和死亡率产生显著影响
2. 脓毒症 –3 指南允许早期准确地识别包括心脏手术后在内的脓毒症患者
3. 乳酸指导的复苏策略已被证实可降低脓毒症患者的死亡率
4. 降钙素原水平是预测菌血症有效的标志物，并在某些情况下为停用抗生素提供临床支持
5. 只有在不会明显延迟开始抗生素治疗（在出现后1h内）时，才应在开始抗生素治疗前进行微生物培养

推荐阅读

[1] Rivers E, Nguyen B, Havstad S, Ressler J, Muzzin A, Knoblich B, et al. Early goal- directed therapy in the treatment of severe sepsis and septic shock. *N Engl J Med*. 2001;345:1368-1377.

[2] Howitt SH, Herring M, Malagon I, McCollum CN, Grant SW. Incidence and outcomes of sepsis after cardiac surgery as defined by the Sepsis- 3 guidelines. *Br J Anaesth*. 2018;120(3):509-516.

[3] Ding X- F, Yang Z-Y, Xu Z- T, Li L- F, Yuan B, Guo L- N, et al. Early goal-directed and lactate- guided therapy in adult patients with severe sepsis and septic shock: a meta- analysis of randomized controlled trials. *J Transl Med*. 2018;16(1):331.

[4] Rhodes A, Evans LE, Alhazzani W, Levy MM, Antonelli M, Ferrer R, et al. Surviving Sepsis Campaign: international guidelines for management of sepsis and septic shock: 2016. *Intensive Care Med*. 2017;43(3):304-377.

[5] Levy MM, Evans LE, Rhodes A. The Surviving Sepsis Campaign Bundle: 2018 update. *Crit Care Med*. 2018; 46(6): 97-1000.

[6] ARISE Investigators, ANZICS Clinical Trials Group; Peake SL, Delaney A, Bailey M, Bellomo R, et al. Goal- directed resuscitation for patients with early septic shock. *N Engl J Med*. 2014;371(16):1496–1506.

[7] Messina A, Longhini F, Coppo C, Pagni A, Lungu R, Ronco C, et al. Use of the fluid challenge in critically ill adult patients: a systematic review. *Anesth Analg*. 2017;125(5):1532-1543.

第 11 章　术后右心衰竭
Postoperative Right Ventricular Failure

Marguerite Hoyler　Natalia S. Ivascu　著

罗明豪　译　　罗竞超　李呈龙　校

患者，女，72岁，患有2型糖尿病和高血压，因重度主动脉瓣狭窄准备择期行主动脉瓣置换术。术前经胸超声心动图提示左心室肥厚，左心室射血分数为55%，左心室舒张功能障碍，右心室轻度扩张，但收缩功能正常。

手术过程无特殊。术后带气管插管转入ICU，中等剂量升压药维持，但没有使用强心药。在此后的24h，尽管没有明确的活动性出血的证据，但由于实验室检查提示血红蛋白从9.0g/dl降至7.4g/dl，她仍然接受了2L的静脉输液和2单位悬浮红细胞。之后成功脱机拔管，逐渐减停升压药。在术后1～2天的夜间，患者出现了心指数下降，尿量减少和乳酸水平升高。中心静脉压（CVP）从12mmHg升高至16mmHg。额外给予250ml的补液治疗后，仅观察到CVP的进一步升高，而没有观察到血流动力学的改善。

接下来你要做什么？

一、讨论

心输出量减少、右心充盈压升高、心脏术后过多的容量复苏等一系列特征与术后急性右心衰竭（RV failure，RVF）最为一致。RVF需要与一些具有相似表现的疾病相鉴别，例如：自发性PEEP和心脏压塞。如果不加以干预，RVF会导致左心衰竭和心源性休克。RVF还与围术期临床结局明显恶化有关。因此，对RVF的及时诊断和干预尤为重要。

（一）围术期RVF的危险因素

心脏术后早期是RVF发生的高风险时期。RVF的产生可能继发于术中心脏停搏液灌注不足或主动脉阻断和体外循环时间过长。肺血管阻力（pulmonary vascular resistance，PVR）急性增高导致的后负荷增加也可引起右心衰竭。围术期低氧血症、高碳酸血症和酸中毒都可能引起PVR升高。需要强调的是，当右心室功能较差时，即使是术后温和的液体复苏，也会增大右心室张力，进展为右心衰竭。

本病例中的患者很可能是在已有的术中缺血导致的轻度右心室功能不全（顿抑）和术后液体显著正平衡的作用下发展为急性RVF。

（二）RVF的机制

简要回顾一下RV生理学，将有助于我们归纳RVF的管理方法（图11-1）。正常的右心室将血液搏出至低压的肺循环系统以提供足够的左心室充盈。右心室的解剖和结构反映了其功能：与左心室相比，它是一个游离壁较薄、基础容积更大，但射血分数较低的弹性腔室。不同于左心室的向心性的收缩，右心室的收缩主要是纵向的，既取决于右心室游离壁的运动，又取决于由室间隔（interventricular septum，IVS）介导的左心室收缩。由于心室内压相对较低，右心室在收缩期和舒张期均有心肌灌注。

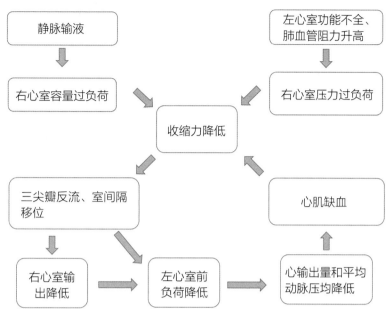

▲ 图 11-1 术后右心衰竭：机制和管理策略

一般来说，右心室对容积增加的耐受性比对压力增加的耐受性好，尽管两者都能引起急性 RVF。当右心室因前负荷或后负荷增加而张力增高时，IVS 向左移动，进而影响左心室的充盈和射血，导致全身和冠状动脉灌注减少。这一总体概念被称为"心室相互依赖"。

在这种情况下，右心室舒张末压（RV end diastolic pressure，RVEDP）的增加会进一步降低右冠状动脉的灌注压，进而减少右心室灌注。右心室容积的增加可导致三尖瓣口扩张和急性三尖瓣反流，减少了静脉回流和流向左心室的血流。这些因素都会导致左心室和右心室之间的收缩期不同步，降低心肌氧利用效率，减少全身和心肌灌注，甚至使左心室功能受到更大损害。

（三）RVF 的临床表现和诊断

临床上，术后 RVF 表现为全身性低血压和末梢器官功能不全，同时伴有右心充盈压升高。患者也可能出现乳酸酸中毒和混合静脉血氧饱和度降低，但这些并不具有特异性。根据左心室功能不全或基础存在的肺动脉高压的严重程度，肺动脉压和肺动脉楔压可能会有所升高。

对于符合这些临床表现的患者，下一步诊断需要进行床旁经胸超声心动图检查（transthoracic echocardiogram，TTE），以排除心包积液和填塞的可能性。此外，TTE 可以帮助评估右心室功能，并确认 RVF 的诊断。对开胸手术患者而言，TTE 检查可能会有困难，但一般来说，胸骨旁短轴切面上看到右心室扩张和室间隔变平（D 字征）仍是值得重视的（图 11-2）。从纵向来看，右心室可能占据了心尖的大部分，也可能会存在三尖瓣反流和三尖瓣环收缩期位移（tricuspid annular plane systolic excursion，TAPSE）的降低。如果能够进行经食管超声，就可以计算出面积分数变化，进而对右心室功能障碍量化评估。连续的 TTE 检查，特别是胸骨旁短轴和心尖四腔切面，有助于诊断 RVF 的发生和评估干预措施的效果。

（四）RVF 的治疗

一旦确诊为右心室功能不全，我们需要采取多管齐下的治疗策略。我们发现基于前负荷、收缩力、后负荷、心率、节律和灌注等要素来个体化考虑可以使患者获益。右心衰竭的管理要点包括减少右心室容积和前负荷，增加右心室收缩力，减少右心室后负荷，以及增加右心室和全身灌注。这些干预措施的最终目标是支持右心室功

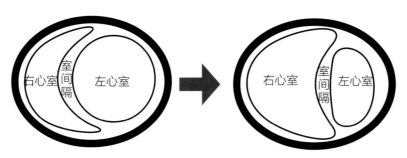

▲ 图 11-2　经胸超声胸骨旁切面可以看到室间隔移位

能，进而使左心室获得足够的前负荷，维持充足的心输出量，以避免或缓解心源性休克。

图 11-1 说明了这些策略，以及它们所针对的 RVF 的相互关联机制。

（五）前负荷

处理 RVF 的一个重要的早期措施是确定休克患者是否有"容量反应"，也就是说，额外的前负荷是否能优化右心室（以及延伸的左心室）功能。这可以通过被动抬腿试验或少量（即不超过 250cm³）晶体液的输注，并密切监测血流动力学参数来实现。过度的容量负荷会加剧 RVF，因此，应当谨慎实施容量负荷试验。本病例的患者显然未能通过容量负荷试验。

右心室功能不全的患者通常需要移除多余液体，以降低 RVEDP，改善灌注，并增加右心室的输出量。因此，减轻容量负荷通常是术后 RVF治疗的主要手段。在积极利尿的同时，也应监测 CVP，设定目标 CVP 为 8～12mmHg 或每天降低几个毫米汞柱。一般来说，通过推注或泵入襻利尿药可以实现充分的利尿。但对某些患者，可能需要进行血液滤过。对于本例患者，下一步可行的治疗是启动积极的襻利尿药方案，并谨慎地实施最小化液体输入。

然而，请记住，RVF 的容量移除本身并不是目的：其目的是改善右心室功能，特别是右心室输出和左心室前负荷，并保证充分的全身灌注。右心衰竭时尿量过少或过多都会影响上述目标的实现。全身灌注和左心室输出指标应当作为 RVF管理中进行容量控制的临床依据。

（六）收缩力

严重的右心室功能不全常常需要使用强心药物治疗。对于体循环阻力和灌注压能够耐受一定血管扩张的患者，多巴酚丁胺或米力农可以带来额外的直接扩张肺动脉的益处。由于可能诱发快速性心律失常，多巴酚丁胺的使用受到一些限制。尽管肾上腺素有引起心律失常的潜在不良反应，也可能会影响右心室输出和左心室前负荷，但对于严重低血压不适用于强心、扩血管药的患者，可以考虑使用。在本章节的病例中，低中剂量的强心扩血管药支持可作为下一步的治疗选择，同时应用利尿药和升压药物治疗。

（七）后负荷

我们还要设法降低右心室的后负荷。应严格避免诱发肺高压的因素，如低氧血症、高碳酸血症和酸中毒。对于机械通气患者，在氧合和通气指标允许的范围内，应尽量减少正压通气。内源性 PEEP 显然是有害的。

肺血管收缩也可以作为药物治疗的靶点。吸入一氧化氮（NO）是一种高效的局部肺血管扩张药物，通常作为常规前负荷优化或强心药物治疗下 RVF 没有改善时的下一阶段治疗。吸入性前列腺素类似物，如伊洛前列素和前列环素，也可作为顽固性 RVF 的辅助治疗药物。这些药物可帮助患者逐渐撤除吸入 NO 治疗。通过 Swan-Ganz导管直接监测肺动脉（PA）压力虽然有助于这些治疗的滴定，但并非完全必要，尤其是患者左心室功能相对正常时。

如果本病例在经过积极的利尿和强心治疗后

仍持续休克，则应当加用肺动脉扩张药物，如吸入 NO 或前列环素，来降低右心室后负荷。

（八）心率和节律

在进行右心室的支持治疗时，应该采取措施确保正常的窦性心律和房室同步。正如前文所描述的，一些药物的致心律失常风险可能限制其使用。

（九）灌注

术后 RVF 的患者需要使用升压药物以便能够在左心室前负荷、心输出量和平均动脉压均降低的情况下维持全身和冠状动脉灌注。值得注意的是，与其他休克状态不同，因为右心室常常已容量过负荷，所以 RVF 本身并不需要血管活性药物来维持右心室前负荷。

对 RVF 来说，理想的升压药应该能够改善心肌和全身灌注而不增加 PVR。由于肺血管床中没有加压素受体，因此，使用加压素不会引起肺血管收缩，反而会促使 NO 释放进而扩张肺血管。相比之下，去甲肾上腺素可能通过直接的血管收缩作用增加 PVR，但它提供的正性肌力作用可能会抵偿这一点。一般来说，去氧肾上腺素（去氧肾上腺素）是最不获益的药物，因为它会增加 PVR 并诱发心动过缓。因此，去甲肾上腺素和血管加压素是首选的升压药物。

（十）监测和其他措施

上述治疗措施的效果可以利用常规的灌注指标（动脉乳酸水平、混合静脉氧饱和度和血压等）以及床旁连续超声心动图来进行监测。我们同时也要密切关注 CVP 的变化趋势。通过 Swan-Ganz 导管对肺动脉压进行直接监测也许能发挥辅助作用，但单独使用时，劣于其他一些能够反映右心室功能的指标。尽管许多患者对利尿药、强心药和后负荷降低有良好的反应，但一些术后右心衰竭的患者需要某种形式的机械支持。

二、病例回顾

治疗团队进行床边超声心动图检查，发现右心室扩张，舒张期室间隔向左移，TAPSE 为 1.2cm。遂予静脉使用呋塞米，并加用正性肌力药物多巴酚丁胺。此后的 12h，患者尿量和心指数同步增加。复查超声心动图提示 TAPSE 升高至 1.8cm，室间隔扁平。在接下来的 24h，患者逐渐减停了多巴酚丁胺。

三、结论

RVF 在心脏手术后并不罕见，而且往往预示着临床结局的恶化。在确定 RVF 的诊断后，治疗的核心目标是改善右心室功能，以达到足够的左心室前负荷和心输出量。治疗包括减少右心室容积和前负荷，增加右心室收缩力，减少右心室后负荷，维持正常的心率和节律，维持右心室和全身灌注。利尿、强心扩血管和升压药，以及吸入的直接肺血管扩张药是治疗的主要手段。连续的经胸超声心动图和 CVP 测量以及心输出量和全身灌注的指标对于指导 RVF 的管理至关重要。

要点谨记

1. 对心源性休克且有右心充盈压增加的患者，应该考虑术后 RVF。心脏压塞和内源性 PEEP 会有类似 RVF 的表现
2. 对于右心室功能较差的患者，即使是轻度的容量过负荷，也能诱发 RVF
3. 早期和连续的床旁经胸超声心动图有助于诊断和监测右心室功能不全
4. 减轻容量负荷是 RVF 的主要治疗手段，但是容量移除过多会影响左心室前负荷，进而引发休克。在指导利尿治疗方面，CVP 变化趋势及左心室输出量和全身灌注的指标比单独的液体平衡更有用

建议阅读

[1] Vieillard-Baron A, Naeije R, Haddad F, Bogaard HJ, Bull TM, Fletcher N, et al. Diagnostic workup, etiologies and management of acute right ventricle failure: a state- of- the-art paper. *Intensive Care Med*. 2018;44(6):774-790.

[2] Estrada VH, Franco DL, Moreno AA, Gambasica JA, Nunez CC. Postoperative right ventricular failure in cardiac surgery. *Cardiol Res*. 2016;7(6):185-195.

[3] Ventetuolo CE, Klinger JR. Management of acute right ventricular failure in the intensive care unit. *Ann Am Thorac Soc*. 2014;11(5):811-822.

[4] Haddad F, Couture P, Tousignant C, Denault AY. The right ventricle in cardiac surgery, a perioperative perspective: II. Pathophysiology, clinical importance, and management. *Anesth Analg*. 2009;108(2):422-433.

第 12 章　术后心房颤动
Postoperative Atrial Fibrillation

Liang Shen　著

王　伟　杜　珍　译　　程　楠　校

患者，男，72 岁，既往有肥胖、高血压、糖尿病和冠状动脉粥样硬化性心脏病（coronary artery disease, CAD）病史，接受了三支冠状动脉旁路移植术（CABG）。在手术结束时术中经食管超声心动图显示左心室射血分数（left ventricular ejection fraction, LVEF）为 45%，患者开始接受低剂量肾上腺素输注，LVEF 改善至 55%。术后当晚，患者顺利拔管，逐渐停用血管加压类药物，并采用小剂量肾上腺素维持。术后第 2 天，心电遥测显示患者有心房颤动（atrial fibrillation, AF），心室率为 127 次 / 分。十二导联心电图证实 AF 的诊断。患者血压为 112/62mmHg，2L 鼻导管吸氧情况下血氧饱和度为 98%，肺动脉导管（PAC）测量的心指数为 2.8L/(min·m²)。患者未诉不适，无心悸症状。

接下来你要做什么？

一、讨论

术后心房颤动（postoperative atrial fibrillation，POAF）在心胸外科手术后非常常见，在 CABG 术后的发生率约为 30%，瓣膜置换或修复后的发生率约为 40%，CABG 和瓣膜联合手术后的发生率约为 50%。大多数心脏术后出现 POAF 的患者在术后 4 天内发生。POAF 与患者的各种不良结局相关，包括病死率、重症监护病房和住院时长，以及医疗保健资源使用增加。与 POAF 相关

的风险因素很多，包括高龄（≥75 岁）、术前 AF 史、肾衰竭、心力衰竭、慢性阻塞性肺疾病、二尖瓣疾病或手术、较长的体外循环时间、导致心脏重构的共病如左心房扩大、围术期问题如液体和电解质变化、急性心房扩张，以及局部和全身性炎症（表 12-1）。大多数既往无 AF 病史的患者的 POAF 是自限性的，多数患者在术后 6～8 周恢复窦性心律。

表 12-1　发生术后心房颤动的危险因素

- 年龄>75 岁
- 术前心房颤动史
- 肾衰竭
- 二尖瓣疾病或手术
- 心力衰竭
- 慢性阻塞性肺疾病

（一）POAF 预防

根据最近的 Cochrane 系统评价和 Meta 分析，预防 POAF 的有效药物包括 β 肾上腺素受体拮抗药、胺碘酮、索他洛尔和镁（表 12-2）。大多数关于 β 肾上腺素受体拮抗药的研究是在术后开始用药，而大约一半关于胺碘酮和索他洛尔的研究是在术后开始用药，大约一半关于镁的研究是在术中开始用药。与其他药物相比，镁对降低 POAF 发生率的作用可能略小。纳入 Meta 分

表 12-2　术后心房颤动预防策略总结	
有效的药物方法	• β 肾上腺素受体拮抗药 • 胺碘酮 • 索他洛尔 • 镁
有效的非药物途径	• 心房起搏 • 后心包切开术
可能有效的药物方法	• 他汀类 • 秋水仙碱

析的研究存在异质性，无法对最有效的药物剂量或起效时间得出明确的结论。该综述还强调了有效的非药物预防策略，包括心房起搏和后心包切开术。利用心房起搏的研究使用了一系列起搏位置，包括左心房和右心房以及双心房起搏。后心包切开术是通过平行于后心包膈神经的 4cm 纵向切口完成的，建议通过减少术后心包积液来减少POAF。

根据已发表的指南和专家意见，最近的一项实践咨询建议，为了降低 POAF 的发生率，术前已经服用 β 肾上腺素受体拮抗药的患者应在整个围术期继续服用，而 POAF 风险较高的患者应考虑在术前开始使用胺碘酮。此外，心脏手术后的所有患者应在术后使用 β 肾上腺素受体拮抗药预防 POAF。尽管证据不一，其他用于预防 POAF 的药物，包括他汀类药物和秋水仙碱。地高辛对预防 POAF 似乎无效。

（二）初始管理

在所有患者中，在用 12 导联心电图证实诊断后，POAF 的初始治疗应包括纠正缺氧或电解质异常，并尽可能停用刺激性药物，如正性肌力药物输注。需要重点注意的是，在心率很快的时候心输出量和心指数可能是不可靠的反映心脏功能的指标。一般来说，无论是否有 PAC 等侵入性监测，都必须确定患者是否有足够的灌注，从而将其归类为血流动力学稳定或不稳定。对 POAF 的患者采取合适的治疗取决于这一分类。低灌注

的表现包括需要增加升压药物剂量的低血压或低心输出量状态的证据如尿量减少，意识状态恶化以及四肢花斑或冰冷。

（三）血流动力学稳定的 POAF 治疗

在这种情况下患者未表现出任何低灌注迹象，可归类为血流动力学稳定。在这些患者中，口服或静脉注射形式的 β 肾上腺素受体拮抗药通常是 POAF 心率控制的一线药物，尽管后者作用更快。没有强有力的证据表明一种 β 肾上腺素受体拮抗药优于另一种，但为了避免低血压或心动过缓等长期不良反应，短效 β 肾上腺素受体拮抗药如美托洛尔可能优于长效 β 肾上腺素受体拮抗药。心率控制的初始目标可能是<100次/分，尽管这可能因患者特定的风险因素而有所不同；例如，对于有严重残余 CAD 病史的患者，较低的目标心率是合理的，以避免心肌缺血。

当 β 肾上腺素受体拮抗药对心率控制无效时，建议使用非二氢吡啶类钙通道阻滞药。地尔硫草和维拉帕米均可使用，但维拉帕米可能负性肌力作用更明显，在低 LVEF 患者中应谨慎使用。如果血压保持正常，地尔硫草也可以输注使用，并且是在其他难治性病例中持续有效控制心率的方式。

胺碘酮是一种有效控制 POAF 节律的药物，它也能可靠地减慢心室率。主要因为担心其众多不良反应，包括 QT 间期延长和肺或甲状腺毒性，胺碘酮常被用作二线药物。然而，在低血压情况下，胺碘酮优于 β 肾上腺素受体拮抗药和钙通道阻滞药。胺碘酮在给药后不久会减慢心率，但其药物复律需要更长时间：通常在 30min 到数小时后。胺碘酮常见的一个不良反应是患者转为窦性心律后持续性心动过缓，可能需要使用心外膜或经静脉起搏器进行临时起搏。重要的是，胺碘酮的多种毒性不良反应主要发生在数月到数年的长期服用、累积剂量较大的情况下，而不是围术期短时间使用情况下。胺碘酮有多种给药方案，具体取决于机构或当地的应用模式。

地高辛是另一种可用于控制 POAF 心率的药物。它具有相对狭窄的治疗窗和许多潜在的不良反应，出于这种安全问题考虑，通常不将它作为治疗 POAF 的一线药物。由于地高辛不会引起血流动力学不稳定，并且具有少许正性肌力特性，因此对具有收缩性心力衰竭的低血压患者，地高辛可能是更好的选择。但如果患者的血流动力学恶化，遵循接下来一节中概述的血流动力学不稳定的 POAF 管理路径可能是最谨慎的（表 12-3）。

值得注意的是，对于有预激综合征证据的患者如 Wolff-Parkinson-White 等，禁止使用 β 肾上腺素受体拮抗药、钙通道阻滞药、胺碘酮和地高辛，因为它们可能会诱发心室颤动。相反，采用静脉注射普鲁卡因胺或伊布利特可控制这类患者的心率或节律。

（四）血流动力学不稳定的 POAF 的治疗

如果患者血流动力学不稳定或变得不稳定，应立即进行直流同步电复律。如果患者是清醒的，时间允许时可以考虑进行程序化镇静；但应权衡患者的舒适度和记忆力的缺乏与镇静药引起的换气不足、缺氧和低血压的风险。使用双相除颤器，用于心脏复律的初始能量为 120~200J。如果从较低的能量开始，不成功的尝试可能会伴随着随后较高能量水平的电击。尽管从理论上讲，高能量电击也可能导致心肌损伤，但是初始采用高能量的电击可以增加成功的概率，减少电复律的次数。通常认为如果在新发 AF 后的前 48h 内进行电复律，发生栓塞性卒中的风险非常小。如果患者术后 48h 内仍处于血流动力学稳定、心率控制良好的 POAF，则可以考虑尝试电复律以避免开始抗凝。

如果反复尝试电复律无效，前一节中提到的使用胺碘酮和地高辛的心率控制策略可能是次佳选择。这两种药物的使用会使心率在血流动力学稳定的情况下降低，这可能会改善心脏充盈时间、心输出量和终末器官灌注。在控制心率的同时，应使用血管升压药纠正低血压。

表 12-3　术后心房颤动治疗总结
血流动力学稳定的患者
• β 肾上腺素受体拮抗药
• 非二氢吡啶类钙通道阻滞药
• 胺碘酮
• 地高辛
血流动力学不稳定的患者
• 直流同步电复律

（五）难治性病例

在极少数情况下，患者可能处于快速 POAF，经心脏复律转为窦性心律，但会经历 AF 复发。或者，一些患者在使用控制心率的药物时会出现明显的心动过缓，需要减少或停用这些药物，从而导致快速 POAF 的复发。这些反复发作的快速 AF 很难管理。最终，必须对允许持续性房颤存在的风险与积极药物控制心室率到需要临时或永久起搏器植入的风险进行决策。对于刚行心脏手术有功能性心外膜起搏器导线的患者，积极的心率控制策略风险较小，因为其已经存在对心脏进行起搏的能力。对于那些心外膜起搏器导线不再起作用的患者，如手术后许多天或最初没有接受心外膜导线的患者，可能需要插入经静脉起搏器导线或安装永久起搏器。

（六）心房扑动

心房扑动也会发生于心脏术后，但是其发生率要低于 POAF。虽然心房扑动比 AF 更适合行电复律，而且通常在较低的能量水平即可成功，但其管理大体上遵循相同的路径。因此，在对心房扑动进行同步电复律时，50~100J 的初始能量可能就足以将患者转换为窦性心律。

二、病例回顾

在本例中，72 岁男子在 CABG 术后经历了快速 POAF，他最初的表现是血流动力学稳定。适当的管理策略包括滴定肾上腺素以减少对心脏的刺激，优化血清电解质水平，同时开始使用 β 肾上腺素受体拮抗药。如果 β 肾上腺素受体拮抗药在心率控制方面无效，可以尝试钙通道阻滞药。也可以考虑胺碘酮，用于更多的心率控制或节律控制。如果患者在任何时候出现血流动力学不稳定，有终末器官灌注受损的迹象，应进行紧急同步电复律。

（续框）

3. 在所有患者中，POAF 的初始治疗包括纠正缺氧、电解质异常和考虑逐渐停用刺激性药物，如正性肌力药物输注

4. 血流动力学稳定的患者的医疗管理包括使用心率控制药物（如 β 肾上腺素受体拮抗药、钙通道阻滞药、地高辛）或心律控制药物（如胺碘酮）

5. 当患者血流动力学不稳定时，应进行紧急同步电复律

6. 在快速 POAF 的难治性病例中，可以使用一种或多种药物来实施积极的心率控制策略，但必须权衡这种方法与需要临时或永久起搏的风险

7. 术后心房扑动的处理方法与 POAF 相似，但它通常更适合电复律

要点谨记

1. POAF 在心胸外科术后非常常见，估计发病率为 30%～50%

2. POAF 的预防包括术前继续使用 β 肾上腺素受体拮抗药，术后开始使用 β 肾上腺素受体拮抗药，以及考虑在高危人群术前开始使用胺碘酮

推荐阅读

[1] Muehlschlegel JD, Burrage PS, Ngai JY, et al. Society of Cardiovascular Anesthesiologists/ European Association of Cardiothoracic Anaesthetists practice advisory for the management of perioperative atrial fibrillation in patients undergoing cardiac surgery. *Anesth Analg.* 2019;128(1):33-42. doi:10.1213/ ANE.0000000000003865

[2] Arsenault K, Yusuf A, Crystal E, et al. Interventions for preventing post- operative atrial fibrillation in patients undergoing heart surgery. *Cochrane Database Syst Rev.* 2013;(1):CD003611. doi:10.1002/ 14651858.cd003611.pub3

[3] Gillinov A, Bagiella E, Moskowitz A, et al. Rate control versus rhythm control for atrial fibrillation after cardiac surgery. *N Engl J Med.* 2016;374(20):1911-1921. doi:10.1056/ nejmoa1602002

[4] Greenberg J, Lancaster T, Schuessler R, Melby S. Postoperative atrial fibrillation following cardiac surgery: a persistent complication. *Eur J Cardiothorac Surg.* 2017;52(4):665-672. doi:10.1093/ ejcts/ ezx039

[5] January C, Wann L, Alpert J, et al. 2014 AHA/ ACC/ HRS guideline for the management of patients with atrial fibrillation: executive summary. *Circulation.* 2014;130(23):2071-2104. doi:10.1161/ cir.0000000000000040

[6] Kirchhof P, Benussi S, Kotecha D, et al. 2016 ESC guidelines for the management of atrial fibrillation developed in collaboration with EACTS. *Eur Heart J.* 2016;37(38):2893-2962. doi:10.1093/ eurheartj/ ehw210

第13章 QTc 间期延长和尖端扭转型室性心动过速

QTc Prolongation and Torsades de Pointes

Ankur Srivastava James E. Littlejohn 著

李白翎 译 曹芳芳 校

患者，女，70岁，既往有心房颤动史，在院外发生心搏骤停后被送往心脏重症监护室。除颤后自主循环恢复。她被插管后送往急诊科，予以镇静，并开始目标体温管理。实验室检查显示电解质都在正常范围内，但她的心电图有 QTc 间期延长（610ms）。病史显示她2周前开始服用索他洛尔治疗阵发性房颤。进入重症监护病房后，她又发作了2次多形性室性心动过速，需要电复律治疗。

接下来你要做什么？

一、讨论

对复发性多形性室性心动过速病例，应立即考虑尖端扭转型室性心动过速（torsades de pointes，Tdp）。Tdp 看起来像是心电轴的"点扭转"，最常见的原因是获得性 QTc 间期延长。QT 间期（从 Q 波起点测量到 T 波终点）与心率成反比；因此，使用 Bazett、Fridericia 或 Framingham 等公式对其进行校正（QTc）。Bazett 公式是最常用的公式，即 QT 间期除以 RR 间期（秒）的平方根。据估计，在心脏重症监护病房患者中，多达30%的患者 QTc 间期延长，但只有一小部分人会发展为 Tdp。QTc 正常值外每延长 10ms，发生这种心律失常的风险就增加大约5%。男性

正常 QTc 间期<450ms，女性<460ms。该患者 QTc 为 610ms。

（一）病因

有多种先天性或后天性的原因会导致 QTc 间期延长。先天性长 QT 综合征、Romano-Ward 综合征、Jervell 和 Lange-Nielsen 综合征常与 QTc 间期延长和 Tdp 有关。先天性长 QT 综合征主要与心脏离子通道编码基因的突变有关。越来越多证据表明，QT 间期是一个独立的可遗传特征，一些患者有内在高风险。其他风险因素包括女性、结构性心脏病、心动过缓和高龄（>65岁）。

这位患者在开始服用索他洛尔之前有 QTc 间期正常的心电图，所以她不太可能患有先天性综合征。她是女性、年龄较大（70岁），这两者都可能导致 QTc 间期延长。药物是获得性 QTc 间期延长的一个常见原因。涉及的药物类别包括抗心律失常药、抗抑郁药、抗精神病药、抗生素、抗组胺药和其他药物（表13-1）。电解质紊乱，如低钾血症、低钙血症和低镁血症也可能导致获得性 QTc 间期延长。对于这病例，2周前开出的抗心律失常药索他洛尔可能是其原因。索他洛尔通过阻断导致复极的心脏钾通道来延长 QTc 间期。

药物导致 QTc 间期延长的另外一种常见情况是在治疗急性谵妄和躁动时使用抗精神病药物。

表 13-1 常见延长 QTc 间期的药物	
麻醉药	七氟醚、丙泊酚
抗心律失常药	1A 类：奎尼丁、普鲁卡因胺
	1C 类：氟卡尼
	3 类：胺碘酮、索他洛尔、伊布利特、多非利特
抗精神病药	甲硫哒嗪、氟哌啶醇、氟哌利多、阿米替林、去甲替林、锂、齐拉西酮、喹硫平、氯丙嗪
抗组胺药	羟嗪、苯海拉明、氯雷他定
抗生素	氨基糖苷类（庆大霉素、妥布霉素）、大环内酯类（克拉霉素、阿奇霉素、红霉素）、喹诺酮类（环丙沙星、莫西沙星）、磺胺类（甲氧苄啶 / 磺胺甲噁唑）
抗真菌药	氟康唑、伏立康唑、酮康唑
止吐药	昂丹司琼
免疫抑制药	他克莫司
抗抑郁药	氟西汀、依他普仑、曲唑酮
其他	沙丁胺醇、特布他林、美沙酮、呋塞米、磷苯妥英、奥曲肽、法莫替丁

典型的抗精神病药物如氟哌啶醇与 QTc 间期延长和 Tdp 有明显的相关性。新型的非典型抗精神病药物，如喹硫平和奥氮平，会使 QTc 间期延长，但与 Tdp 无关。在使用这些药物之前，应仔细评估风险和益处。

（二）治疗

QTc 间期延长和 Tdp 的主要处理包括尽量减少危险因素，如使用替代药物和纠正电解质异常。目前的建议鼓励在开始服用导致 QTc 间期延长的药物前进行基线心电图检查，然后定期随访，复查心电图。一些急性看护的情况下，随着开始快速药物滴定和多种药物联合使用，应该更频繁地（可至每天）检查心电图。还应教育患者在出现心悸、头晕、黑矇或晕厥时立即寻求医疗帮助。对于血流动力学稳定、QTc 间期延长的患者，治疗的重点应该是停用可能导致 QTc 间期延长的药物和纠正电解质水平。当多种延长 QT 间期的药物联合使用时，易诱发心律失常。

患有 Tdp 和血流动力学不稳定的患者需要紧急电复律和预防措施相结合。治疗开始时应使用一剂硫酸镁（2g），以帮助稳定心肌，如果持续发作，可以重复使用。低镁血症、低钾血症、低钙血症和其他电解质异常应立即纠正。可以使用异丙肾上腺素或多巴酚丁胺等药物来帮助加快心率，从而缩短复极时间和 QTc 间期。在持续 Tdp 的情况下，可以使用经皮或经静脉起搏器进行超速起搏。大多数 Tdp 病例的起搏频率应为 100～110bpm，但也有病例报道的起搏频率高达 140bpm。治疗的下一步应该是清除造成 QTc 延长的药物，有时需要紧急血液透析。特别是像索他洛尔这样，其半衰期可达 7～18h。应考虑对难治性 Tdp 进行血液透析。

QTc 间期延长引起的 Tdp 可能是一种致命性心律失常，处理着重于预防和紧急治疗。任何需要使用延长 QTc 间期药物的患者都应密切监测，即使是在门诊。对于先天性 QTc 间期延长的患者，其亲属也应进行常规心电图监测。当患者出现 Tdp 时，应立即接受专科护理，以降低其发病率和死亡率。

二、病例回顾

在这个病例中，患者第 2 次发作 Tdp 后开始使用异丙肾上腺素，同时优化电解质。她在院外心搏骤停期间出现肾损伤，当 Tdp 转复后，患者接受了血液透析。经过 2 次血液透析治疗和 60h（约 5 个半衰期索他洛尔用药后），停用了异丙肾上腺素，其 QTc 间期恢复正常。患者经治疗完全康复，7 天后顺利出院，并计划由电生理专家对她的阵发性心房颤动进行随诊。

推荐阅读

[1] Yap YG, Camm AJ. Drug induced QT prolongation and torsades de pointes. *Heart.* 2003;89(11):1363-1372. doi:10.1136/ heart.89.11.1363

[2] Trinkley KE, Page RL, Lien H, Yamanouye K, Tisdale JE. QT interval prolongation and the risk of torsades de pointes: essentials for clinicians. *Curr Med Res Opin.* 2013;29(12):1719-1726. doi:10.1185/ 03007995. 2013. 840568

[3] Isbister GK, Page CB. Drug induced QT prolongation: the measurement and assessment of the QT interval in clinical practice. *Br J Clin Pharmacol.* 2013;76(1):48-57. doi: 10.1111/ bcp.12040

[4] Thomas SHL, Behr ER. Pharmacological treatment of acquired QT prolongation and torsades de pointes. *Br J Clin Pharmacol.* 2016;81(3):420-427. doi:10.1111/ bcp.12726

[5] van Uum SH, van den Merkhof LF, Lucassen AM, Wuis EW, Diemont W. Successful haemodialysis in sotalol- induced torsade de pointes in a patient with progressive renal failure. *Nephrol Dial Transplant.* 1997;12(2):331-333.

[6] Glassman AH, Bigger JT. Antipsychotic drugs: prolonged QTc interval, torsade de pointes, and sudden death. *Am J Psychiatry.* 2001;158(11):1774-1782. doi:10.1176/ appi.ajp. 158.11.1774

第14章 术后心室颤动
Postoperative Ventricular Fibrillation

Gurbinder Singh　Natalia S. Ivascu　著
潘佳君　林萍清　译　张永辉　校

患者，女，57岁，有长期二尖瓣脱垂和重度二尖瓣反流史，进行择期二尖瓣修补术。术中除心肌顿抑外无特殊情况，使用米力农和去甲肾上腺素脱离体外循环。入监护室1h后，患者苏醒，情况相对稳定。但突发心室颤动，出现严重低血压。进行短暂的胸外按压和除颤后转复窦性心律。心脏超声提示新发的侧壁节段运动异常。

接下来你要做什么？

一、讨论

（一）发生率

心脏手术后心律失常很常见。其中房性心律失常最为多见，已在第12章中讨论。室性心律失常的发生率要低得多，然而，它通常提示更严重的问题。

（二）心律失常类型

1. 室性期前收缩

最常见的室性心律失常是室性期前收缩（premature ventricular complex，PVC），其发生率高达34%。偶发的PVC基本无害，它可能与组织再灌注或电解质异常有关。高的交感神经张力和肾上腺素能药物是导致PVC的潜在因素。频发的PVC（>30次/小时）可能对血流动力学有影响，并需要治疗（图14-1）。

2. 非持续性室性心动过速

非持续性室性心动过速（non-sustained ventricular tachycardia，NSVT）定义为连续3次或3次以上，频率超过120次/分，持续时间<30s的心室搏动（图14-2）。频发PVC甚至NSVT通常不会增加死亡风险。然而，术后射血分数降低（<40%）和复杂室性心动过速患者的死亡率和猝死率均较高。

3. 快速性室性心律失常（室性心动过速和心室颤动）

室性心动过速（ventricular tachycardia，VT）是指持续存在3个或3个以上、频率>100次/分的心室波。心室颤动是一种复杂的室性心律失常，通常提示左心室存在问题（图14-3）。根据以往相对陈旧的数据估计，心脏手术后快速性室性心律失常的发病率可至1.4%。其相关住院死亡率高达50%。需要注意的是，这些数据大多基于接受搭桥手术的冠心病患者。

4. 易与室性心律失常混淆的情况

心率快时，VT和房室结折返性心动过速较难鉴别。Brugada标准描述了一种系统的诊断方法，如下所示。

(1) 如果所有QRS波完全向上或向下（即所有胸导联均无RS波），诊断为VT。

(2) 如任一胸导联R波到S波的间期>100ms，诊断为VT。

(3) 如果存在房室分离（如P波出现的频率和QRS波不同），诊断为VT。

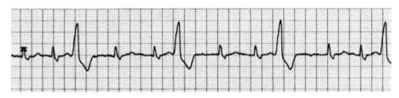

▲ 图 14-1 室性期前收缩示意

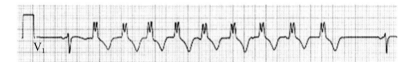

▲ 图 14-2 非持续性室性心动过速示意

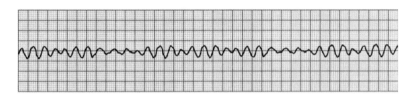

▲ 图 14-3 心室颤动示意

(4)VT 的 QRS 波形态学标准。

①如 QRS 波在 V_1 导联主波向上,当存在以下情况之一,考虑 VT。

• V_1 导联呈单向 R 波或是双向的 qR 波。

• V_1 导联呈 RSR 形("兔耳征"),且 R 波峰值高于 R′波峰值。

• V_6 导联呈 rS 形。

②如 QRS 波在 V_1 导联主波向下,当存在以下情况之一,考虑 VT。

• V_6 导联出现 Q 波或 QS 波。

• V_1 或 V_2 导联 R 波时限≥40ms。

• V_1 或 V_2 导联 S 波有切迹。

• QRS 波起点至 QS 波或 S 波的峰值的时限＞60ms。

（三）病因

围术期室性心律失常可能有多种原因,具体如下。

1. 缺血

心室肌细胞对氧的变化极为敏感。急性缺血会立刻导致心肌细胞功能紊乱。在此期间,心肌组织的兴奋性和自律性增加,可以导致 VT。术后出现新发、复杂的室性心律失常应当明确是否存在潜在的冠状动脉缺血。

2. 电解质紊乱

(1) 低钾血症:钾会影响心脏的电生理特性。低钾血症增加静息膜电位,增加动作电位和不应期的持续时间。这可能导致折返性心律失常。低钾血症还会增加心肌的阈电位,这同样会导致心律失常。

(2) 高钾血症:细胞外钾浓度升高导致静息膜电位和膜阈值降低。这会减少静息膜电位的负值,从而增加心肌的兴奋性,使心肌更易出现室性心律失常。然而,随着钾浓度的持续升高,会出现心肌细胞的抑制。

(3) 低镁血症:低镁可表现为心动过速,随后是严重的心律失常,最后是心动过缓。心电图改变主要表现为 PQ 和 QRS 时限及 QT 间期缩短。在低镁不严重时,出现的心电图改变是窦性心动过速、T 波高尖和 ST 段压低。

(4) 低钙血症:低钙可能导致 QT 间期延长,易导致心室颤动。轻度低钙血症一般耐受性良好。心律失常与严重的低钙血症或钙的急剧减少有关。

3. 肺动脉导管

据报道，在肺动脉导管置入过程中，有些因素会导致室性心律失常，包括酸中毒、缺氧、电解质紊乱和射血分数降低。长时间留置导管也会增加心律失常的发生率。置入过程中心律失常的发生可能是导管与心内膜接触所致。瓣膜病是置入过程中发生心律失常的一个重要危险因素。这通常是由肺动脉瓣狭窄或三尖瓣反流导致右心室形态改变所致。右心室的扩大可能会增加导管在置入过程中和心内膜之间的接触，继而出现心律失常的可能性也更高。

4. 低体温和酸碱失衡

(1) 低体温会导致传导速度显著减慢。如果不能通过不应期呈比例地延长来抵消，则会导致患者易发生心室颤动和折返性室性心动过速。

(2) 代谢性酸中毒通过降低心室颤动阈值，导致心肌易发生心室颤动，而在代谢性碱中毒时，心室颤动阈值升高。酸中毒会导致细胞内钾漏到细胞外液，导致动作电位阈值降低，心肌兴奋性增加。

5. 抗心律失常药物

抗心律失常治疗可能导致室性心动过速患者出现快速性室性心律失常。曾有开始药物治疗时发生猝死的报道。左心室收缩功能下降与这些药物致心律失常发生率的升高有关。因此，使用这些抗心律失常药物治疗初期，患者需要住院，在心电监护下开始服用抗心律失常药物来治疗快速室性心律失常。

6. 肾上腺素能药物和正性肌力药物

由于细胞内钙浓度升高，米力农和多巴酚丁胺均与房性和室性心律失常有关。拟交感神经药物也与心律失常有关。

7. 起搏导线

由于炎症反应，患者常出现传导阻滞，因此在心脏手术中通常会植入临时起搏导线。起搏导线一头直接插入心肌，另一头和临时起搏器相连。这些通过起搏导线的小电流，虽然本身无害，但可能会干扰正常的心脏电活动，导致室性心动过速甚至心室颤动。这很大程度上是一个理论上的风险，因为电子医疗设备在允许的电流泄漏方面有严格标准，状态良好的设备应该不会构成威胁。

（四）治疗

1. 电复律和电除颤

(1) 导致血流动力学不稳定的心律失常应及时行电复律或电除颤治疗。复律是与 QRS 波群同步的电击，而除颤则是非同步电击。电极板放置在前壁和侧壁是合适的。

(2) 由于能更好地抵消经胸阻抗，首选双相除颤仪。

(3) 对于有脉性室性心动过速，予以 120J 双相同步电复律（单相给予 200J）。

(4) 对于无脉性室性心动过速或心室颤动，予以双相 120～200J 电击（单相给予 360J）。

(5) 更多细节见第 15 章。

2. 心肌缺血的识别和治疗

(1) 冠状动脉旁路移植术：应仔细检查心电图是否有缺血迹象。应考虑诊断性心导管检查以明确是否存在吻合口问题。可能需要返回手术室进行桥血管调整。此外，主动脉内球囊反搏可能有助于稳定冠状动脉灌注。

(2) 瓣膜手术：即使是术前没有或仅合并轻微冠状动脉疾病的患者，也面临空气或特殊栓塞的风险。同样，也建议急查心电图。与外科医生讨论有助于明确冠状动脉问题的其他危险因素。在主动脉瓣手术或经导管主动脉瓣置换术中，低位冠状动脉可能会被人工瓣膜阻挡。在二尖瓣手术中，后缝合处位于回旋支附近几毫米内。人工二尖瓣过大也可能导致回旋支动脉受压。

(3) 主动脉根部手术：主动脉根部置换手术需要冠状动脉开口再植。这些患者面临冠状动脉栓塞的风险。此外，还可能发生解剖扭曲，包括扭曲、扭结或拉伸。后一种现象可能发生在动脉不能充分活动并在张力下缝合到主动脉人工血管时。当心脏开始跳动时，动脉就会被拉伸和变窄。这种情况看起来像是中国式手指钳。

3. 利多卡因

静脉推注利多卡因 0.5～1mg/kg 为宜。如果有效，可以按 1～4mg/min 的速度持续静脉输注。不建议超过 3mg/(kg·h)。有镇静和局部麻醉毒性的风险，特别是在高剂量时。如果可以，建议每天监测利多卡因浓度。

4. 胺碘酮

胺碘酮是治疗室性心动过速和室上性心动过速的常用药物。对于术后患者，典型初始推注剂量为 150mg，继而以 1mg/min 的速度输注 18h，然后以 0.5mg/min 的速度输注 6h 以上。若心律失常持续，可再次推注 150mg 胺碘酮。

二、病例回顾

室性心律失常合并新发的室壁节段运动异常时，及时明确冠状动脉血流情况。该患者前往导管室进行了冠状动脉造影术。发现回旋支血流减少。这种情况是由于瓣膜缝合时造成回旋支动脉狭窄，导致侧壁缺血。心肌缺血是室性心律失常的重要原因。术后患者的室性心动过速和（或）心室颤动都可被认为是由缺血导致，除非排除缺血。

要点谨记

1. 围术期室性心律失常的常见原因包括缺血、电解质异常、肺动脉导管刺激传导束、低体温、代谢性酸中毒和使用肾上腺素能药物
2. 在排除心肌缺血之前，识别和治疗心肌缺血仍应是重中之重，因为这种情况死亡风险最高，且可被纠正
3. 室性心律失常的其他治疗包括已查明的病因处理、胺碘酮和利多卡因等抗心律失常药物使用以及电除颤

推荐阅读

[1] Pinto RP, Romerill DB, Nasser WK, Schier JJ, Surawicz B. Prognosis of patients with frequent premature ventricular complexes and non-sustained ventricular tachycardia after coronary artery bypass graft surgery. *Clin Cardiol*. 1996; 19(4): 321-324.

[2] Huikuri HV, Yli-Mäyry S, Korhonen UR, et al. Prevalence and prognostic significance of complex ventricular arrhythmias after coronary arterial bypass graft surgery. *Int J Cardiol*. 1990;27(3):333-339.

[3] Sapin PM, Woelfel AK, Foster JR. Unexpected ventricular tachyarrhythmias soon after cardiac surgery. *Am J Cardiol*. 1991;68(10):1099-1100.

[4] Verckei A. Current algorithms for the diagnosis of wide QRS complex tachycardias. *Curr Cardiol Rev*. 2014;10(3):262-276.

第15章 心脏术后高级心血管生命支持
Advanced Cardiovascular Life Support Post-Cardiac Surgery

Caryl Bailey Michael Faulkner **著**
乔 帆 钟 铿 **译** 王 冀 **校**

患者,女,76岁,接受了主动脉瓣置换和冠状动脉旁路移植(2支)手术。返回监护室时去甲肾上腺素3μg/min支持,因体外循环后的完全性传导阻滞,由心外膜起搏电极给予DDD模式起搏支持。4h后,患者突发心室颤动。立刻断开起搏导线确认心律后,放置经皮除颤电极板片,非同步电复律一次,结果无心律信号。重新连接起搏器后,虽有起搏信号和QRS波形,但没有动脉和肺动脉的射血波。再次停止起搏,监护仪上显示出心室颤动波形。

接下来你要做什么?

一、讨论

此患者发生了心脏术后的心搏骤停。每年美国有超过250 000例心脏手术,根据文献报道,心脏术后心搏骤停发生率在0.7%~8%。这其中约有一半的患者(这些患者当中约有一半)能够存活并出院。而与此相对的,进行数据采集的这些医院,院内全部心搏骤停复苏成功率为24.8%。这一结果的差异在于心脏外科手术后患者因为可逆性原因造成心搏骤停的概率更高。

美国心脏病协会(American Heart Association,AHA)在高级心血管生命支持(advanced cardiovascular life support,ACLS)指南中并没有将心脏术后患者的心搏骤停细分出来(图15-1)。现在认为,心脏术后的患者与其他患者相比有多个特点,因此在复苏治疗中需要不一样的策略。2009年,欧洲心胸外科协会为心脏术后心搏骤停提供了专门的处理建议,这一建议加以补充后,成为2015年欧洲复苏委员会和2017年胸外科医师协会指南中的共识。对于心脏手术后的心搏骤停复苏,这些指南优于传统的ACLS指南。

在术后即刻,心脏手术患者会带回多种侵入性监测装置,包括动脉管、中心静脉导管和(或)肺动脉导管。另外,他们还有持续心电监护、指氧饱和度探头,还经常有二氧化碳图监测。这些监护设备的异常会立刻触发监护仪报警,多种测量模式的波形消失通常足以证实心搏骤停,并快速开始复苏。除非怀疑监护仪故障,一般不需要在开始抢救前通过触摸脉搏等来确认心搏骤停。抢救的第一步,建议将心搏骤停前输注的液体停掉,以避免无意中输入血管活性药。特别注意要停掉镇静药,这些通常都是扩张血管的。在复苏过程中,会降低患者复苏成功的概率。

(一)心室颤动

25%~50%的心脏术后心搏骤停是由心室颤动引起的。治疗心脏术后患者的这种心律失常和标准的ACLS还是存在一些差异的。对这些患者而言,推荐除颤后再进行胸外按压。指南推荐,如果除颤仪能在心搏骤停1min内推到患者床旁,那么在胸外按压(external cardiac massage,ECM)之前可以尝试3次以上的电复律。对于

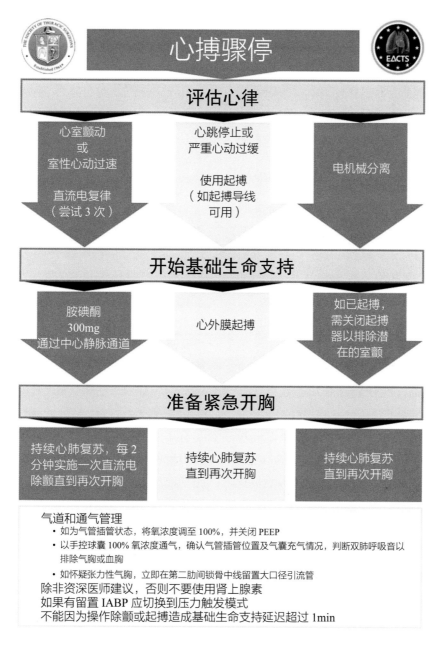

▲ 图 15-1 2015 年欧洲复苏委员会和 2017 年胸外科医师协会指南中的共识

这些患者，早期电除颤经常能够成功，并且能够减少对刚刚接受正中开胸手术的患者进行 ECM 而造成的潜在胸内创伤。建议在再次开胸前进行 3 次电复律，是因为电除颤的成功率是逐次下降的，每次成功电击电除颤的成功率分别为从 78% 下降到 35%～14%。如果不能恢复自主循环（return of spontaneous circulation，ROSC），就需要准备在 ICU 再次开胸。这时需要在坚固背板上

持续进行 ECM，并且即使在开胸的时候也要尽可能少的中断 ECM。

ECM 在理论上的顾虑之一是出血，然而大出血相对来说是不常见的。非心脏手术患者 ECM 后损伤的风险包括心包损伤（8.9%）、胸骨骨折（15%）、肋骨骨折（32%）。其他并发症很少发生。自动胸外按压器不能用于心脏术后的患者。

另外一个与传统 ACLS 不同的地方是在心

脏手术后心搏骤停时要谨慎使用肾上腺素。并没有证据证明常规推注肾上腺素能够改善预后。另外，在 ROSC 后，循环中的肾上腺素会引起显著而突然的血压升高，这可能导致出血或新鲜血管吻合口的裂开。如果要使用肾上腺素，应在资深医生的指导下进行，在心脏停搏期间肾上腺素剂量滴定在 10～30μg 的小剂量区间使用。

（二）心动过缓和心脏停搏

大多数心脏手术患者在术中都会置放心外膜起搏导线。对于心动过缓或心脏停搏的患者，起搏器应该设为紧急模式：双腔（心房和心室都留置起搏导线）、强制起搏，频率设置到 80～100 次 / 分，并设置到心房和心室的最大输出电流。如果起搏后没有射血波，应该暂停起搏去判断心律是否为细的心室颤动，在强制起搏的状态下细的心室颤动很容易被忽视。如果最大起搏电流也不能产生机械收缩，应仔细检查所有连接。如果金属起搏电极的任何部分接触到另一个金属表面，电流将无法通过心脏。没有射血波还可能因为体内电极的脱落或电机械分离（pulseless electrical activity，PEA）引起的。如果心脏停搏后 1min 内起搏器还是不能使心脏产生射血波，就应该开始 ECM。也可以使用经皮心内膜起搏，但由于这一操作时间较长，通常建议在 ECM 开始以后再进行。

（三）电机械分离

这种心律失常在心脏术后患者中较常见。如果心电图上有较正常的电活动信号，但所有的压力波形都没有，那就应被认为是这种心律失常。如果患者在心搏骤停前已行起搏，且心律为 PEA，则应暂停或断开起搏器以排除潜在的心室颤动。与传统的 ACLS 一样，"几个 H 和几个 T"可以作为寻找潜在的发病原因的方向（表 15-1）。如果没有能够及时 ROSC，尽快地再次开胸（5min 以内）能够改善预后。这些患者因心脏压塞和活动性出血等潜在原因导致心脏停搏的概率明显较高，因此再次开胸可以治疗这些潜在病因并在复苏过程中改善灌注。心脏术后患者发生非心室颤

表 15-1　PEA 停搏病因：H 和 T	
低血容量	心包填塞
低氧血症	张力性气胸
氢离子（酸中毒）	血栓形成（心肌梗死）
低 / 高钾血症	血栓形成（大量肺栓塞）
低体温	毒素

动 / 室速性心脏停搏，预后较差。

（四）主动脉内球囊反搏中的心搏骤停

有一种特殊状况的 PEA，就是主动脉内球囊反搏（intra-aortic balloon pump，IABP）中发生的心搏骤停。如果 IABP 设置为心电图触发模式，当有起搏器或发生 PEA 时，心搏骤停时仍会有心室收缩波形。此时，循环停止往往需要靠 IABP 追踪的心脏信号的缺失或其他监测模式下波形的变化来确认。暂停 IABP 来确认是否有心搏骤停是有用的。胸外按压时，应将 IABP 切换为 1∶1 压力触发反搏模式，且球囊充盈容积最大，使舒张期灌注更充分，以便改善冠状动脉和脑灌注及平均动脉压。在没有 ECM 的情况下，IABP 可以设置为内部触发模式，在没有任何触发的情况下提供非同步的搏动。

（五）再次开胸

心搏骤停复苏不成功或高度怀疑心包填塞的情况下，建议 5min 内再次开胸。再次开胸能够直接缓解心包填塞或张力性气胸的症状，也可以进行胸内心脏按摩。与 ECM 相比，胸内心脏按摩能够提供更好的冠状动脉和脏器灌注压，提高 ROSC 的概率，提高患者的存活率，如果需要的话能够重新进行体外循环。紧急再次开胸需要专门的训练，ICU 团队应该接受这种训练，以备不时之需。要准备简单的开胸器械包。考虑到粘连导致并发症的风险增加，在术后 10 天之后的紧急床旁再次开胸应由资深外科医生根据具体情况决定。心脏术后心脏停搏后再次开胸的发生率为 20%～50%，因此一旦发生心脏停搏，再次开胸

团队应穿上手术服，戴上手套待命，以减少再次开胸的时间。

（六）气道因素

在这个病例中，潜在的气道或呼吸系统损伤导致心搏骤停，也是必须考虑的因素。应该进行仔细的检查，评估气道是否通畅、气管插管的位置、进气的情况等，以排除张力性气胸导致心脏停搏的可能。气道管理和传统 ACLS 指南要求的一样：在没有高级气道的情况下，通过密闭面罩以 8～10 次 / 分的频率给予 100% 的氧气；或者对没有气管插管的患者以 30 次 ECM 给 2 次呼吸的频率给予呼吸支持。监测呼气末 CO_2 水平是有益的，但需要注意，在心脏停搏时这一指标可能偏低。手动通气有助于评估肺的顺应性。当排除了原发性呼吸系统问题以后，就可以重新机械通气了。但注意要将吸入氧浓度提高到 100%，并去除呼气末正压（positive end-expiratory pressure，PEEP），以促进静脉回流。无论是否是张力性的气胸，都可以用传统的方法处理：针头排气减压以及留置胸管引流。

心脏手术后的心搏骤停需要专业的、程序化的处理。心脏外科 ICU 应该有合适的策略来处理这些相对频繁的、潜在灾难性的情况。心脏手术后护理单位的工作人员应定期进行有关这些治疗方案的演练和能力测试。

传统的美国心脏协会 ACLS 流程应用在心脏术后患者时的重要修改如下。

- 心室纤颤——胸外按压前进行 2 次电除颤（1min 内）。
- 心室纤颤——第三次电除颤后开始再次开胸。
- 谨慎使用肾上腺素，避免引起 ROSC 后高血压。
- 5min 之内再次开胸。

二、病例回顾

这位患者静脉注射小剂量（10μg）肾上腺素，同时放置除颤电极板片。在准备除颤器的同时进行 ECM。除颤 3 次后未成功，患者仍然是心室颤动心律。外科团队到达后即在监护室再次开胸。发现患者的一个冠状动脉桥血管扭曲了，在床边调整桥血管后，患者恢复窦性心律。患者再次关胸后，恢复良好，最终顺利出院。

要点谨记

1. 心搏骤停 1min 内，如果可以，在胸外按压之前先电除颤
2. 对停搏或心动过缓，使用心外膜起搏器
3. 避免使用全剂量肾上腺素
4. 经过 5min 复苏仍不成功，再次开胸和胸内心脏按摩

推荐阅读

[1] Society of Thoracic Surgeons Task Force on Resuscitation After Cardiac Surgery. The Society of Thoracic Surgeons Expert Consensus for the resuscitation of patients who arrest after cardiac surgery. *Ann Thorac Surg*. 2017;103:1005-1020.

[2] Truhlar A, Deakin CD, Soar J, et al. European Resuscitation Council guidelines for resuscitation and emergency cardiovascular care. *Resuscitation*. 2015;95:148-201.

[3] Dunning J, Fabbri A, Kolh PH, et al. Guideline for resuscitation in cardiac arrest after cardiac surgery. *Eur J Cardiothorac Surg*. 2009;36:3-28.

第 16 章 危重主动脉瓣狭窄病例
Critical Case of Aortic Stenosis

Rebecca Lee　Natalia S.　Ivascu　著

谈梦伟　张冠鑫　译　刘子娜　校

患者，女，91 岁，既往有糖尿病、Ⅱ 期慢性肾病、高血压、轻度慢性阻塞性肺疾病、12 年前二尖瓣修复及已知的主动脉瓣狭窄（aortic stenosis, AS）病史，AS 临床表现为既往数月来逐渐加重的气促和劳力性呼吸困难。经胸超声心动图（transthoracic echocardiography, TTE）显示重度 AS。

考虑到患者的合并症、年龄以及既往心脏手术史，医生认为她外科手术风险高，但为经皮主动脉瓣置换术的合适人选。她在麻醉监护下接受了经导管主动脉瓣置换术（transaortic valve replacement, TAVR）。术中 TTE 显示轻度瓣周漏。到达重症监护室（ICU）后不久，她的心率减慢至 42 次 / 分，心电图显示完全性心脏传导阻滞伴室性逸搏心律。她的血压为 80/40mmHg，鼻导管 4L 流量吸氧下血氧饱和度为 92%，患者感到恶心、头晕。

接下来你要做什么？

一、讨论

（一）TAVR：术后管理 / 隐患

AS 累及 2%～9% 的 60 岁以上人群，瓣膜的退行性钙化是 AS 最常见的病因。无症状患者通常不必手术干预，但重度 AS 应进行治疗方面的评估。外科主动脉瓣修复术（surgical aortic valve repair, SAVR）是传统的标准治疗措施。在 TAVR 技术出现之前，主动脉瓣球囊成形术（balloon aortic valvuloplasty, BAV）是不能耐受开放瓣膜置换手术患者的微创治疗选择。BAV 虽可能改善血流动力学，但却具有较高的令人无法接受的再狭窄率和新发主动脉瓣关闭不全的风险。现在，TAVR 技术提供了一种微创替代方案，减少了诸多体外循环相关风险，同时也比 BAV 技术更可靠。

案例中描述的患者很有代表性，她具备了在决策一名患者是行 TAVR 或是 SAVR 时需要考虑的诸多因素。她的年龄，包括慢性阻塞性肺疾病（chronic obstructive pulmonary disease, COPD）在内的多种合并症、症状不断恶化的重度 AS 和既往开胸手术史，使 TAVR 成为比 SAVR 更好的选择。尽管避免了体外循环的风险，但术后仍应考虑到这种微创疗法相关的一些显著的严重风险事件，如表 16-1 所示。

2013 年，PARTNER（Placement of AoRTic TraNscathetER Valve Trial）1A 试验显示 TAVR 在死亡率方面不劣于 SAVR，而 PARTNER IB 试验显示，TAVR 与药物治疗相比死亡率更低，分别为 71.8% 和 93.6%。此外，研究人员发现 SAVR 大出血和新发房颤发生率更高，而 TAVR 的血管并发症风险更高。2016 年的 SURTAVI 试验显示，与 SAVR 相比，接受 TAVR 的患者在术后长达 2 年的时间内具有更大的瓣口面积和更低的主动脉瓣跨瓣压差。此外，接受 TAVR 的患者在死亡和致残性卒中这两个主要

系　统		备　注
心脏	心律失常（完全性心脏传导阻滞、心房颤动）	• 可能无症状，在某些情况下会导致血流动力学不稳定 • 可由 ECG 检出 • 可能需要永久起搏器 • 可能需要临时经静脉或经皮起搏
	瓣周漏	• 可能需要手术干预或瓣膜再扩张 • 通常在术中经超声心动图诊断
	心肌梗死	罕见，继发于瓣膜位置覆盖冠状动脉开口
	主动脉根部破裂	可能表现为严重动脉出血、心包填塞、严重左心室心力衰竭
神经	卒中	可能是急性或迟发性；最常见的栓塞位置为 MCA
血管	出血	通常由于入路导致；大血管损伤很少见，但可能为夹层或血管破裂
肺	最小	• 全身麻醉及经心尖入路发生率增加 • COPD 患者风险增加
肾	急性肾损伤肾衰竭	继发于对比剂应用和（或）血流动力学波动。具有基础 CKD 者发生风险增加

表 16-1　TAVR 术后的主要隐患

CKD. 慢性肾病；COPD. 慢性阻塞性肺疾病；ECG. 心电图；MCA. 大脑中动脉；TAVR. 经导管主动脉瓣置换术

终点事件方面显示结果不劣于 SAVR。

尽管 TAVR 的适用范围已扩大到中低风险人群，但有人提出 TAVR 的相对禁忌证包括近 1 个月内心肌梗死。

先天性单叶或二叶瓣、主动脉瓣狭窄合并反流的混合性病变、肥厚型心肌病、射血分数＜20%、自体瓣环尺寸大于制造商推荐范围、严重血管疾病、近 6 个月内脑血管意外、急诊手术。术前评估包括计算机断层扫描（computed tomographic，CT）成像以确保合适的定位、TTE 和血管评估。

在术中，应备血制品、大口径入路、动脉置管、在全身麻醉（general anesthesia，GA）下进行 TTE 评估瓣周漏（perivalvular leak，PVL），放射可透性除颤电极板。麻醉监护辅以 TTE 可用于经股动脉的 TAVR，而全身麻醉辅以经食管超声心动图则是其他入路 TAVR 术时最常用的方法。

（二）瓣膜的选择

Medtronic CoreValve 是第一代自膨胀三叶镍钛合金框架猪心包组织瓣，经股动脉植入。其放置过程不需要心室起搏，在展开释放的过程中允许左心室射血；然而，瓣膜的自膨特性会导致术后心律失常。Medtronic Evolut R 是一种可再回收入鞘的瓣膜，可重新定位，瓣膜假体高度更低但保留了心包裙边的尺寸。据报道，这种设计降低了需要植入永久起搏器（permanent pacemaker，PPM）的风险，同时还降低了瓣周漏并免除了一些笨重的输送系统和对额外护鞘的需求。Evolut R 瓣膜的最大型号为 34mm，为目前可用的最大 TAVR 瓣。Evolut Pro 是美敦力的最新款瓣膜，外围带有心包裙边包裹，在保留 Evolut R 特点的同时可降低人工瓣膜反流的风险。Edwards 的第一代 TAVR 产品 Sapien 瓣膜是一款固定于不锈钢框架的球扩三叶牛心包组织瓣，可经股动脉或经心尖植入。在释放过程中必须行快速心室起搏以便将心输出量降至基本为零来构建一个静态的区域。瓣膜释放后，通过球囊进一步扩张瓣膜。Edwards 的新型号 SapientXT 和 Sapien3 可以经心尖、经股动脉、经腋动脉和经主动脉入路进行植入。Sapien3 的设计包含一个外部密封裙边以获得更好的环状形态，尽管这增加了术后心律失常的风险，如同早期的 Medtronic 相关型号。Boston Scientific 公司研制了 Lotus 系统，这是一种自膨胀的完全可重回收和重新定位植入的瓣膜，其由三叶牛心包组织制成，并在流入区段具有适应性密封。

1. 术后心律失常

心律失常，尤其是完全性心脏传导阻滞，术后并不少见；其危险因素包括术前合并束支传导阻滞及较大的左心房尺寸。在某些情况下，需要植入永久起搏器。随着后续几代 TAVR 瓣膜重新设计以减少瓣周漏的发生，永久起搏器的植入率有所增加。最初代的 Edwards Sapien 瓣膜需要 PPM 植入的风险为 1.8%～8.5%，而带有扩展裙边的 Sapien3 据报道 PPM 植入率高达 10.2%。Medtronic 的 Core Valve 采用了最初代的扩展裙边设计，据报道有 19.1%～42.5% 的 PPM 植入风险。尽管研究最终表明 TAVR/SAVR 术后 PPM 植入并不增加这部分患者的死亡率，但他们的住院时间和再住院情况均增加，同时出现 PPM 植入相关并发症的风险增加，如囊袋血肿、气胸、囊袋感染、起搏导线感染、心内膜炎、导线故障，以及导线引起的三尖瓣反流和右心室穿孔。此外，PPM 需要每 10 年更换一次电池，这使得年轻患者更不太能接受这一风险。TAVR 术后高达 32% 的患者出现房颤，但 PARTNER 2A 研究显示该发生率低于 SAVR。用于快速起搏的导线可在术后留置，因为快速心室起搏可能导致术中出现明显的血流动力学不稳定。由于潜在的右束支传导阻滞和膨胀瓣膜的植入，本例描述的患者心律失常和完全性心脏传导阻滞的风险增加。虽然她可能需要紧急 PPM 植入，但考虑到她的症状，她也可通过 6Fr 引导鞘管经静脉植入起搏导线进行起搏或经皮起搏。

2. 瓣周漏

第一代 TAVR 瓣膜瓣周漏的发生率高达 60%，TAVR 高于 SAVR。中度或重度瓣周漏与 30 天死亡率增加相关，尽管 Lotus 瓣膜、Direct Flow 和 Sapien3 瓣膜目前已使瓣周漏发生率降低了很多。预测瓣周漏的因素包括瓣膜尺寸偏小，这一点通过 CT 而非传统的超声心动图对左心室流出道进行测量已得到改善。瓣膜装置着位不良可导致瓣周漏，因为此时瓣膜与自体主动脉瓣瓣环接触不完全，如在过度钙化的病例中所见。瓣周漏可通过超声心动图确认，尽管它经常在瓣膜释放后的最初 5～10min 内显著减轻。如瓣周漏仍然显著，瓣膜可能需要重新扩张，这可通过采用相同的瓣中球囊扩张技术来完成，以便扩大和进一步拉伸瓣环尺寸。更进一步的操作包括采用封堵器逆向经导管封堵瓣周漏或进行第二次 TAVR。再扩张的风险包括主动脉瓣钙化破裂、冠状动脉阻塞和主动脉根部破裂。主动脉根部破裂是 TAVR 的一种严重的并发症，更常见于球扩瓣，装置着陆区（主动脉根部）严重钙化和瓣膜尺寸过大。根部破裂的体征包括大量动脉出血、心包填塞、左心衰竭 / 破裂和由于冠状动脉受损导致的心力衰竭。由于各种设计改良，新一代产品瓣周漏风险降低，如 Edwards Sapien3 的自膨设计和 Medtronic Evolut R 改善了径向力。

3. 神经系统损伤

TAVR 主要的神经系统问题是卒中。最初发现，TAVR 术后卒中的发生率高于手术病例。卒中部位通常分布在大脑中部和后循环，本质上是栓塞。TAVR 术后急性卒中的预测因素包括瓣膜展开后的球囊后扩和瓣膜移位，而远期卒中预测因素包括高龄、慢性心房颤动、卒中史、短暂性脑缺血发作和外周血管疾病 / 冠状动脉病变。在 PARTNER 试验中，TAVR 的卒中发生率高于 SAVR（30 天为 5.4% vs. 2.4%，1 年为 8.3% vs. 4.3%）。诸如 Sentinel 装置的脑保护器械已得到普及，尽管不同的研究结果并未显示术后卒中有所减少。有些学者主张在术后第一天采用单药或双药抗血小板疗法以减少栓塞性卒中的发生率。

其他神经系统并发症包括谵妄，尽管

PARTNER 试验并未对此专门研究。回顾性研究发现，谵妄的情况在经心尖入路时更严重，这是由于手术时间更长而导致了更长的 ICU 停留时间。如同其他任何术后患者一样，我们应对出现的谵妄进行治疗。因 TAVR 避免了正中开胸，术后疼痛通常也更少，然而经心尖入路术后患者可出现明显的疼痛，硬膜外麻醉控制疼痛可能会使患者获益。

许多因潜在肺部合并症而不能耐受全麻 SAVR 的患者是 TAVR 的合适人群。在最初的 PARTNER 试验中，高达 41% 的入选者合并 COPD，这些患者发生肺部并发症的风险增加，包括经心尖入路患者的二次气管插管。TAVR 避免了胸骨切开导致的疼痛及过长的麻醉时间，对于有肺部疾病的患者是十分理想的选择，但左心室肥厚和舒张功能障碍情况下补液继发的肺水肿风险与 SAVR 一样是存在的。

4. 血管并发症

TAVR 的血管并发症包括出血，尽管其风险与 SAVR 相比在统计学上更低。血管损伤是最常见的情况，在 PARTNER 试验中发生率高达 30%，其中 16% 是需要手术干预的严重并发症。绝大多数出血是由于入路操作导致的，虽然血管破裂和夹层并不常见，但股动脉或髂动脉夹层、腹膜后出血和股动脉假性动脉瘤的确会发生。对于经股动脉或尝试经股动脉入路的患者，如出现顽固性低血压，临床医生应考虑到腹膜后出血。鞘管与动脉尺寸比率更大，血管存在环周性钙化、严重迂曲和经皮预闭合器失效时，血管并发症风险增加。女性、使用 19Fr 系统、外周动脉疾病和学习曲线的早期阶段也被认为是风险增加的因素。采用更小的输送系统，如 Sapien3，逐步积累操作经验，以及正确地加压移除股动脉鞘管可显著减少出血/血管并发症。

TAVR 的灾难性并发症很少见，但包括主动脉夹层或穿孔、左心室破裂、主动脉根部/瓣环破裂、二尖瓣结构损伤和心脏压塞。此外，瓣膜着位导致的冠状动脉开口闭塞，会导致冠状动脉阻塞和继发心肌梗死。心肌梗死的风险在瓣中瓣

手术（3.5% vs. 0.7%）和植入位置过高时增加，但瓣中瓣时植入永久起搏器的风险更低。瓣膜移位是一种罕见但灾难性的事件。TAVR 会增加基线肌酐水平更高、对比剂负荷更重以及输血更多的患者急性肾损伤（acute kidney injury，AKI）和肾衰竭的风险。其他风险因素包括低射血分数、年龄、女性、糖尿病、高血压和长时间的低血压。PROTECT-TAVI 研究显示，与单独使用生理盐水相比，呋塞米诱导利尿降低了 AKI 的发生率（5.4% vs. 25%）。

TAVR 的经济收益尚不清楚。尽管 TAVR 的器材和培训成本更高，但住院时间和手术时间缩短。但是，如果患者需要安置永久起搏器，则住院时间，包括 ICU 时间会增加，且 TAVR 的报销会减少。

TAVR 虽然最初被批准用于重度的有症状的主动脉瓣狭窄，但现在正被扩展到用于中、低风险患者。随着适应证的拓展，临床医生须在术后监护好这些患者，并应了解 TAVR 的风险、术后并发症及如何对其处理。

二、病例回顾

由于这名患者出现了有症状的心动过缓，医生为她紧急放置了输送鞘管和经静脉起搏导线。患者以 80 次/分的心率起搏，症状缓解。第二天早晨，通过调低起搏频率评估是否需要永久起搏器，患者随即出现了 48 次/分的交界性心律，医生决定为其放置永久起搏器。安装完毕后患者出院回家。

要点谨记

1. 心律失常和高度心脏传导阻滞并不少见，尤其在自膨胀瓣膜。在这些情况下，可能需要植入永久起搏器
2. 尽管有脑保护器械的发展和瓣膜本身的进步，脑卒中仍是 TAVR 严重的并发症，其发生风险比 SAVR 更高
3. 由于 TAVR 的适应证正在拓展到低风险患者，了解 TAVR 的并发症十分重要

推荐阅读

[1] Tuck BC, Townsley MM. Anesthetic management for the surgical and interventional treatment of aortic vavlular heart disease. In: Gravlee GP, Shaw AD, Bartels K, eds. *Hensley's Practical Approach to Cardiothoracic Anesthesia*. 6th ed. Philadelphia, PA: Lippincott Williams & Wilkins; 2019:345-367.

[2] Mahtta D, Elgendy IY, Bavry AA. From CoreValve to Evolut PRO: Reviewing the journey of self- expanding transcatheter aortic valves. *Cardiol Ther*. 2017;6(2):183-192. doi:10.1007/s40119-017-0100-z

[3] Raiten JM, Gutsche JT, Horak J, Augoustides JG. Critical care management of patients following transcatheter aortic valve replacement. *F1000Res*. 2013;2:62. doi:10.3410/f1000research. 2-62.v1

[4] Terré JA, George I, Smith CR. Pros and cons of transcatheter aortic valve implantation (TAVI). *Ann Cardiothorac Surg*. 2017;6(5): 444-452. doi:10.21037/ acs.2017.09.15

第17章 机器人二尖瓣手术与单侧肺水肿

Robotic Mitral Valve Surgery and Unilateral Pulmonary Edema

Cindy Cheung　Christopher W. Tam　著

韩庆奇　译　　侯　斌　校

患者，男，51岁，既往有二尖瓣反流病史，表现为进行性呼吸困难。经食管超声心动图（transesophageal echocardiogram, TEE）显示严重二尖瓣反流，后叶 P_2 和 P_3 区脱垂，左心室射血分数为50%～55%。术前心导管显示肺动脉高压，肺动脉压为63/24mmHg。

随后，患者接受了机器人辅助二尖瓣及三尖瓣修复术。体外循环时间为196min；主动脉阻断时间为123min。术后 TEE 显示射血分数降低至40%，左心室整体运动减退，心指数>2.5L/(min·m²)。回到重症监护室后不久，气管插管内出现大量泡沫状分泌物，机械通气难以获得足够的潮气量。术后即刻胸部 X 线片显示新发的右侧肺水肿。

接下来你要做什么？

一、讨论

1998年 Carpentier 和 Mohr 等首先尝试机器人辅助或微创二尖瓣手术，这是一种较传统正中开胸二尖瓣手术更加微创的外科途径。与传统正中开胸手术相比，机器人辅助二尖瓣手术具有缩短住院时间（尽管体外循环时间和主动脉阻断时间更长）、减少失血、减少输血、加快患者康复，以及更具美容效果等优点。机器人辅助二尖瓣手术一般通过右胸途径，使用双腔气管插管或支气管阻滞单肺通气下实施。在肋间建立很小的工作孔切口，体外循环的插管在外周血管完成，一般经股静脉或动脉以及上腔静脉。机器人辅助瓣膜手术和传统正中开胸瓣膜手术具有相似的并发症风险；但是，微创瓣膜手术有其独有的并发症，与机器人辅助手术中外科入路、灌注和通气方法有关。单侧肺水肿是机器人辅助二尖瓣手术中一种罕见但可能危及生命的并发症（图17-1和图17-2）。

（一）发病率

据报道，单侧肺损伤［通常表现为单侧肺水肿（unilateral pulmonary edema, UPE）］的发生率变化很大，在2.1%～25%。发病率的差异可能与患者群体、诊断标准以及术后管理的差异有关。严重右肺水肿的临床表现可能发生在长时间体外循环（cardiopulmonary bypass, CPB）后的最初几分钟至数小时内。常见临床表现包括右主支气管的淡黄色液体、分流增加导致的高碳酸血症和（或）严重缺氧、肺动脉高压以及需要血管活性药物和正性肌力药物支持的血流动力学不稳定。

（二）病因学

与机器人辅助二尖瓣修复相关的 UPE 的病理生理学机制尚不清楚。UPE 可发生在胸腔积液或气胸导致的塌陷肺复张之后，但在使用单肺通气的电视胸腔镜手术中很少见到。这表明，微创心脏手术中的 UPE 不能仅用单肺通气引起的复

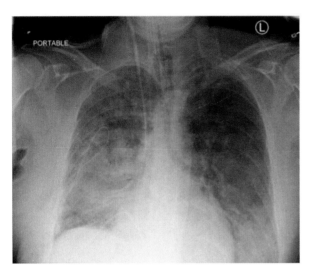

▲ 图 17-1　术后当天胸部 X 线片检查

张性水肿来解释。尽管目前数据有限，但 UPE 的原因很可能是多因素的，可能由肺动脉排气、吸入二氧化碳的温度、CPB 期间平均动脉压和缺血再灌注损伤引起。每当肺实质的氧供少于氧耗时，就会发生缺血性损伤，而在 CPB 期间，肺实质主要依赖于支气管动脉的侧支循环血流。CPB 期间支气管动脉血流量取决于全身血压，这会受到解剖和生理因素的影响。如果肺实质缺血严重或时间较长，随后的再灌注可能会激活多种细胞损伤机制，导致肺泡毛细血管膜完整性破坏、肺泡水肿和体液炎症介质释放。

在最近一项评估 256 例微创瓣膜手术术后患者的研究中，Renner 等发现 51 例出现右侧肺水肿的患者术前 C 反应蛋白升高，提示 UPE 有炎症倾向。在单侧肺隔离过程中出现的肺塌陷和肺不张已被证明与多形核白细胞的激活有关。肺复张和再灌注时氧供的恢复也触发了活性氧的快速释放（也称为呼吸风暴）和炎症反应。CPB 亦可促进炎症反应。肺损伤的其他原因，如误吸、气压伤和感染，基本上已被排除。值得注意的是，传统正中开胸二尖瓣修复手术后，未发现 UPE。Keyl 等报道围术期服用类固醇可降低 UPE 的发生率，这一点支持缺血再灌注损伤假说，因为已知在动物模型中，应用类固醇可以减轻缺血再灌注后的炎症细胞途径。

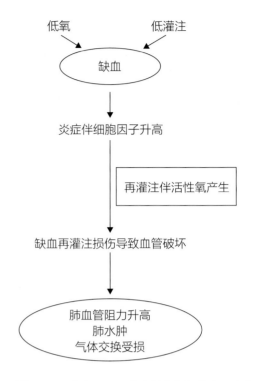

▲ 图 17-2　肺缺血 - 再灌注损伤期间的生理变化

（三）预防与处理

目前的文献表明，UPE 可以通过缩短 CPB 时间、避免气压伤、限制血液制品输注和减少肺隔离时间来预防。CPB 期间的预防性肺通气，如低水平正压和频繁肺泡复张，可能是有益的。避免反复肺不张和肺复张或肺过度扩张已被证实可以减少炎症反应。尽管关于最佳剂量的数据有限，使用类固醇减轻缺血 - 再灌注损伤可能会有所帮助（一项研究显示，地塞米松剂量约为 1mg/kg）。

在最近的一项研究中，Moss 等在机器人辅助瓣膜手术中应用了一项改良技术，包括在转流期间较低的全身温度（30℃），以减少肺实质的需氧量；减少患者转动，同时将右肺抬高至主动脉上方，以防重力所致的灌注减少；术前停用血管扩张药；CPB 期间全身平均压至少高于标准技术（平均 67mmHg）10mmHg 以上，以维持 CPB 期间的肺实质灌注。与标准技术组（n=269）中的 15 例 UPE 相比，改良技术组（n=142）未出现 UPE 病例，统计学上具有显著性差异。

（四）治疗

UPE 的治疗取决于症状的严重程度。对于轻度病例，建议保守治疗，升级呼吸支持，如无创正压通气；症状进展者建议进行机械通气。体外膜肺氧合或高频射流通气是严重 UPE 的重要治疗手段。有报道称非同步差异性肺通气管理可以缓解症状。利尿药或持续性肾脏替代疗法的益处尚未完全确立，但常常用于 UPE 的治疗。

二、病例回顾

患者回到重症监护室时，应用压力控制通气，纯氧，呼气末正压为 12cmH$_2$O。床边超声检查显示弥漫性 B 线和心室容量充足。静脉注射呋塞米时，尿量反应迅速。随着肺顺应性改善和分泌物减少，患者在接下来的 8h 仍然气管插管，但呼吸机支持参数减低。重复静脉应用一次呋塞米。次日清晨拔除气管插管，开始胸部理疗。

要点谨记

1. 与机器人辅助二尖瓣修复相关的单侧肺水肿（UPE）的病理生理学机制尚不清楚；然而，最近的研究表明缺血再灌注损伤是 UPE 的主要原因

2. UPE 可以通过缩短体外循环时间、避免气压伤、限制血液制品输注和减少肺隔离时间来预防

3. 体外循环期间预防性肺通气，如低水平正压和频繁肺泡复张，可能是有益的

4. 避免反复肺不张和肺复张或肺过度扩张已被证实可以减少炎症反应

5. 使用类固醇减轻缺血 – 再灌注损伤可能会有所帮助（一项研究显示，地塞米松剂量约为 1mg/kg），关于最佳剂量的数据有限

推荐阅读

[1] Fitzgerald MM, Bhatt HV, Schuessler ME, et al. Robotic cardiac surgery part i: anesthetic considerations in totally endoscopic robotic cardiac surgery (TERCS). *J Cardiothorac Vasc Anesth*. 2019;34(1):267-277. doi:10.1053/ j.jvca. 2019. 02. 039

[2] Moss E, Halkos ME, Binongo JN, Murphy DA. Prevention of unilateral pulmonary edema complicating robotic mitral valve operations. *Ann Thorac Surg*. 2017;103(1):98-104. doi:10.1016/ j.athoracsur.2016.05.100

[3] Keyl C, Staier K, Pingpoh C, et al. Unilateral pulmonary oedema after minimally invasive cardiac surgery via right anterolateral minithoracotomy. *Eur J Cardiothorac Surg*. 2014;47(6):1097-1102. doi:10.1093/ ejcts/ ezu312

[4] Renner J, Lorenzen U, Borzikowsky C, et al. Unilateral pulmonary oedema after minimally invasive mitral valve surgery: a single- centre experience. *Eur J Cardiothorac Surg*. 2017;53(4):764-770. doi:10.1093/ ejcts/ ezx399

第18章　左心辅助装置的植入及管理
Left Ventricular Assist Device Implantation and Management

Christopher W. Tam　著

程　浩　赵志敏　译　杜雨　校

患者，男，45岁，既往有高血压、高脂血症、2型糖尿病和淀粉样变性继发非缺血性心肌病病史，因失代偿性心力衰竭而入院，今年已经是第5次需要静脉使用利尿药和氧疗支持。患者在米力农0.125μg/（kg·min）、植入双心室植入式心律转复除颤器后，左心室射血分数（LVEF）为10%～15%，基于世界卫生组织（World Health Organization, WHO）Ⅰ级和Ⅱ级纽约心脏协会（New York Heart Association, NYHA）分级为Ⅳ级，同时出现肺动脉高压。心力衰竭团队已经对患者进行了评估，并对其进行了医学优化，以便植入左心室辅助装置（left ventricular assist device, LVAD）HeartMate Ⅲ装置。该患者被安排为明天的第一个病例，您正在向您的住院医生和同事介绍麻醉管理、可能发生的潜在并发症以及对LVAD功能的理解。

接下来你要做什么？

一、讨论

（一）术前评估

进行完善的术前评估对接受LVAD植入术的患者至关重要，因为患者可能会因为各种相关医疗问题出现继发性心力衰竭。需要了解LVAD植入的适应证和禁忌证以为患者提供适当的咨询。

（二）LVAD植入的适应证

1. 桥接移植治疗（bridge to transplantation, BTT）：为符合移植条件的患者提供全身循环支持，直到获得匹配的供体心脏。

2. 目的性治疗（destination therapy, DT）：为不符合心脏移植资格的患者提供全身循环支持。与药物治疗相比，DT提高了存活率。

3. 桥接决策：在考虑心脏移植资格的同时，对心源性休克患者进行临时治疗，以减少终末器官损伤，防止死亡。

4. 通往康复的桥梁（bridge to recovery, BTR）：对有望实现心肌康复的患者（如心肌炎、T型心肌病）进行临时支持。

5. BTT、DT和BTR的适应证。

(1) NYHA Ⅳ级60～90天。

(2) 肺毛细血管楔压（pulmonary capillary wedge pressure，PCWP）≥20mmHg。

(3) LVEF＜25%。

(4) 收缩压≤80～90mmHg或心指数≤2L/（min·m²）。

(5) 强心药依赖。

(6) 最大剂量药物治疗。

6. LVAD植入的禁忌证。

(1) 神经系统状态不确定的急性心源性休克。

(2) 并存终末共病（如终末恶性肿瘤，严重肾、肺、肝或神经系统疾病）。

(3) 血液学指标：血小板<50 000/µl 的活动性出血或慢性血小板减少症，经证实为肝素诱导的血小板减少症。

(4) 活动性系统性感染。

(5) 体表面积<1.2m²。

(6) 解剖因素：室间隔缺损的肥厚型心肌病、无法纠正的中度或重度主动脉瓣关闭不全或机械主动脉瓣未纠正为生物瓣，无法清除的左心室血栓。

(7) 社会：患者对设备维护的依从性差，患者或家属无法维持 LVAD 正常运转和向其解释功能。

(8) 右心室功能障碍（相对禁忌证）。右心室功能障碍，无论是左心引起的原发性还是继发性，都可能使 LVAD 植入的风险更高，患者最终可能需要右心支持（如双心室辅助装置）。

应评估并记录神经功能缺损，以便准确诊断 LVAD 植入术后的神经功能变化。此外，任何严重的不可逆神经功能缺损或障碍，可能会妨碍患者接受充分的抗凝治疗或使其功能受损而无法耐受 LVAD 的植入，都是 LVAD 植入的禁忌证。所有患者还应该接受精神病学评估，以调查患者理解和遵守护理说明的能力。有药物滥用史、因既往精神障碍而无法遵守护理指导和（或）社会支持基础设施差的患者可能被禁止进行 LVAD 植入术。应彻底评估肺功能障碍，因为它会影响 LVAD 植入患者的围术期管理和结果。肺动脉压升高，即 WHO Ⅱ类肺动脉高压，常见于晚期心力衰竭的患者，肺扩散能力降低也是如此。这些条件不是 LVAD 植入的禁忌证，并有望随着术后时间的推移而改善。严重限制性或阻塞性肺疾病是 LVAD 植入的禁忌证，因为慢性缺氧和高碳酸血症会升高肺动脉压力，这将增加既往有右心室功能障碍患者的右心室劳损。严重的慢性肺部疾病也会延长机械通气时间，导致肺炎和其他术后并发症的风险增加。

肾功能不全预示着较高的术后发病率和死亡率，因此，术前液体平衡和肾功能的优化很重要。与预后较差相关的指标包括肌酐>2.5mg/dl 和血尿素氮>40mg/dl 或肾小球滤过率<0.5ml/(kg·min)。肾功能不全不是 LVAD 植入的绝对禁忌证；然而由于液体负平衡可能难以实现的事实，这使术后护理变得复杂，并且如果患者正在进行血液透析，会增加全身感染的风险，从而感染机械装置。如果肾功能不全继发于心排不足，则在 LVAD 插入和改善全身血流后，肾功能趋于改善。除药物剂量调整外，术中管理不会受到明显影响。尿毒症或终末期肾衰竭的存在增加了围术期出血的风险。

肝功能障碍常见于因右心衰竭导致肝脏充血而接受 LVAD 评估和植入的患者。它与不良结局和围术期输血需求增加有关。输血需求的增加会因液体负荷过重而加重右心衰竭，在极端情况下，可能需要植入右心室辅助装置（RV assist device，RVAD）。LVAD 植入术后肝功能障碍可以改善，肾功能障碍也可以改善。建议术前通过正性肌力药物支持、机械支持和利尿改善右心室压力和前负荷来优化肝脏功能。补充维生素 K 对于缺乏维生素 K 凝血因子的患者也很重要，以最大限度地减少围术期出血。

（三）术中管理

1. 监护仪

常见的监护仪包括 5 导联心电图、脉搏血氧仪、动脉导管、中心导管、肺动脉导管和经食管超声心动图（transesophageal echocardiogram，TEE）。大多数患者都有自动植入式心律转复除颤器，应将其停用以避免烧灼时意外休克。在使用手术单之前，应放置外部电击电极。在这些患者植入 LVAD 后，持续心输出量或持续混合静脉肺动脉导管可用于持续评估右心功能。肺动脉导管也有助于引导影响右心室功能的容量状态和肺动脉压力变化。

超声心动图是 LVAD 植入术围术期监测和诊断评估的宝贵工具。在体外循环（CPB）之前，进行 TEE 检查以评估心内血栓的存在，尤其是在左心，因为它会栓塞 LVAD 和（或）导致栓塞性卒中。在 LVAD 植入前评估基线右心室功能和相关三尖瓣反流。如果发现卵圆孔未闭（patent foramen ovale，PFO）应该关闭，因为 LVAD 植入后，左心压力降低后可能发生右向左分流，导致低氧血症。未修复的 PFO 也会带来反向栓塞的风险。如果存在主动脉瓣关闭不全，根据严重程度，可能需要在 LVAD 植入前进行主动脉瓣置换或主动脉瓣缝合。持续的主动脉瓣关闭不全导致血流从 LVAD 流向主动脉流出道，再回到左心室从而导致全身血流不足。二尖瓣狭窄也值得关注，因为它可能会阻止左心室充盈，这可能会影响 LVAD 血流和全身灌注。

在 CPB 期间，TEE 可用于帮助引导流入套管在左心室顶点的定位，使其朝向二尖瓣并远离室间隔，以避免抽吸事件。在排气过程中，也应该使用 TEE 来辅助，以最大限度地减少潜在的脑空气栓塞。LVAD 激活后应重新检查心内分流，特别是右向左分流和主动脉瓣关闭不全。

CPB 后，TEE 是心脏麻醉师进行心脏手术评估右心室功能和三尖瓣反流程度的重要工具。TEE 的持续检测及解释可以指导正性肌力药和液体管理，还可以通过 TEE 评估左心室和左心房的容量状态，以确定左心是否有太多容量需要进一步减压，或者它是否太小并有发生抽吸事件的风险。左心室卸载的程度与 LVAD 泵的速度有关。

2. 麻醉诱导 / 维持

患有慢性心力衰竭的患者具有高水平的循环儿茶酚胺以维持血管收缩和全身灌注。随着麻醉的诱导，患者的交感神经驱动力会降低，这可能会导致心脏失代偿或心力衰竭。慢性心力衰竭患者对前负荷的急性变化、后负荷的增加、心率的升高，以及继发于缺氧或高碳酸血症的肺血管阻力的急性增加特别敏感。麻醉医生应注意麻醉诱导过程中的这些潜在隐患，并应继续对患者进行目前的正性肌力药、升压药和（或）主动脉内球囊反搏（如果存在）。使用咪达唑仑、芬太尼、氯胺酮或依托咪酯可以实现血流动力学稳定的麻醉诱导，并且可以用常规吸入麻醉剂维持麻醉。

LVAD 植入通常通过胸骨切开术和传统的 CPB 手术完成。除非患者有明显的瓣膜病变或需要手术干预的心内分流，否则心脏不会因手术而停止跳动。激活凝血时间＞400s 的肝素化是必要的，以防止系统血栓形成前进行 CPB，并给予抗纤维蛋白溶解药，以尽量减少术后凝血功能障碍。LVAD 流入套管放置在左心室的顶点，由外科医生的触诊定位，并在 4 腔或 2 腔视图中通过 TEE 确认。流出套管用咬边钳夹住放置在升主动脉处。植入后打开设备，每分钟转数（revolutions per minute，RPM）逐渐增加。在脱离 CPB 进行排气以及观察左心室减压和右心室功能时，TEE 非常重要。

离开 CPB 后，血管麻痹是常见的，因为多达 40% 的 LVAD 植入后患者会发生血管麻痹，因此预计患者可能需要升压药支持以维持 70～80mmHg 的平均动脉压（MAP）。这些患者中有 30% 出现右心衰竭；因此，有必要使用正性肌力药（如肾上腺素、米力农、多巴酚丁胺）和肺后负荷减少药［即吸入一氧化氮、吸入伊洛前列素（前列腺素 I_2 类似物）］。此外，避免由于缺氧、高碳酸血症、低体温或酸中毒引起的肺血管阻力的急性增加，这对于减小可使右心室功能恶化的右心室劳损是很重要的。LVAD 植入后 TEE 对于评估右心室功能和三尖瓣反流非常重要。

LVAD 接受者在 CPB 后有发生严重凝血障碍的风险，由于心力衰竭和暴露于 CPB 后的纤维蛋白溶解和定性血小板功能障碍引起的慢性肝充血。血栓弹力图可能是指导血液制品输注治疗术后凝血障碍的有用工具。可能需要新鲜冰冻血浆、冷沉淀、血小板的输注来逆转凝血障碍。

（四）设备管理

LVAD 的围术期管理需要了解设备参数：RPM、流量、功率和搏动指数（pulsatility index，PI）。超声心动图是围术期评估设备功能和自体心脏功能的宝贵工具。

LVAD 的 RPM 是设备上唯一可由用户控制

的变量，它表示转子每分钟的转数。每个设备都有一个推荐的转速上限和下限，以提供足够的系统流量。在术后即刻，泵速越低，泵血栓形成的风险越高；全身灌注较低，泵速越高，系统性出血的风险越高，LVAD 抽吸事件的风险越高。

转速用功率（函数）表示，以瓦特（W）为单位。持续高功率可能表明 LVAD 血栓形成，而低功率可能表明设备流入或流出套管堵塞或低前负荷。

LVAD 流量表示来自设备的流量，它是一个变量，取决于泵速（RPM）以及泵头压力。泵头压力定义为左心室腔内压力和后负荷之间的压差。泵头压力和流量成反比。LVAD 流量不等于心输出量，可能会低估真实流量，因为它不考虑任何来自自体左心室的心输出量，也不考虑任何反流。

PI 代表自体左心室贡献的每搏输出量。这是自体心功能和 LVAD 在左心室前负荷上卸载之间的平衡。从数学上讲，它是最大流量和最小流量之间的差值除以每个循环的平均流量。PI 取决于多个因素，包括左心室前负荷、固有心肌功能、LVAD RPM 和后负荷。PI 增加可能是由于自然心功能恢复、前负荷增加或后负荷增加所致，并可随 LVAD RPM 增加或前负荷减少而降低。尽管 LVAD 植入，自体左心室仍遵循 Frank-Starling 曲线。

（五）早期并发症

1. 低血容量

低血容量表现为 MAP<60mmHg，LVAD 低流量，伴有低中心静脉压（CVP）、低颈静脉压（jugular venous pressure，JVP）、低肺动脉压，可能还有代谢性酸中毒。超声心动图可能显示右心室和左心室充盈不足。在一种更严重的低血容量并发症，即 LVAD 吸引事件中，当左心室腔极度容量不足时，LVAD 的流入套管可能吸引到室间隔上，导致 LVAD 流量低和急性右心衰竭后负荷骤增。这导致右心功能障碍。治疗需要晶体或胶体复苏和必要的血管升压药支持。

2. 血管麻痹

血管麻痹综合征最初由 Gomes 等于 1994 年描述，心脏手术后患者的发病率为 9%～44%。血管麻痹综合征的定义是可变的，这解释了发病率的广泛差异。一般来说，血管麻痹综合征表现为高心输出量和心指数，基于 CVP 的正常充盈压，以及尽管使用高剂量升压药但 PCWP 仍然较低。血管麻痹综合征继发于 CPB 暴露后发生的炎症反应激活。治疗方法是用血管升压药支持。一些患有慢性心力衰竭的患者会出现加压素耗竭，并且对外源性加压素补充药的反应比儿茶酚胺更有效。尽管所提出的机制继发于炎症反应，但尚未证明大剂量皮质类固醇对血管麻痹综合征有效。文献中的病例报道表明，亚甲基蓝和维生素 B_{12} 可能作为解救药物有一定的效用；然而，还需要进一步的前瞻性试验。

3. 右心衰竭

大多数接受 LVAD 植入的患者都有一定程度的右心室功能障碍，需要正性肌力支持和肺动脉血管扩张药。由于安装 LVAD 后左心室压力降低，室间隔可能向左移动，导致右心室顺应性增加。室间隔移位可能导致右心室功能恶化，因为室间隔可能不再有助于右心室射血。偶尔，在术后期间，这些患者可能出现严重的右心室功能障碍，导致心源性休克和终末器官灌注不足。右心衰竭的典型表现包括 LVAD 流量低、PI 低、MAP 低、CVP 高、肺动脉压力升高、JVP 高和 PCWP 低。如果进行超声心动图检查，右心房和右心室可能严重扩张，在收缩期和舒张期室间隔向左移位，左心室可能充盈不足。右心室也会严重功能障碍。管理将包括使用正性肌力药和增加正性肌力药物治疗，使用血管加压药将 MAP 维持在 70～90mmHg 以最大化右心室灌注并增加左心室舒张末压，以将室间隔维持在中线位置。开始肺血管扩张药治疗也可能增加前向血流。右心室衰竭应与心胸外科和心力衰竭团队共同管理，因为可能需要其他先进的机械支持，包括在右心内安装临时 RVAD 或其他临时辅助设备。如果右心室无法恢复，那么如果患者是候选者，可能需要植入全人工心脏并等待心脏移植。心脏上或心脏周围的急性血液聚集可能导致生理性压塞，与右心衰竭类似。

（六）第二代和第三代 LVAD

目前在美国，有 3 种 LVAD 经美国食品药品管理局批准用于目的性治疗（DT），包括 HeartMate Ⅱ、HeartMate Ⅲ（均为明尼苏达州圣保罗市，圣裘德医疗公司）和 HeartWare（马萨诸塞州弗雷明翰市，HeartWare）。HeartMate Ⅱ 是第二代设备，而 HeartMate Ⅲ 和 HeartWare 是第三代设备。它们都是具有相似组件的连续流动装置，包括位于左心室顶点的流入移植物，血液从左心室通过流入移植物进入 LVAD 叶轮，进入流出移植物，血液在流出移植物中进行系统循环。传动系统穿过腹部，将泵连接到显示 LVAD 参数并连接到电源的外部控制器。

这 3 款泵的主要区别在于 HeartMate Ⅱ 是一种轴流泵，其设计比更小的第三代离心泵大。因此，需要创建腹膜前袋来放置 HeartMate Ⅱ 电机，而第三代设备中的叶轮直接植入左心室心尖，设备仍包含在心包内。由于离心设计和血液黏度的准确评估，第三代设备通过将当前的血细胞比容输入 LVAD 监视器，可以更准确地测量流量。第三代 LVAD（HeartMate Ⅲ 和 HeartWare）具有一种被称为"人工脉搏"或"Lavare 循环"的特征，其在动脉波形上被描绘为脉动流。这是 LVAD 通过快速调速产生的，叶轮转速会加速下降，然后再增加，以"清洗"泵并防止泵血栓形成。这 3 个 LVAD 的典型参数见表 18-1。

二、病例回顾

患者成功放置了 HeartMate Ⅲ LVAD。超声心动图参数显示，从二尖瓣和左心室到 LVAD 流入套管的流量适当，湍流最小。患者被送往 ICU，接受米力农和加压素治疗，目标平均动脉压为 80~85mmHg。对患者进行了出血监测，出血量很小。右心室功能通过连续超声心动图检查、CVP 趋势、肺动脉波形和压力进行评估。患者需要利尿药治疗，因为超声心动图和 CVP 升高表明右心室功能下降和扩张的迹象。对利尿药有适当反应后，患者拔管。在 2 天的疗程中，持续温和利尿，停用米力农，患者于术后第 2 天出院。

要点谨记

1. LVAD 治疗可以作为通向移植、目的地治疗、决策和康复的桥梁
2. LVAD 植入的禁忌证包括植入后的神经系统变化、肺功能不全、肾功能不全和肝功能不全
3. 超声心动图对于确定放置期间 LVAD 位置的正确、LVAD 速度、左心室容量评估和围术期右心室功能至关重要
4. 在 LVAD 放置前和之后，右心衰竭是常见的

表 18-1 HeartMate Ⅱ、HeartMate Ⅲ 和 HeartWare 的典型参数

参　数	HeartMate Ⅱ	HeartMate Ⅲ	HeartWare
典型转速（RPM）	8000~10 000	5000~6000	2400~3200
流量（L/min）	4~7	4~6	4~6
功率（W）	5~8	4.5~6.5	3~7
搏动指数 [L/(min·beat)]	5~8	3.5~5.5	2.4

推荐阅读

[1] Lund LH, Matthews J, Aaronson K. Patient selection for left ventricular assist devices. *Eur J Heart Fail*. 2010;12:434-443.

[2] Slaughter MS, Pagani FD, Rogers JG, et al. Clinical management of continuous- flow left ventricular assist devices in advanced heart failure. *J Heart Lung Transplant*. 2010;29(4 suppl):S1-S39.

[3] Mets B. Anesthesia for left ventricular assist device placement. *J Cardiothorac Vasc Anesth*. 2000;14(3):316-326.

[4] Nadziakiewicz P, Niklewski T, Szygula- Jurkiewicz B, et al. Preoperative echocardiography examination of right ventricle function in patients scheduled for LVAD implantation correlates with postoperative hemodynamic examinations. *Ann Transplant*. 2016;21:500-507.

[5] Sen A, Larson JS, Kashani KB, et al. Mechanical circulatory assist devices: a primer for critical care and emergency physicians. *Crit Care*. 2016;20:153.

[6] Pratt AK, Shah NS, Boyce SW. Left ventricular assist device management in the ICU. *Crit Care Med*. 2014;42:158-168.

[7] DeVore AD, Patel PA, Patel CB. Medical management of patients with a left ventricular assist device for the non- left ventricular assist device specialist. *JACC Heart Fail*. 2017;5(9):621-631.

第19章 心室辅助装置临床疑难问题解决：低血压

Left Ventricular Assist Device Troubleshooting: Hypotension

Jan M. Griffin　Bushra W. Taha　Yoshifumi Naka　著

李　欣　译　　王晓朦　校

患者，男，72岁，有家族性扩张性心肌病病史，因急性失代偿性心力衰竭入院。根据其临床病情，心力衰竭分级为INTERMACS 2，对其施行左心室辅助装置（left heart assist device, LVAD）植入术，现为术后第1天。LVAD参数如下：转速为5800转/分，功率为5.2W，血流量为4.9L/min，搏动指数（pulsatility index, PI）为4。现患者发热，还需要提高血管活性药物剂量。晨间查房血管活性药物剂量如下：多巴酚丁胺为5μg/(kg·min)，肾上腺素为3μg/min，去甲肾上腺素为1μg/(kg·min)，血管加压素为0.04U/min。

接下来你要做什么？

一、讨论

LVAD植入术术后低血压的鉴别诊断范围很广，其定义为各种平流LVAD的平均动脉压（MAP）<60mmHg。需要考虑的低血压原因包括血管扩张性低血压、心力衰竭、血容量不足或出血，以及器械相关并发症。临床检查是低血压原因评估的重要组成部分，超声心动图和放置肺动脉导管也有帮助。有关LVAD植入术后低血压的鉴别方法如图19-1所示。

假设此时心脏前负荷正常，则血管扩张导致的低血压可能使LVAD的血流量升高。临床体检常可见患者四肢末梢温暖。虽然发热和白细胞增多的存在可能提示脓毒症，但手术后不久发生的全身炎性反应综合征也可出现发热与白细胞增多。此时需要立即使用血管活性药物治疗，并且考虑新植入性装置的感染风险，需要评估可能的感染来源并经验性给予抗生素。与此相反，与LVAD流量减少相关的低血压需要评估心功能和充盈压力，并可指示低血容量、右心室（RV）衰竭、心律失常、心脏压塞或设备相关并发症。

检查时，患者处于镇静状态，气管插管连接呼吸机辅助通气。双肺听诊未闻及湿啰音，可闻及遥远的LVAD嗡嗡声。末梢皮温凉，双下肢末端至膝盖呈凹陷性水肿。纵隔引流管夜间引流量少。但过去几小时尿量逐渐减少。患者氧合情况良好，SpO_2>95%，PaO_2 112mmHg，FiO_2 40%，心室率控制在90次/分。血管活性药物支持下维持MAP 65mmHg。LVAD参数如下：转速为5800转/分，功率为2.8W，血流量为2.1L/min，PI 2.2。

在评估患者低血压的可能原因时，排除房性或室性心律失常非常重要。虽然LVAD功能不需要正常的窦性心律，但心房搏动的丧失可导致

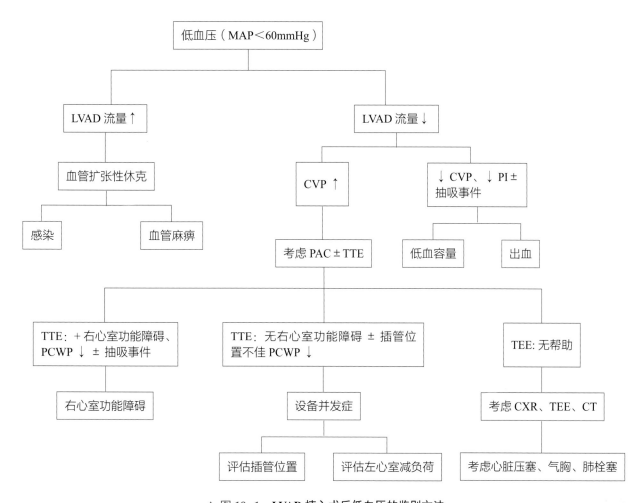

▲ 图 19-1 **LVAD 植入术后低血压的鉴别方法**

CVP. 中心静脉压；CXR. 胸部 X 线片；LVAD. 左心室辅助装置；MAP. 平均动脉压；PAC. 肺动脉导管；PCWP. 肺毛细血管楔压；PI. 搏动指数；TEE. 经食道超声心动图；TTE. 经胸超声心动图

右心室前负荷、右心室心输出量和右心室功能降低。出现房性心律失常可能需要及时控制心率或心律。LVAD 植入后室性心律失常也很常见，同样也必须进行处理，因为患者术前即存在的心肌纤维化及瘢痕化、代谢紊乱或 LVAD 引流套管与室间隔之间的接触（即"抽吸事件"）。当 LVAD 的流量超过可用的左心室前负荷时，会发生抽吸事件，从而导致左心室壁向 LVAD 引流套管塌陷。抽吸事件可引发室性心律失常并加重低血压。临床处理包括降低 LVAD 转速以促进左心室充盈，纠正低血容量，加强血管活性药物支持，以及应用抗心律失常药物，如 β 肾上腺素受体拮抗药和胺碘酮。

中心静脉压（CVP）的评估可明确患者产生低血压的病因。LVAD 流量减少伴低 CVP 时，LVAD 搏动性降低，抽吸事件的发生则提示患者存在低血容量。PI 降低可能是引起左心室卸负荷的因素导致的。在低血容量的情况下，降低前负荷将在一定的速度下实现左心室卸负荷，从而导致血流变异度的降低。低血容量的治疗包括静脉补液、根据临床检查和（或）实验室结果合理输注血制品、维持或中和抗凝以及探查可能的出血，包括检查胸管和其他引流管等。

患者的 CVP 升高至 18mmHg，常见于右心衰竭、心脏压塞和 LVAD 流入 / 流出阻塞（尽管这种阻塞通常仅与肺动脉压力升高和肺毛细血管楔压升高有关）。部分患者可能会出现急性植入后右心衰竭，在 LVAD 流量较低的情况下，其特征是 CVP 升高，CVP 到平均肺动脉压的递增压降低，肺毛细血管楔压（PCWP）减低，超声心动图显示右心室功能障碍。LVAD 植入后，由于左心室卸负荷可使室间隔左移。而室间隔位置的变化可降低右心室功能。右心室前负荷因 LVAD 植入后心输出量增加而增加。但右心室后负荷可能由于慢性左心衰竭引起的肺动脉压增高而居高不下；然而，随着左心室的充分卸负荷和 PCWP 的降低，肺动脉压力也可能随之降低。急性右心衰竭的治疗包括全身应用正性肌力药物，如磷酸二酯酶 -3 抑制药米力农、β 肾上腺素受体激动药多巴酚丁胺，以及选择性肺血管扩张药，包括一氧化氮和前列环素类似物（如伊洛前列素和依前列烯醇）。通过降低 LVAD 转速和提高体循环阻力可以对抗室间隔向左心室的移位。如果最初的治疗干预不能恢复血流动力学的稳定，则应及时考虑升级至放置右心室辅助装置。

患者肺动脉压力为 36/20mmHg，平均压为 25mmHg，PCWP 为 14mmHg，Fick 法心输出量为 3.7L/min，Fick 心指数为 2L/(min·m^2)，混合静脉氧饱和度为 50%。体循环阻力为 1016dynes/(s·cm^5)，在正常范围内，肺血管阻力为 3Wood 单位，轻度升高。这些参数均提示心源性休克，但原因不明。尽管术后早期采用经胸超声心动图（TTE）可能由于成像窗口较差，而极具挑战性，但仍可作为进一步连续评估左右心室功能、判断是否存在心脏瓣膜异常和心包积液，以及判断 LVAD 引流套管的位置等的有用工具。

患者的 TTE 检查显示左心室腔偏小，存在充盈不足，右心室显像不清晰，轻度二尖瓣反流，伴主动脉瓣交替打开的轻微主动脉反流，以及少到中度的心包积液。在有限的视野下，LVAD 引流套管的位置良好，具有足够的流入速度。

LVAD 引流套管的位置和方向在成像上能够为潜在的血流阻塞提供信息。如果引流套管朝向室间隔或左心室游离壁，可能导致引流套管流入装置的血流受阻，需要手术进行调整。患者 TTE 检查并未发现 LVAD 的引流套管和灌注套管位置异常，因此降低了对 LVAD 流入和流出阻塞的怀疑，但增加了对心脏压塞和（或）右心衰竭，以及气胸和肺栓塞的怀疑。胸部 X 线片可以作为 TTE 的有效辅助检查手段。患者胸部 X 线片显示无气胸迹象，但心脏轮廓增大、肋膈角清晰，轻度肺充血。这些发现提示需要进行紧急胸部 CT 检查。胸部 CT 显示局灶性心脏后部大量积液。结合临床 CVP 逐渐升高、LVAD 持续低流量报警，PI 降低，以及 TTE 显示左心室心腔充盈不足的情况，提示患者发生心脏压塞。

二、病例回顾

患者紧急二次开胸探查。在术中输注冷沉淀和血小板，并返回重症监护室。在接下来的 48h 内，患者 MAP 稳定，无须血管活性药支持。多巴酚丁胺维持在 5μg/(kg·min) 用于右心支持，床边 TTE 显示未发现再次心包积液。

LVAD 植入后心脏压塞的发生率为 24%～28%。LVAD 植入伴随的心包炎症和出血可导致心包积液，尤其是术后开始抗血小板治疗和抗凝治疗后。心脏压塞可能与左心室充盈受限引起 LVAD 抽吸事件相关。值得注意的是，在这类患者群体中，心脏压塞特征性的奇脉通常很难探及。虽然 TTE 可以作为一种辅助诊断手段，但在术后期间，可能很难完全显示心包间隙而发现心包积血，特别是局灶性心包积血。经食管超声心动图（TEE）和 CT 血管造影是评估 LVAD 术后心脏压塞更敏感的检查手段，其特征包括心房或心室受压、下腔静脉扩张、对比剂回流至奇静脉和冠状静脉窦受压。

要点谨记

1. 低左心室后负荷与高左心室辅助装置（LVAD）血流量相关，而低左心室前负荷与低 LVAD 血流量相关

2. 始终将全身炎性反应综合征作为术后低血压的可能原因，并将脓毒症作为鉴别诊断的重要可能

3. 虽然对 LVAD 功能而言心房功能并非必要，但心房搏动的丧失仍可能影响右心室心输出量，导致右心功能失代偿，因此需要对患者的心律失常进行心率或节律的控制

4. 右心衰竭是低血压的原因之一，可以通过中心静脉压的增高，搏动指数的降低，LVAD 流量的减少以及心输出量的减少来进行判断

5. 经胸超声心动图可能无法在术后早期提供清晰影像信息，进一步评估可能需要经食道超声心动图或 CT 血管成像

推荐阅读

[1] Chung, M. Perioperative management of the patient with a left ventricular assist device for noncardiac surgery. *Anesth Analg*. 2018;126(6):1839-1850.

[2] Pratt A, Shah N, Boyce S. Left ventricular assist device management in the ICU. *Crit Care Med*. 2014;42:158-168.

第 20 章 左心室辅助装置问题解决：出血和血栓形成

Left Ventricular Assist Device Troubleshooting: Bleeding and Thrombosis

Jan M. Griffin Bushra W. Taha Kelly M. Axsom 著

李呈龙 译 郝光伟 校

患者，男，74 岁，患有非缺血性心肌病，接受了择期左心室辅助装置（LVAD）植入术。术后返回重症监护室时接受多巴酚丁胺 5μg/(kg·min)、米力农 0.25μg/(kg·min)、去甲肾上腺素 3μg/min 泵入和一氧化氮吸入。他的中心静脉压（CVP）为 12mmHg，肺动脉压为 25/14mmHg，肺毛细血管楔压（PCWP）为 15mmHg，中心静脉饱和度为 61%，心指数为 2.46L/(min·m²)。但在接下来的 4h 内，尿量减少至 30ml/h，纵隔引流管引出 1L 血性液体。他的 LVAD 显示较低的搏动指数（PI）并开始出现低流量警报。他的血管活性药物剂量逐渐增加，才能维持 80～85mmHg 的平均动脉压（MAP）。

接下来你要做什么？

一、讨论

这种恶化的血流动力学状态和胸腔引流液增加最可能的病因是术后出血。LVAD 植入术后出血是最常见的早期并发症之一，在约 48% 的患者中发生。需要输血或再次手术的出血发生率为 31%～81%。通常，出血表现为手术引流增多和血流动力学恶化。术后出血也可能表现为心包填塞，这可能难以诊断，通常表现为颈静脉压

升高，可以通过超声心动图或计算机断层扫描（computerized tomography，CT）等影像学检查进行评估。围术期出血的危险因素包括肝功能不全、右心衰竭、术前临时机械循环辅助支持、体外循环时间较长、围术期抗凝和术后酸中毒。减少术后出血的方法包括尽可能在术前停用所有抗血小板和抗凝药、优化营养、术中减少体外循环时间并使用氨甲环酸。

区分术后外科出血和凝血功能障碍引起的出血很重要（图 20-1）。此患者的血红蛋白（hemoglobin，Hb）为 7.8g/dl（术前为 10.6g/dl），凝血酶原时间（prothrombin time，PT）为 30s，部分凝血活酶时间（partial thromboplastin time，PTT）为 89s，纤维蛋白原为 76mg/dl。升高的 PT/PTT 和低纤维蛋白原水平表明凝血障碍，应通过输血和血液制品予以纠正。冷沉淀是纤维蛋白原和血管性血友病因子（von Willebrand factor，vWF）的来源，而新鲜冰冻血浆可提供必要的凝血因子。应谨慎地避免大量输血，这可能会因容量过负荷而导致 LVAD 植入后右心衰竭。可以考虑使用凝血酶原复合物浓缩物，但有可能导致泵血栓形成。

导致非搏动血流 LVAD 患者出血的一个重

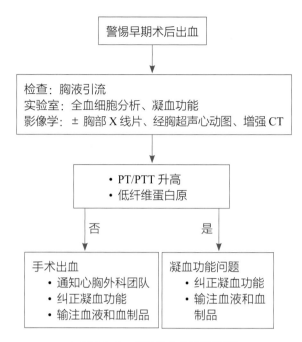

▲ 图 20-1 术后出血的评估流程
PT. 凝血酶原时间；PTT. 部分凝血活酶时间

要因素是获得性血管性血友病综合征。这已被证明可在植入后 30 天内发生，并可能导致非手术出血增加。其确切的机制尚不清楚，但可能由于 vWF 破坏，vWF 是一种大型多聚体蛋白（205kDa）。这种蛋白质在通过泵的过程中受到剪切应力时，蛋白质的构象会发生改变和切割，导致最高重量的多聚体丢失。这一过程有效地导致了 vWF 的功能缺陷，这会影响血小板的聚集，并发生在 HeartMate Ⅱ 和 HeartWare HVAD 患者身上，类似于严重主动脉瓣狭窄的海德综合征中发生的情况。与 HeartMate Ⅱ 和 HVAD 相比，HeartMate Ⅲ 获得性血管性血友病综合征的严重程度较轻。

此患者的凝血障碍得到纠正，血色素为 9g/dl，但胸管引流量仍较多。胸部 X 线（chest X-ray，CXR）显示左侧胸腔积液增多。CVP、LVAD 流量和 PI 仍然很低。在这种情况下，评估围术期出血很重要。通知手术团队后，入手术室再次进行开胸探查，从胸腔中吸出 800ml 血性液体和血凝块。术后血流动力学稳定，并开始使用普通肝素抗凝，在术后第 7 天过渡为华法林。

目前对 LVAD 患者的抗凝治疗建议包括使用抗血小板药物（阿司匹林 81～325mg）、肝素和使用维生素 K 拮抗药进行抗凝治疗以降低血栓形成的风险。一旦胸腔引流液减少，通常是术后第 1～3 天，开始静脉输注肝素。开始时可以设定较低的 PTT 目标，不用给予负荷剂量，在临床耐受的情况下逐渐增加到更具治疗性的 PTT 目标。一旦没有临床出血迹象，通常在术后 4～7 天开始使用维生素 K 拮抗药。国际标准化比值（international normalized ratio，INR）目标因不同的 LVAD 设备、医院与治疗常规而不同，但通常在 2～3。

患者在出院后 3 个月到急诊室就诊。他主诉在抵达前大约 4h，出现了右上肢无力。他还指出，在过去的 1 个月里，他的呼吸急促加重、出现了新发的下肢水肿，且端坐呼吸恶化，他将其归因于饮食不当。查体时，他没有发热，血压、心律正常，吸空气时指氧饱和度为 98%。他的双膝下肢凹陷性水肿，颈静脉搏动明显，肺野清晰，可听到 LVAD 嗡嗡声。在检查他的 LVAD 时，功率充足但 PI 降低。他的神经系统检查显示，右上肢肌力 3 级，感觉正常，其他方面无异常。

综合他的表现，应立即警惕血栓栓塞事件的发生，最可能的来源是 LVAD。与没有脑血管意外（cerebrovascular accident，CVA）的患者相比，经历 CVA 的 LVAD 支持患者的死亡风险高出 2 倍。LVAD 植入后 CVA 的独立预测因素包括糖尿病、既往卒中史、主动脉阻断和 INR。血栓形成可发生在血流缓慢或停滞的区域，如左心房或左心室、设备流入或流出道、转子本身或主动脉瓣上。根据血栓的位置，LVAD 参数可能出现不同表现（表 20-1）。流入或流出道血栓导致较低的功率和流量，而转子血栓导致较高的功率和流量。在最严重的情况下，它可能导致装置完全阻塞和泵衰竭，但更常见的是患者会出现恶化的心力衰竭症状或血栓栓塞的迹象。

值得注意的是患者的实验室结果：Hb 10.2g/dl、血小板计数 150×10^9/L、INR 1.4、肌酐 2.5mg/dl。

表 20-1　血流动力学与 LVAD 参数					
	中心静脉压	平均肺动脉压	肺动脉楔压	LVAD 功率	LVAD 流量
脓毒症	↓	↓	↓	↑	↑
右心衰竭	↑	↑或不变	↓	↓	↓
心包填塞	↑	↓	↓	↓	↓
大面积肺栓塞	↑	↓	↓	↓	↓
低容量 / 出血	↓	↓	↓	↓	↓
流入、流出道血栓	↑	↑	↑	↓	↓
泵头血栓	↓	↑	↑	↑	↓

LVAD. 左心室辅助装置

但患者有溶血证据，乳酸脱氢酶（LDH）为1600U/L，血浆游离 Hb 为 20mg/dl，结合珠蛋白检测不到，总胆红素为 5.4mg/dl，间接胆红素为 4.8mg/dl。尿常规检查很重要，因为茶色或黑色尿液是由于血红素的存在而出现的，并且可以作为溶血的早期和非侵入性指标。在检查他的LVAD 时，功率从 5.2W 的基线显著增加至 7.4W，LVAD 流量和 PI 也同样增加。他的 CXR 显示心脏肿大、双侧少量胸腔积液和肺野血管增加。他头部 CT 显示陈旧性梗死，没有出血或中线移位。

神经系统检查示先前出现的右上肢无力缓解。由于 LVAD 的存在，无法对患者进行脑磁共振成像，并且没有溶栓指征。由于担心当前或即将发生的泵血栓形成，开始使用普通肝素。床旁经胸超声心动图显示 LVEF 10%～15%，LVED现在是 8.1cm（先前由速度优化超声心动图测量为 5.4cm），主动脉瓣随着每次搏动而打开，室间隔偏右。流入和流出道无法探及。

泵血栓形成的危险因素包括手术植入技术差、泵速较低、并发感染和 INR 低于治疗水平。研究表明，只有 20% 的 LVAD 患者在 60% 的时间内达到其目标 INR 范围。在引入 HeartMate Ⅲ 之前，HeartWare（HVAD；HeartWare，Framingham，MA）的泵血栓形成率约为 8%，而 HeartMate Ⅱ在 6 个月时为 5%～7%。最近，Momentum 3 研究的 6 个月结果报道 HeartMate Ⅲ 未发生泵血栓事件。

非侵入性检查有助于检测泵血栓形成（图20-2）。CXR 可以评估泵位置、心脏扩大和肺水肿的变化。理想情况下，流入道应平行于 LV 的长轴并正对二尖瓣向左心室的流入血流。

随着 LVAD 血栓形成的进展，更多的心输出量来源于自体心脏，随之而来的是心力衰竭。经胸超声可用于显示 LV 血栓、识别 LV 大小的增加、测量通过流入道的舒张期流速、确定收缩期与舒张期的流速比、显示主动脉瓣开口，以及显示任何恶化的二尖瓣关闭不全。如果患者在手术关闭主动脉瓣的地方进行了 Parks 缝合，则患者将依赖于 LVAD 输出。超声心动图斜坡研究可以在轴流泵中进行，并且已被证明对检测泵血栓形成具有高度敏感性和特异性。患者进行了斜率研究，斜率计算为 –0.12，这与泵血栓形成一致。

胸部 CT 血管造影可以显示泵的位置，特别是流入和流出道，但必须要考虑到对比剂肾病的风险，也可以排除流出道人工血管的血栓形成。CT 成像还可以帮助评估是否存在流入道错位而增加装置血栓形成的风险。如果根据超声心动图或 CT 成像怀疑流出道人工血管有扭结或狭窄，可以使用心导管术来测量流出道人工血管的压力

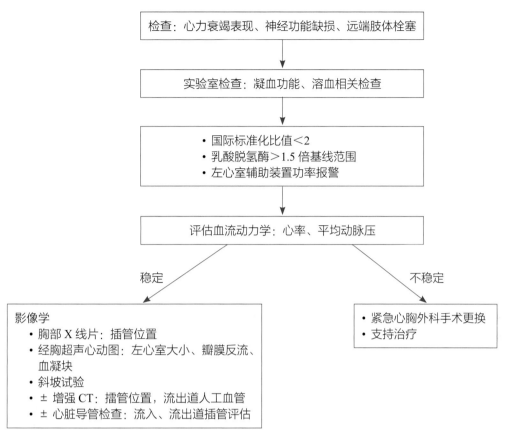

▲ 图 20-2　可疑血栓形成的评估流程

梯度。

直接测量泵电机的电压和电流粗略对泵的功率进行估计，可以帮助区分流入 / 流出道或转子血栓的形成。通常，泵流量与功率呈线性关系。在流入 / 流出插管血栓形成的情况下，通过该装置的血流在一定程度上受到阻碍，因此与预计流量相比，驱动泵所需的功率会降低。相反，转子血栓形成导致驱动泵所需的设备功率增加，并错误地显示流量增加。此显示的流量与通过设备的实际血流减少不一致，因为流量是基于设备的速度和功率进行估测的（表 20-1）。

二、病例回顾

由于发展为急性肾损伤和心力衰竭，患者被紧急送往手术室进行设备更换。在血流动力学不稳定的情况下，一旦患者情况稳定，建议立即进行泵更换或心脏移植。然而，临床稳定患者或手术风险极高的患者，在早期可以进行静脉全身肝素和（或）溶栓治疗。研究表明，在 HeartWare 中，使用药物治疗装置血栓形成的成功率为 48%～57%，但具有显著风险，包括出血性卒中（21%）和死亡（10%）。出现溶血和疑似泵血栓形成的临床和实验室证据后，患者应立即使用静脉内肝素进行抗凝治疗，并应停用华法林，因为可能需要更换辅助装置。随着第三代全磁悬浮泵的推出，泵血栓形成率似乎有所下降。这些泵具有更大的血流通道，并且缺少旧型号中的轴承，从而降低了剪切应力。此外，转子速度会发生快速变化，从而产生人工脉冲，目的是清洗叶轮并限制血液淤滞。无论如何，重要的是优化临床治疗以最大限度地降低泵血栓形成的风险，建议包括优化植入技术（最大限度地通过泵的流量）、抗凝（术后尽快开始肝素桥接华法林和阿司匹林）、最佳速度管理和维持 MAP＜90mmHg。

要点谨记

1. 区分手术出血和凝血障碍所致出血很重要
2. 一旦围术期出血停止，开始低剂量普通肝素并逐渐增加剂量
3. 目前对左心室辅助装置（LVAD）患者的抗凝治疗建议包括使用抗血小板药物（阿司匹林 81～325mg）和维生素 K 拮抗药进行抗凝治疗
4. 检查 LVAD 功率趋势对于评估疑似泵血栓形成很重要
5. 应定期测量乳酸脱氢酶，以筛查可能发生的泵血栓形成
6. 如果怀疑泵血栓形成，应停用维生素 K 拮抗药并开始使用普通肝素
7. 血流动力学不稳定的患者或 LVAD 功能障碍需要紧急心胸外科会诊，为 LVAD 更换做准备
8. 在某些情况下，可以应使用组织型纤溶酶原激活药治疗泵血栓形成

推荐阅读

[1] Tchantchaleishvili V, Sagebin F, Ross R. Evaluation and treatment of pump thrombosis and hemolysis. *Ann Cardiothorac Surg.* 2014;3(5):490-495.

[2] Uriel N, Morrison KA, Garan AR, et al. Development of a novel echocardiography ramp test for speed optimization and diagnosis of device thrombosis in continuous- flow left ventricular assist devices: the Columbia Ramp Study. *J Am Coll Cardiol.* 2012;60:1764-1775.

[3] Boehme AK, Pamboukian SV, George JF, et al. Anticoagulation control in patients with ventricular assist devices. *ASAIO J.* 2017;63(6)759-765.

[4] Meyer AL, Malehsa D, Budde U, et al. Acquired von Willebrand syndrome in patients with a centrifugal or axial continuous flow left ventricular assist device. *JACC Heart Fail.* 2014;2:141-145.

[5] Uriel N, Han J, Morrison KA, et al. Device thrombosis in HeartMate II continuous- flow left ventricular assist devices: a multifactorial phenomenon. *J Heart Lung Transplant.* 2014;33:51-59.

第21章 左心室辅助装置支持下的胃肠道出血

Gastrointestinal Bleeding in the Setting of Left Ventricular Assist Device Support

Michael E. Kiyatkin Adam S. Faye Tamas A. Gonda 著

王晓朦 译 刘 楠 校

患者，男，71岁，缺血性心肌病，目前为HeartMate Ⅱ（HM Ⅱ）左心室辅助装置（LVAD）支持状态，长期居家口服华法林和阿司匹林，因"黑便4天，加重伴头晕2日"入急诊。患者低血压，心动过速，粪便潜血试验阳性。血常规提示贫血（血红蛋白5.0g/dl），凝血功能检查显示国际标准化比值（INR）为2.6。急诊团队输注2单位悬浮红细胞后，患者血流动力学恢复正常。随后开始静脉输注奥美拉唑，并针对可疑的胃肠道出血（gastrointestinal bleeding, GIB），请胃肠道专家会诊，协助进行进一步诊治。

接下来你要做什么？

一、讨论

LVAD手术已成为晚期心力衰竭的一种基本治疗策略。LVAD在设计、植入和术后护理方面的巨大进步使得植入后1年和3年生存率分别提高了约80%和60%。然而，即使采用最新型的LVAD，GIB的发生率仍居高不下，1年内的发生率约为12%～30%。虽然通常并不致命，但GIB与患者住院时间的延长和不良临床结局显著相关，是导致患者再次住院的主要原因。更重要的是，由于输血可能导致限制移植的抗体产生，它还会使未来获得心脏移植候选资格复杂化。

（一）LVAD相关GIB的风险因素

许多LVAD相关GIB的风险因素已经被确认。最强的危险因素是年龄>65岁，与年龄<65岁的人相比，LVAD相关GIB的发生风险增高约20倍。其他独立的风险因素包括较低的肌酐清除率、主动吸烟和频繁感染。有趣的是，使用具有抗血小板功能的选择性5-羟色胺再摄取抑制药也被确定为一个风险因素。令人惊讶的是，LVAD前GIB病史并没有被确认是LVAD植入后GIB的风险因素。

（二）LVAD术后GIB的多因素发病机制

在需要LVAD支持的患者中，GIB的病理生理学在很大程度上仍是未知的，可能是由于多种因素产生的。其中一个可能的机制是频繁地应用抗血栓和抗血小板治疗，以减少泵血栓和血栓栓塞事件（如脑卒中）的发生风险。然而，一个有趣的现象是，在INR目标相似的管理策略下，与心脏机械瓣相比，植入LVAD后GIB的发生风险显著更高（18% vs. 4%）。

有一种可能的机制是泵增强了血流对血管性血友病因子（vWF）高分子量多聚体的剪切力，从而有效地引起了获得性血管性血友病（acquired von Willebrand disease, aVWD）。在轴流泵和离心连续血流泵中均发现了这一现象，但在目前已经淘汰的脉冲式 LVAD 中却并没有被发现，且 GIB 的发生率降低了 3 倍。此外，因心脏移植或心肌恢复而撤除 LVAD 的患者，aVWD 几乎全部恢复。与抗凝机制一样，这一机制并不能完全解释 LVAD 相关 GIB 的发生，因为在 LVAD 患者中，aVWD 几乎是普遍存在的，而 GIB 则不是。

导致 LVAD 相关 GIB 的一个主要机制是血管发育异常，特别是胃肠道动静脉畸形（arteriovenous malformations，AVM）的形成。支持这一点的依据是，在该组患者中 AVM 是最常见的病变类型。这种血管发育异常与年龄相关的血管增生不同，主要发生在小肠。搏动性小、平流的 LVAD 所传递的机械应力是异常的，进而造成内皮细胞和血管平滑肌的功能障碍，从而推动了这一过程的发生。

（三）LVAD 支持期间 GIB 的临床表现和诊断

LVAD 相关 GIB 的临床表现和诊断与其他 GIB 相似。患者通常在植入 LVAD 3 个月后出现类似于上述病例中所出现的黑便，也可能是较少见的呕血、咖啡渣样呕吐物、直肠出血、便潜血阳性或无其他明确来源的贫血。虽然大多数患者血流动力学稳定，但考虑到 LVAD 患者一般都存在严重的并发症，及时入院检查和治疗的门槛较低。在最初采集病史和体格检查过程中，进行彻底的用药回顾十分重要，特别是抗血栓和抗血小板药物及非甾体类抗炎药物的服用情况，因为患者常常忽略这些药物，也不主动透露。

如果怀疑患者存在 GIB，就必须像上述病例一样，及时咨询胃肠病学专家。GIB 的出血部位最常见的是上消化道（约 50%），其次是结肠（约 20%）和十二指肠以外的小肠（约 15%），但它也可以发生在消化道的任何部位。如前所述，GIB 最常见的病变类型是 AVM（高达 60%），其次是溃疡性病变（高达 30%）。下一步的评估将取决于怀疑 GIB 的来源是上部还是下部。既往数据和经验表明上消化道内镜检查是疑似上消化道 GIB 的首选诊断方法，但我们中心和其他中心的

最新数据显示，推进式小肠镜检查可以被作为此类患者的首选诊疗方法，并且取得了更好的诊疗效果。对于初期表现为稳定的便血，结肠镜检查应作为首选诊断方法。我们中心的诊断流程见图 21-1。

对于正在进行的或残留的抗血栓和抗血小板治疗，我们可能会暂时停止抗凝，通常不建议完全中止，除非患者出血有明显的血流动力学影响。在上述病例中，胃肠病学专家建议在入院当天进行了紧急的推进式小肠镜检查，没有发现病变。患者的血红蛋白浓度持续下降，2 天后进行结肠镜检查，也未能明确出血来源。

在这种情况下，最初的内镜检查是阴性的，但患者有明显的 GIB 征象，更进一步的检查是必要的。其中一项研究提出可以采用器械辅助式小肠镜检查 [（device-assisted enteroscopy，DAE）；单气囊、双气囊或螺旋式小肠镜检查]，它可以对小肠进行更深入的评估。其他方法包括视频胶囊内镜（video capsule endoscopy，VCE）、核素标记红细胞显像和血管造影。由于 VCE 能够评估整个胃肠道，因此，它在发现隐匿性和非活动性 GIB 的出血来源方面是最为有效的，但是针对行动不便的住院患者，它的可行性和收益率可能低于已发表的报道。显像法和血管造影更适用于活动性出血患者。在某些情况下直接进行 DAE 可能是合理的，特别是既往被记录过小肠 AVM 的情况。在我们中心收治的患者中，约 20% 的患者尽管进行了 VCE 检查，但仍没有发现明确的出血源。

（四）LVAD 相关 GIB 的治疗和二级预防

LVAD 相关 GIB 的管理是极具挑战性的，需要采用包括胃肠病学、心脏病学、重症医学和麻醉学多团队参与的多学科和多模式的管理策略，能够完成紧急的复苏和气道保护。在非药物治疗方面，内镜是主要的治疗手段，在 80%～90% 的患者中可取得成功，尽管再出血仍十分常见。具体的内镜治疗方法包括氩等离子凝血、接触凝血、止血夹和肾上腺素注射。目前未见针对一种

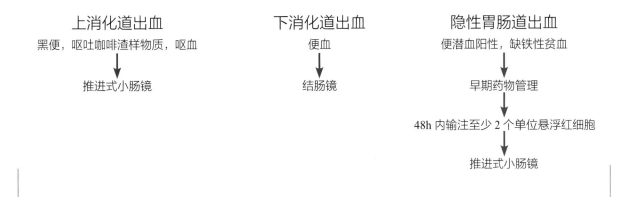

上消化道出血
黑便，呕吐咖啡渣样物质，呕血
→
推进式小肠镜

下消化道出血
便血
→
结肠镜

隐性胃肠道出血
便潜血阳性，缺铁性贫血
→
早期药物管理
→
48h 内输注至少 2 个单位悬浮红细胞
→
推进式小肠镜

以下患者需要进行额外的内镜评估
- 尽管输注了血制品仍血流动力学不稳定的患者
- 尽管停用或恢复低剂量抗凝血药物，但仍持续发生胃肠道出血的患者
- 适龄结肠癌筛查的患者

▲ 图 21-1　哥伦比亚大学欧文医学中心左心室辅助装置相关胃肠道出血的诊断和管理流程

内镜技术优于另一种的明确评价，选择哪种方式应该由出血的病因决定。其他非药物治疗是十分有限的。考虑到 GIB 与搏动性降低相关，可以考虑采用降低 LVAD 泵速的策略。然而，这一结论尚未得到前瞻性验证，因此必须考虑左心室卸负荷不足可能引发的急性心力衰竭及设备血栓形成的风险。最后，如果有可能，心脏移植或心肌恢复后移除 LVAD 是最有效的治疗策略。

在药物管理方面，如果患者存在明显的持续性或引起血流动力学障碍的出血，初期的治疗应该是暂时中止抗血栓和抗血小板治疗。但是，这种做法并非没有风险。一项针对 LVAD 患者的多中心研究发现，存在 GIB 病史的患者发生血栓栓塞事件的可能性要高约 7 倍，作者认为这可能是由于 GIB 后抗凝减少所导致的。此外，最近一项名为 TRACE（study of reduced anti-coagulation/anti-platelEt therapy in patients with the HeartMate Ⅱ LVAS）的多中心研究显示，应用 HM Ⅱ LVAD 且有 GIB 病史的患者，不论是否减少抗凝，再出血的发生率都很高。这项试验存在很多局限，但它不支持延长抗凝停药时间，虽然目前许多中心仍然主张延长抗凝停药时间。因此，在急性期可以考虑暂时停止抗凝，但应在 GIB 解决后全面恢复抗凝。这也是我们中心所采取的策略。

其他药物治疗的选择是可用的，尽管关于它们的有效性和安全性的数据十分有限。目前最受支持的药物是血管紧张素转换酶抑制药（angiotensin-converting enzyme inhibitors，ACEI）和血管紧张素Ⅱ受体阻滞药（angiotensin Ⅱ receptor blockers，ARB）。这些药物可以限制血管紧张素Ⅱ诱导的血管生成，从而减少出血的发生。很便利的一点是，ACEI/ARB 已经被广泛地应用于 LVAD 患者。这种疗法成本低，不良反应小。如果有 GIB 的 LVAD 患者尚未服用 ACEI/ARB，就应该予以考虑。另外，像质子泵抑制药这类的抗胃酸分泌药物，虽然应用广泛，但除非 GIB 的原因与溃疡有关，否则没有任何益处。溃疡仅占 LVAD 相关出血的 20%～25%。一种治疗 LVAD 相关 GIB 的新药是奥曲肽，这是一种合成的生长抑素类似物，可用于治疗非 LVAD 患者因血管发育不良和门脉高压引起的 GIB。奥曲肽可减少因内脏动脉血管收缩引起的肠道血流降低，改善血小板聚集，并抑制血管生成。但支持其用于 LVAD 相关 GIB 的一级和二级预防的数据很少，大多数证据来自病例报道和系列报道。虽然还需要更多的前瞻性试验来验证奥曲肽在这种情况下的效用，但对于常规治疗无效的出血患者来说，它是一种安全且耐受性良好的选择。这在患者中已经得到应用。可能与此相关，患者在使用奥曲肽不久后血红蛋白趋于稳定且不需要再输血。

还有许多其他的二三线用药，目前文献对它们的支持很弱，只有在其他治疗失败后，才应当被有经验的医师所使用。其中一种药物是沙利度胺，它具有抗血管生成的特性。另一种药物是达那唑，一种具有促凝作用的弱雄激素，已被有效地应用于 aVWD 引起的难治性 GIB 病例。去氨加压素，是一种合成的抗利尿激素类似物，可刺激 vWF 的释放并显著增加凝血因子Ⅷ的水平，是另一种潜在的药物。相似地，现在已知的多西环素可以抑制 ADAMTS-13 介导的 vWF 的裂解。其他有希望治疗 GIB 的药物，目前还没有在 LVAD 中进行测试，包括来那度胺，一种从沙利度胺衍生而来的第二代免疫调节化合物；大剂量的 3- 羟基 -3- 甲基戊二酰辅酶 A 还原酶抑制药，它表现出抗血管生成的特性；以及抗纤溶药，如氨甲环酸。

在出院时，重点应是运用讨论过的管理策略进行二级预防。如前所述，为了能够有效地评估抗凝目标、调整 LVAD 泵速和考虑增加额外的辅助药物治疗，包含心脏病学、血液病学和胃肠道病学等多学科的治疗策略是关键所在。

（五）未来发展

除了需要更多的前瞻性临床试验和随着对持续性血流生理学理解的加深而推动的 LVAD 设计的不断提升外，还需要一种更个性化的抗凝管理策略，因为随着时间的变化，每名患者的风险因素是不同的。一种更全面的血液活动度评估可能可以通过如血栓弹力图之类的现代测试手段实现。这可能为每名患者的止血途径绘制独特的指纹图谱，在未来指导新的药理学策略的发展。

二、病例回顾

在密切监测 LVAD 流量和脉搏指数的情况下，对患者进行了容量和悬浮红细胞的复苏治疗。床边超声心动图连续检查以评估右心室容量过负荷和功能。输注凝血因子以部分逆转患者的 INR。出血改善后，患者接受了结肠镜检查，发现有几个区域存在 AVM。经过多学科会诊，决定维持较低的 INR，目标为 1.5，并开始服用 ACEI，希望能够减少患者血管发育不良的发生。

要点谨记

1. 胃肠道出血（GIB）是左心室辅助装置（LVAD）手术常见且棘手的长期并发症
2. LVAD 相关 GIB 的病理生理学尚不清楚，但可能是由获得性血管性血友病、血管发育不良和微动脉持续性血流引起的异常血管负荷导致的
3. 首选和最支持的诊疗方法是肠镜检查，并必须进行胃肠病学专家会诊
4. 其他诊断策略包括结肠镜检查、视频胶囊内窥镜检查、核标记红细胞显像和血管造影
5. 其他药物治疗包括血管紧张素转换酶抑制药、质子泵抑制药和奥曲肽

推荐阅读

[1] Axelrad JE, Pinsino A, Trinh PN, et al. Limited usefulness of endoscopic evaluation in patients with continuous- flow left ventricular assist devices and gastrointestinal bleeding. *J Heart Lung Transplant*. 2018;37(6):723-732.

[2] Converse M, Sobhanian M, Mardis A, et al. Impact of angiotensin II inhibitors on the incidence of gastrointestinal bleeds after left ventricular assist device placement. *J Heart Lung Transplant*. 2017;36(4 suppl):S150.

[3] Cushing K, Kushnir V. Gastrointestinal bleeding following LVAD placement from top to bottom. *Dig Dis Sci*. 2016;61(6):1440-1447.

[4] Demirozu ZT, Radovancevic R, Hochman LF, et al.

Arteriovenous malformation and gastrointestinal bleeding in patients with the HeartMate II left ventricular assist device. *J Heart Lung Transplant*. 2011;30(8):849-853.

[5] Kim JH, Brophy DF, Shah KB. Continuous-flow left ventricular assist device-related gastrointestinal bleeding. *Cardiol Clin*. 2018;36(4):519-529.

[6] Patel SR, Oh KT, Ogriki T, et al. Cessation of continuous flow left ventricular assist device-related gastrointestinal bleeding after heart transplantation. *ASAIO J*. 2018;64(2):191-195.

[7] Sieg AC, Moretz JD, Horn E, Jennings DL. Pharmacotherapeutic management of gastrointestinal bleeding in patients with continuous- flow left ventricular assist devices. *Pharmacotherapy*. 2017;37(11):1432-1448.

第22章 右心室辅助装置治疗
Right Ventricular Assist Device Therapies

Adrian Alexis-Ruiz　Marisa Cevasco　著
郭　震　孙　林　译　田　锐　校

患者，女，60岁，因低血压和气促被送入重症监护室，她既往有非缺血性心肌病病史，左心室射血分数为10%。她最终接受了左心室辅助装置（left ventricular assist device, LVAD）HeartMate Ⅲ 的植入。术后，她的情况并不稳定，升压药和正性肌力药用量逐渐增加，尿量减少，中心静脉压（CVP）不断升高。她的血乳酸值为7mmol/L，肝功能指标升高，混合静脉血氧饱和度为47%，怀疑患者发生了右心衰竭。

接下来你要做什么？

一、讨论

（一）右心衰竭

LVAD植入后发生的右心衰竭可能是由于LVAD增加的血流和左心室减压后室间隔偏向左心室导致的右心室容量超负荷引起的。右心室几何形状的改变会导致心输出量减少，并危及患者生命。急性右心衰竭的临床表现包括CVP升高、尿量减少、肝功能指标升高、外周血管扩张和混合静脉血氧饱和度降低。超声心动图检查结果可见右心室扩张和收缩减弱，室间隔变平或凸入左心室，三尖瓣环收缩期位移＜14mm。那些由于长期左心功能不全引起的肺动脉高压（即毛细血管后肺动脉高压）患者的肺动脉压可能是正常的。正确的诊断对于这些患者是否能从药物或手术治疗左心衰竭中获益非常重要。肺动脉高压或肺心病引起的右心室后负荷增加导致的单纯右心衰竭将会伴随肺动脉压力升高。右心导管和心脏磁共振检查也是有用的诊断手段，但并不适用于术后急性期的患者。

对这种病情复杂的患者的管理需要依托大的医疗中心并采用多学科协作的方法，治疗团队应由心内科医生、心外科医生和在治疗难治性心源性休克和机械辅助循环方面具有丰富经验的重症医学科医生组成。

患者的容量管理应着眼于最优化的右心前负荷，并兼顾右心功能和右心后负荷。过多的液体负荷可能会增加心室壁张力，影响心肌灌注。LVAD植入后的右心容量超负荷通常需要在术后早期使用利尿药或肾脏替代治疗进行心室减负。超声心动图通过评估右心功能和室间隔位置有助于容量平衡的管理。

减轻右心室后负荷可以改善右心功能。同时，纠正低氧血症、高碳酸血症和酸中毒可以降低肺血管阻力。其他治疗方法包括肺血管扩张药，如一氧化氮、前列环素衍生物和磷酸二酯酶5抑制药等。应用正性肌力药物也可以改善右心功能。

如果经上述治疗无效，患者病情持续恶化发生多器官功能衰竭，应当考虑右心室辅助装置治疗。

（二）右心室辅助装置

目前临床可供选择的右心室辅助装置（RVAD）包括通过介入方法植入的 Impella Right Peripheral（RP）、Tandem Heart（TH）、Protek Duo 系统和通过外科手术放置的 CentriMag RVAD。选择设备时的重要考虑因素包括操作者对设备的熟悉程度、是否需要氧合器、是否有专业的外科医生，以及是否存在禁忌证，如严重的三尖瓣关闭不全、颈内静脉闭塞和下腔静脉滤器的存在（图 22-1 和表 22-1）。

Impella RP 是一种基于导管的微轴流泵，可以提供长达 14 天的右心辅助。它通过股静脉经皮植入，并在食道超声和 X 线透视引导下定位。它的引流口位于下腔静脉，供血口位于肺动脉。它可以提供高达 5L/min 的流量，理论上可以减轻右心室负荷。Impella RP 的并发症包括插管部位的出血，可通过在插管部位行荷包缝合止血。

TH RVAD 与 Impella RP 原理相似，它将血液从右心房泵入肺动脉。与 Impella RP 的驱动泵位于体内不同的是 TH RVAD 使用位于体外的离心泵和 2 根静脉插管。该装置需要双侧股静脉插管作为引流管和回流管，它可以提供 2～4L/min 的流量。患者对于这种类型的 RVAD 具有良好的耐受性，大多数并发症与血管损伤有关。

Protek Duo 插管是一种经皮放置的双腔插管，它在 X 线透视下经导丝引导从右侧颈内静脉置

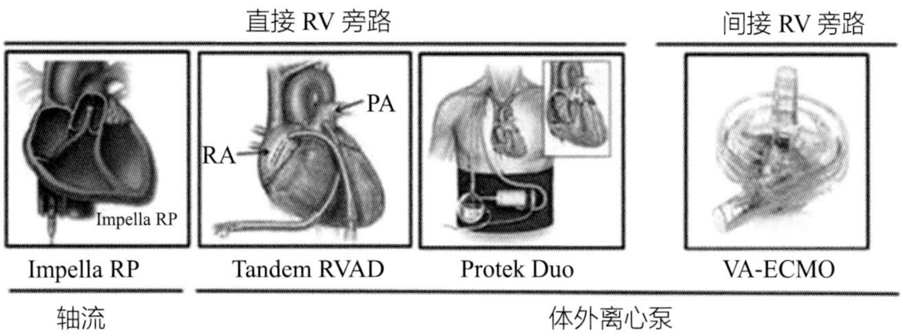

▲ 图 22-1 用于急性右心衰竭患者的机械循环辅助设备的分类
包括直接和间接 RV 旁路，以及体内（Impella RP）和体外（Tandem RVAD, Protek Duo, VA-ECMO）设备
RV. 右心室；RA. 右心房；PA. 肺动脉

表 22-1 不同类型的右心室辅助装置的特点

设备名称	主要优点	并发症	相对禁忌证	缺 点
Impella RP	经股静脉在导管室植入	出血、腹膜后血肿、插管血栓形成	三尖瓣反流、三尖瓣膜假体	患者无法走动或坐直
Protek Duo	置管方式类似于 Swan-Ganz 导管，但是并发症更多	插管血栓形成、上腔静脉综合征（少见）	右侧颈内静脉细小或颈内静脉血栓	插管尖端可能发生移位，退回右心室，不能保持始终跨肺动脉瓣进入肺动脉
Centrimag	为心脏提供最大程度的流量支持，可以外接氧合器	胸骨感染或损伤、手术出血、插管移位	患者需要桥接恢复或桥接移植	需要在手术室植入和撤除
Tandem Heart	植入相对简单	出血、腹膜后血肿、插管血栓形成	下腔静脉滤器	患者无法走动

入。插管近端引流口位于右心房，远端供血口位于主肺动脉瓣远端。它有 2 种尺寸，可依据患者的心输出量进行选择。同时它可根据需要外接氧合器。

经外科手术放置的 Centrimag RVAD 需要正中胸骨劈开，在右心房或股静脉插入引流管，在肺动脉插入供血管。Centrimag 可以提供全流量辅助。与 Protek Duo 类似，它也可以额外挂载氧合器。

评估植入 RVAD 后对左心血流动力学的影响非常重要。一旦考虑植入 RVAD，应及早识别双心室衰竭。RVAD 植入后降低了右心房压力，增加了通过肺循环血流，继而引起左心室前负荷和楔压增加。这种左心前负荷的变化可能会损害左心功能并导致左心功能衰竭患者出现肺水肿。植入 RVAD 后，可能需要增加 LVAD 每分钟的转数，以排出增加的左心室前负荷。依据血氧饱和度、血压和超声心动图指标的变化可以指导 RVAD 患者的血流动力学管理。

随着患者正性肌力药物和缩血管药物剂量的逐渐减少、CVP 趋于正常，以及肝肾功能的恢复，可以考虑撤除 RVAD。需要注意的是，有数据表明术前较高的白细胞和肌酐值是 RVAD 脱机失败的预测因素。撤除 RVAD 需要在严密监测 CVP 的情况下逐渐减少流量。超声心动图可根据需要作为辅助手段。如果逐步减少 RVAD 流量后对患者心功能、充盈压，以及超声心动图确认右心室功能均没有显著影响，可以撤除 RVAD。

二、病例回顾

前述患者急诊行 Centrimag RVAD 植入，经部分胸骨劈开，右心房和肺动脉插管。RVAD 支持后患者病情趋于稳定，正性肌力药和缩血管药物剂量根据血压和混合静脉血氧饱和度动态调整。术后第 1～2 天经积极利尿，CVP 降至 7mmHg。患者在 RVAD 植入后第 3 天，经超声心动图评估后，在密切监测 CVP 和肺动脉压同时逐步减流量。在当天晚些时候，Centrimag RVAD 成功撤除，患者随后继续在重症监护室治疗。

要点谨记

1. 左心室辅助装置植入后并发右心衰竭需要紧急处理
2. 右心室辅助装置（RVAD）的植入应当根据所处医疗机构的既定方案、医生的经验和操作的便捷程度而定
3. RVAD 治疗可以减轻右心房压力，同时增加左心室前负荷
4. RVAD 患者的管理应以中心静脉压、肾脏和其他终末器官的恢复为指导，并根据需要进行超声心动图检查

推荐阅读

[1] Patil NP, Mohite PN, Sabashnikov A, et al. Preoperative predictors and outcomes of right ventricular assist device implantation after continuous-flow left ventricular assist device implantation. *J Thorac Cardiovasc Surg*. 2015; 150(6):1651-1658.

[2] Ventetuolo CE, Klinger JR. Management of acute right ventricular failure in the intensive care unit. *Ann Am Thorac Soc*. 2014;11(5):811-822. doi:10.1513/ AnnalsATS.201312- 446FR.

[3] Takayama H, Naka Y, Kodali SK, et al. A novel approach to percutaneous right-ventricular mechanical support. *Eur J Cardiothorac Surg*. 2012;41(2):423-426. doi:10.1016/ j.ejcts.2011.05.041.

[4] Haneya A, Philipp A, Puehler T, et al. Temporary percutaneous right ventricular support using a centrifugal pump in patients with postoperative acute refractory right ventricular failure after left ventricular assist device implantation. *Eur J Cardiothorac Surg*. 2012;41(1):219-223. doi:10.1016/ j.ejcts.2011.04.029.

[5] Kapur NK, Esposito ML, Bader Y, et al. Mechanical circulatory support devices for acute right ventricular failure. *Circulation*. 2017;136(3):314-326. doi:10.1161/ CIRC ULATIONAHA.116.025290.

第23章 氧合障碍：V-V ECMO 辅助案例

A Failure to Oxygenate: A Case for Venovenous Extracorporeal Membrane Oxygenation

张晓林 张忠伟 **译** 郭 震 **校**

患者，女，32岁，既往体健，主诉发热，咳嗽伴进行性呼吸困难5天。吸空气时血氧饱和度82%，胸部X线片提示双肺弥漫性渗出，床旁超声提示心室功能正常。给予气管插管呼吸机辅助呼吸及经验性抗感染治疗；抗感染方案覆盖流感及细菌性肺炎；呼吸机参数设置采用小潮气量，控制峰压及平台压，中度呼气末正压（PEEP），吸入氧浓度（FiO_2）100%。由于患者氧分压（PaO_2）仅110mmHg，给予肌松和俯卧位通气治疗。虽然采取了这些治疗措施，入院后第2天患者氧合指数仍进一步下降至69。

接下来你要做什么？

一、讨论

（一）急性呼吸窘迫综合征的诊断和管理

患者是肺炎导致严重急性肺损伤伴有急性呼吸窘迫综合征，诊断急性呼吸窘迫综合征（acute respiratory distress syndrome，ARDS）需要满足以下标准。

1. 发病时间：已知损伤后（炎症、创伤、输血等）1周内新出现或原有呼吸系统症状恶化。

2. 胸部影像学：双肺浸润影，不能完全用胸腔积液、肺不张、肺实变、肺结节或肺部占位来解释。

3. 呼吸衰竭不能完全用心力衰竭或液体过负荷来解释。

4. 氧合指数受损，$PaO_2/FiO_2 \leqslant 300$mmHg。

由于ARDS严重程度和管理策略与预后息息相关，所以在明确诊断为ARDS后需要即刻明确ARDS的严重程度（表23-1）。ARDS的严重程度是根据氧合指数受损的程度来划分的。

ARDS患者管理的要点是实行保护性肺通气策略，以通过控制潮气量≤6ml/kg（理想体重）和平台压≤30cmH_2O确保小潮气量以和低气道压通气。治疗目标是维持氧分压55~80mmHg或血氧饱和度88%~95%。

对于中重度ARDS，特别是对氧合指数<120mmHg的重度低氧血症患者，使用肌松药可以提高人机同步性，增加胸壁顺应性以及改善患者预后。氧合指数<150mmHg的患者，俯卧位通气可以降低死亡率，促进肺复张以及改善通气/血流比例。截至目前，吸入一氧化氮在ARDS的治疗中的生存获益还未被证实，但或许可以改变通气/血流比例来改善氧合。

本文上述的重度ARDS患者在尝试了各种有据可循的医学手段后效果甚微。在这种情况下，

表 23-1　ARDS 严重程度		
ARDS 严重程度	PaO_2/FiO_2	预计死亡率
轻度	200～≤300mmHg	27%
中度	100～≤200mmHg	32%
重度	<100mmHg	45%

ARDS. 急性呼吸窘迫综合征；PaO_2. 氧分压；FiO_2. 吸入氧浓度

应该考虑使用 V-V 体外膜氧合（ECMO）技术。

（二）体外膜氧合技术的证据

20 世纪 70 年代开始，ECMO 技术就被应用于严重呼吸衰竭患者的治疗，但是由于其技术复杂性和高风险限制了它的广泛应用。自 2009 年以来，更安全和生物相容性更高的 ECMO 技术在 2009 年 H1N1 禽流感流行期间获得了令人鼓舞的结果，以及比较传统机械支持与 ECMO 治疗严重成人呼吸衰竭（conventional ventilatory support versus extracorporeal membrane，CESAR）试验发表，在这些因素推动下，ECMO 的使用量激增。

CESAR 研究是一项多中心随机性研究，共纳入 180 例严重低氧呼吸衰竭患者，随机分为传统机械通气组和转至 ECMO 中心拟行 ECMO 治疗组。与传统机械通气组相比，ECMO 组患者生存率有所提高。然而这项结论的强度受到以下因素的影响：一部分随机化至 ECMO 组的患者并未即刻接受 ECMO 治疗，而 ECMO 转诊组中更多的患者接受了肺保护性通气治疗。对 CESAR 研究结果的进一步解读证实 ECMO 中心对严重呼吸衰竭患者的管理经验是临床获益的根本原因。

另外一项针对重度急性呼吸窘迫综合征的多中心研究（extracorporeal membrane oxygenation for severe acute respiratory distress syndrome，EOLIA）将患者随机分为 V-V ECMO 联合超保护性肺通气组与流程化肺保护性机械通气组，同时鼓励肌松药和俯卧位通气的应用。这项研究的主要观察终点是 60 天死亡率。研究拟入组 331 例患者，入组 249 例患者进行的第四次中期统计分析显示 ECMO 组未达到预计死亡率下降 20%，

因此 EOLIA 研究被提前终止。虽然未达到死亡率下降 20% 的目标，但是 ECMO 组 60 天死亡率下降 11% 的结果依然令人振奋。次要观察指标是治疗失败（被定义为 ECMO 组或对照组在满足严格标准后交叉至 ECMO 治疗后死亡），对比显示 ECMO 组优于对照组，相对死亡风险为 0.62（95%CI 0.47～0.82，$P<0.001$）。其他次要观察终点，无肾衰竭和其他脏器功能衰竭方面，ECMO 组也优于对照组。EOLIA 研究最显著的局限性是对照组交叉至 ECMO 组的发生率高达 28%，这就造成意向性分析时 ECMO 组获益下降的现象。鉴于 EOLIA 研究的高交叉率，事后分析研究显示 ECMO 组死亡率风险比为 0.51（95%CI 0.47～0.82，$P=0.055$）。保守解读 EOLIA 研究显示无阳性结果，但是 ECMO 组在所有三项主要指标和次要观察指标方面都优于对照组。

（三）患者选择

患者选择是 ECMO 成功实施最重要的因素。施行 V-V ECMO 治疗的 ARDS 患者需要满足重度 ARDS 的诊断标准。最佳标准来自 ELSO 指南和 EOLIA 研究的纳入标准，即使优化机械通气参数（小潮气量，平台压≤30cmH$_2$O，中高度呼气末正压）并适当的联合肌松药和俯卧位通气等治疗，仍存在氧合指数<80mmHg 或失代偿高碳酸血症性酸中毒（$PaCO_2$>60mmHg 时 PH<7.25）。ECMO 应当应用于 ARDS 的早期，而不是进展为纤维增生期或纤维化期。

ECMO 的主要禁忌证是任何疾病状态或脏器功能衰竭限制了 ECMO 的获益，如创伤性脑损伤，晚期肿瘤或失代偿性肝硬化。值得注意的

是，失代偿性慢性肺病患者不推荐接受 ECMO 治疗，但是 ECMO 治疗可以作为失代偿性慢性肺病患者等待肺移植的桥接方式。另外一些 ECMO 的相对禁忌证包括高龄，抗凝禁忌证，血管通路建立受限。

本例患者，在经过最佳的经典治疗后符合重度 ARDS 标准，气管插管＜ 7 天并且无其他禁忌证。随后接受了右侧股静脉和右侧颈内静脉置管的 V-V ECMO 辅助，在 ECMO 实施后患者的氧合显著改善（图 23-1）。

（四）ECMO 的工作原理

V-V ECMO 可以提供呼吸支持，是 ARDS 患者最常用的 ECMO 方式。在 V-V ECMO 中，血液通过大口径置管引流静脉血泵入氧合器。氧合器由半透膜分割成 2 个腔室，氧气和二氧化碳通过弥散的方式在半透膜进行气体交换（图 23-2）（译者注：原著疑有误，图文不符，文字部分为 V-A ECMO 的 Harlequin 综合征的描述）。静脉血流经一个腔室，另一个腔室持续给予气流（通常为纯氧）；经过氧合器后，血液二氧化碳浓度降低同时富含氧气。氧合后的血液通过静脉系统置

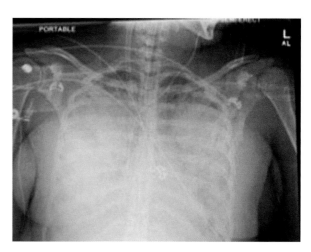

▲ 图 23-1　ECMO 置管后的胸片，显示右股静脉引流和右颈内静脉回输

管回到患者体内。它不提供直接的心脏支持，但或许可以通过改善冠状动脉氧供和降低低氧介导肺动脉高压的方式改善血流动力学。

V-V ECMO 的呼吸支持程度由 ECMO 回路的血流量决定，而 ECMO 回路的血流量在很大程度上受限于置管管径的大小。置管管径应与预计患者心排量相匹配 [CI 2.4L/(min·m^2)]，需要注意的是危重疾病状态下，患者的实际心排量可

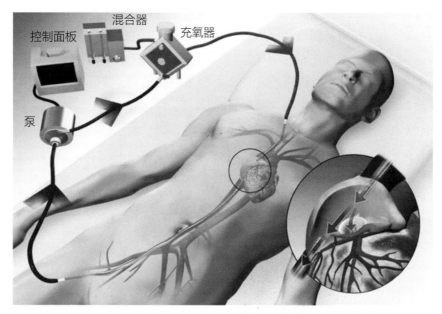

▲ 图 23-2　V-V ECMO 示意
从体外膜肺逆行回流的高氧合血与流经肺部被心脏排出的低氧合血混合，所形成的混合区（箭）在主动脉的位置将决定脑氧合是否充分

能远远高于预计心排量。ECMO 血流量大于实际心排量 60% 可以保证血氧饱和度>90%。然而，比血氧饱和度更重要的是维持足够的氧供，后者可以在更低的血氧饱和度时实现。

ECMO 的氧合主要依赖于血流量，二氧化碳的清除主要依赖于气流量。由于二氧化碳更易通过半透膜弥散，即使在低流量的情况下，只要给予持续气流仍然能够有效清除二氧化碳。

（五）ECMO 的管理

ECMO 运行后，呼吸机设置必须应用超保护性肺通气策略（肺休息）的方式保护受损的肺组织。机械通气参数设置为呼吸频率<10 次/分，呼气末正压 10～12cmH$_2$O，吸入氧浓度≤50%，平台压≤24cmH$_2$O（容量控制通气模式），峰压≤25cmH$_2$O（压力控制通气模式）。虽然部分患者在 ECMO 治疗期间可以脱离呼吸机且仅需要 ECMO 提供气体交换，但是这项技术只能在特定人群和经验丰富的 ECMO 中心施行。除外严重血流动力学障碍或其他有据可循的液体复苏需求，维持液体负平衡状态对减轻肺水肿和改善体内气体交换是有利的。

为预防 ECMO 回路和氧合器内血栓形成，在接受 ECMO 治疗期间通常给予静脉持续输注肝素维持低水平抗凝状态（如维持部分活化凝血酶原时间 40～60s）。由于抗凝和管路相关消耗性凝血功能障碍，出血是 ECMO 治疗期间最常见的并发症。虽然现代化和生物相容性更高的材料被应用于 ECMO 技术以及抗凝药物剂量的减少，出血的发生率和严重程度也在降低，但是临床医生仍应谨慎平衡血栓和出血的问题。

（六）ECMO 撤机

在 ECMO 治疗 7 天后，本例患者胸部影像学显示肺部渗出有所改善，积极利尿同时氧合明显改善。您的住院医师询问您如何确定患者能够撤离 ECMO。

目前临床上存在多种方法来确定撤离 ECMO，无论采取何种方法，一旦患者临床情况改善，均需降低 ECMO 支持强度以评估自身呼吸功能储备情

况是否适合拔管。通常情况下，维持血流速度不变的同时，逐步降低 ECMO 的输入氧浓度（FdO$_2$）和通气量。呼吸机设置应该调整到可以耐受没有 ECMO 支持的水平，以确保在患者拔管后出现失代偿时有足够的氧合和通气缓冲。在撤机过程中，应当监测患者是否存在呼吸急促，同时监测动脉血气来确认酸碱状态是否可接受。一旦 ECMO 降低到最低设置水平（FdO$_2$ 0.21，气流量 0.8L/min），在拔管之前尝试"关闭气流"试验。关闭 ECMO 通气，氧合器中血流继续循环而气体交换停止。如果患者能够维持足够的动脉氧合和二氧化碳清除，可以准备拔管。拔管前，肝素应保留约 1h。经皮放置的插管可以在床边取出，直接按压止血。

二、病例回顾

再次回顾患者目前的 ECMO 和呼吸机参数以及最新的动脉血气分析，大家同意患者已经满足 ECMO 撤机试验的条件。随后调整患者呼吸机参数：呼吸频率 14 次/分，潮气量提高至 6ml/kg（理想体重），平台压 24cmH$_2$O，PEEP 10cmH$_2$O，吸入氧浓度 50%。逐步降低 FdO$_2$ 并以 1L/min 的速度降低气流量，关闭气流试验 30min。患者呼吸频率没有明显增加，动脉血气分析提示：pH 7.41，PaCO$_2$ 38mmHg，PaO$_2$ 105mmHg。患者成功撤离 ECMO，3 天后拔除气管插管改为鼻导管吸氧。住院 14 天后，患者顺利出院回家。

要点谨记

1. 对于优化呼吸机设置和治疗措施后仍符合重度 ARDS 标准（氧化指数<80mmHg 或 pH<7.25 且 PaCO$_2$>60mmHg）患者，V-V ECMO 是一种重要的挽救性治疗措施
2. 患者病情可逆并且处于 ARDS 的早期。
3. ECMO 血流速度是 ECMO 过程中氧合的主要决定因素
4. ECMO 通气量是 ECMO 过程中二氧化碳清除的主要决定因素
5. 接受 ECMO 治疗的患者应采用"肺休息"的通气策略

推荐阅读

[1] Ranieri VM, Rubenfeld GD, Thompson BT, et al. Acute respiratory distress syndrome: the Berlin definition. *JAMA*. 2012;307(23):2526-2533.

[2] Paden ML, Conrad SA, Rycus PT, et al. Extracorporeal life support organization registry report 2012. *ASAIO J*. 2013; 59:202-210.

[3] Peek GJ, Mugford M, Tiruvoipati R, et al. Efficacy and economic assessment of conventional ventilatory support versus extracorporeal membrane oxygenation for severe adult respiratory failure (CESAR): a multicentre randomised controlled trial. *Lancet* 2009;374(9698):1351-1363.

[4] Combes A, Hajage D, Capellier G, et al. Extracorporeal membrane oxygenation for severe acute respiratory distress syndrome. *N Engl J Med*. 2018;378(21):1965-1975.

[5] Schmidt M, Tachon G, Devilliers C, et al. Blood oxygenation and decarboxylation determinants during venovenous ECMO for respiratory failure in adults. *Intensive Care Med*. 2013;39(5):838-846.

[6] Agerstrand CL, Burkart KM, Abrams DC, et al. Blood conservation in extracorporeal membrane oxygenation for acute respiratory distress syndrome. *Ann Thorac Surg*. 2015;99(2):590-595.

[7] Agerstrand C, Bacchetta MD, Brodie D. ECMO for adult respiratory failure: current use and evolving applications. *ASAIO J*. 2014;60(3):255-262.

第24章　心源性休克患者体外生命支持的关键要素

Critical Concepts in Extracorporeal Life Support for Cardiogenic Shock

Juan C. Diaz Soto　Justin A. Fried　A. Reshad Garan　著

田　锐 译　安　朝　张伯尧 校

患者，男，62岁，因左心室（LV）射血分数30%和重度二尖瓣关闭不全而接受冠状动脉搭桥手术。在体外循环撤机期间，他出现低血压，于是通过患者股静脉和动脉进行静脉-动脉体外生命支持（extracorporeal life support, ECLS）。通过右侧桡动脉导管测得的动脉压为8mmHg，测得的氧分压（partial pressure of oxygen, PaO_2）为180mmHg。在接下来的2天里，患者的血流动力学有所改善，但逐渐出现低氧血症，动脉压现在为30mmHg。

接下来你要做什么？

一、讨论

动-静脉体外膜氧合（venoarterial extracorporeal membrane oxygenation, V-A ECMO），也称为ECLS，越来越多地用于支持难治性心源性休克和心肺衰竭的患者。V-A ECMO是体外循环的简化形式，可提供循环支持和气体交换。V-A ECMO回路的基本组件包括：静脉引流导管、离心泵、膜氧合器、热交换器和动脉灌注套管。静脉引流导管，通常管径为19～25F，通过股静脉、右颈内静脉或锁骨下静脉从下腔静脉、右心房和上腔静脉引出未经氧合的静脉血，通过体外泵进入氧合器并进行气体交换。热交换器用于防止血液体外输送时的热量损失。经过氧合的血液通过动脉插管进入患者的动脉系统，动脉导管直径通常为15～19F。插管可以是中央（通常是右心房-主动脉）或外周。外周插管通常通过股静脉、动脉进行，但往往针对患者的特定情况进行调整。

与其他形式的临时机械循环支持装置相比，比如经皮心室辅助装置（ventricular assist devices, VAD）等，V-A ECMO具有几个明显的优势：能够提供强大的血流动力学支持（基于插管尺寸可提供最高达6L/min的血流）；可以在包括心搏骤停在内的各种临床场景中快速应用，因为既不需要透视也不需要超声心动图引导完成置管。此外，V-A ECMO可以提供气体交换以支持伴有呼吸衰竭的患者。与其他循环支持设备相比，由于ECMO插管的直径较粗，血管并发症可能更常见。另外一个主要缺点是ECMO可能增加LV后负荷，从而导致循环和呼吸功能受损。

（一）V-A ECMO的适应证和禁忌证

V-A ECMO可以稳定心源性休克患者。然而，导致休克的潜在病因对于确定ECMO的应用和患者预后至关重要。原发性缺血性心脏病（如急性心肌梗死）和非缺血性病变包括暴发性心肌炎、围产期心肌病、失代偿性肺动脉高压和心脏移植后导致心源性休克的原发性移植物衰竭是

V-A ECMO 的常见适应证，并且代表了异质的术后患者群体。V-A ECMO 还可以作为大面积肺栓塞患者进行确定性治疗的桥接手段。在特定情况下，对心跳呼吸骤停患者进行心肺复苏时，启动高级生命支持的同时启动 V-A ECMO，可以尽快恢复患者循环，这往往被称为体外生命支持辅助心肺复苏。

尽管 V-A ECMO 具有广泛的适用性，但也存在许多禁忌证：严重的不可逆的终末期非心脏器官衰竭（如严重缺氧性脑损伤）、不考虑移植或长期 VAD 的不可逆心力衰竭、严重的主动脉瓣关闭不全和主动脉夹层。在开始 V-A ECMO 支持之前，临床医生应确定支持的预期目标和心脏恢复的可能性。V-A ECMO 不适用于心脏恢复可能性低的患者，或者不适合进行永久性 VAD 或心脏移植而无后续桥接治疗的患者。相对禁忌证包括严重凝血功能障碍或无法抗凝和严重外周动脉疾病的患者。

（二）V-A ECMO 生命支持的患者选择

选择合适的患者是 V-A ECMO 取得良好疗效的重要条件。目前关于 V-A ECMO 支持的患者的数据大都来源于一些回顾性、注册和大型单中心研究。尽管有这些限制，但还是出现了一些共同性的问题。支持指征或休克的潜在病因是治疗结果的主要驱动因素。据报道，心脏移植后接受 V-A ECMO 支持的严重原发性移植物衰竭患者的住院生存率超过 80%，急性心肌梗死和急性失代偿性心力衰竭患者的生存率约为 50%，心脏手术后休克患者行 V-A ECMO 支持的生存率仅为 30%。高龄、糖尿病、慢性肾病和慢性阻塞性肺疾病与 V-A ECMO 并发症和早期死亡风险相关。开始 V-A ECMO 支持时，高乳酸水平以及肝肾功能障碍已被确定为死亡率增加的独立危险因素。已有预后评分系统，如 V-A ECMO 生存评分，其中包含许多变量，可以指导临床医生选择合适的 V-A ECMO 患者。鉴于 V-A ECMO 支持的高死亡率、发病率、成本和费效比问题，要综合考虑上述的各种因素，以选择合适的患者。

（三）V-A ECMO 患者的管理

了解 V-A ECMO 的潜在并发症和血流动力学影响，对于识别和减轻治疗相关风险、避免"陷阱"至关重要。

1. 动脉插管可能会影响到插管侧肢体的灌注

如果动脉灌注导管的直径相对于插入动脉过大，可能会减少动脉远端的血流量，导致肢体缺血。另外放置一根远端灌注导管（如当股总动脉插管进行灌注时，在股浅动脉内插管行远端灌注）有助于预防这种并发症。

2. V-A ECMO 与心肺并行运行

静脉血通过引流管流向 ECMO 回路，在外周 ECMO，引流管通常通过股静脉进入下腔静脉的肝内部分。血液在 ECMO 回路中氧合和排出二氧化碳后，通过位于股动脉内的灌注导管返回体内。这种方式使 ECMO 回路与心肺平行运行（图 24-1）。流经 ECMO 回路的血液将绕过心肺循环，因此总心输出量将是流经体外回路的血流和心脏输出的总和。增加 V-A ECMO 血流量将导致通过患者自身心肺循环的血液减少，反之亦然。

3. 外周 V-A ECMO 增加左心室后负荷

从 ECMO 回路返回的氧合血液在压力下重新注入股动脉（下肢插管时），并以逆行方式注入主动脉，同时心脏继续反方向泵血（即顺行）。为了泵血，左心室必须克服来自回路的逆向血流所增加的阻力。这会导致心脏做功和后负荷增加。

4. 严重左心室功能障碍时可能需要左心室"排空"

在严重左心室功能障碍的情况下，心室可能无法克服 ECMO 运行带来的后负荷增加。这将导致左心室射血减少，在极端情况下，可能导致主动脉瓣完全关闭。射血的评估可以通过连续超声心动图、主动脉瓣开瓣情况或观察动脉搏动波形来进行。左心室射血障碍可能导致左心室舒张末压升高，并可能导致明显的肺充血。它还可能导致左心室扩张，损害冠状动脉灌注并阻碍心肌

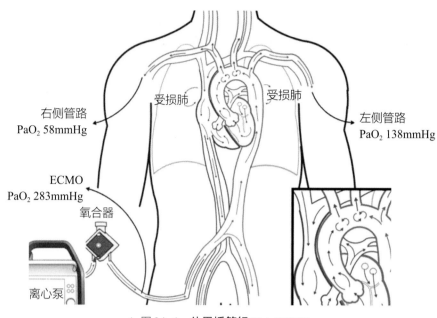

右侧管路
PaO₂ 58mmHg

受损肺

受损肺

左侧管路
PaO₂ 138mmHg

ECMO
PaO₂ 283mmHg

氧合器

离心泵

▲ 图 24-1　外周插管行 V-A ECMO

恢复。此外，左心室或主动脉根部的血流淤滞可能会导致血栓形成。这种情况可以通过正性肌力药物（以增加心肌需氧量为代价）和（或）定期调整 ECMO 血流量以促进左心室射血来预防。减少 ECMO 血流量可以减少左心室后负荷，并将血液从 ECMO 回路转移到患者自身心肺循环，从而增加左心室前负荷。如果减少 ECMO 流量不可行（存在持续的、严重的血流动力学不稳定），可以采取促进左心室减压（称为排空）的干预措施，以降低与左心室压力过负荷相关的风险。可能的方法包括：放置主动脉内球囊反搏以通过减少左心室收缩期间的后负荷来促进射血，放置经皮左心室辅助装置（如 Impella、Danvers、MA）或心室插管以直接引流左心室。

5. 伴随的呼吸衰竭可导致上半身低氧血症（差异性低氧血症）

ECMO 运行时，在主动脉会有一个点，在这个点，流经肺循环并由左心室以顺行方式射出的血液会与通过股动脉从 ECMO 回路逆行返回的血液相遇并混合，这种混合的具体位置取决于 ECMO 回路和患者心脏占总心输出量的相对比例。重要的是要认识到，该位置两侧的血液具有截然不同的血氧饱和度。在心脏功能差和高ECMO 流量的情况下，该位置位于更靠近心脏的位置（升主动脉或主动脉弓），而在较高的患者自身心输出量下，该位置在主动脉远端（远端主动脉弓或降主动脉）。

了解这个血氧饱和度混合区的存在和位置对于呼吸衰竭患者 V-A ECMO 管理至关重要。在肺部疾病（急性或慢性）的情况下，心脏射出的血液可能氧合较差。如果该混合区位于头臂动脉起点的远端，则心脏射出的血液将灌注头部血管，从而有可导致脑缺氧的风险。混合区在主动脉中的确切位置将决定患者自身心肺循环和 ECMO 回路在灌注大脑中的相对比例。确定混合区的确切位置具有挑战性，但右上肢血液中足够的氧饱和度可确保灌注大脑的血液充分氧合。如果不是这种情况（就像对病例的关注一样），则增加ECMO 流量将使混合区的位置更靠近心脏，从而允许来自 ECMO 回路的含氧血液更接近主动脉弓（以增加左心室后负荷为代价）。在无法达到满意的上半身氧合的难治性情况下，应考虑重新配置ECMO 插管（添加第 2 个静脉插管以重新注入氧合血液）以防止缺氧性脑损伤。

6. 从外周 V-A ECMO 撤机

V-A ECMO 患者撤机，首先要确定心脏和（或）肺功能有所改善。相关恢复迹象包括停止使用升压药、正性肌力药物以及动脉压改善，心功能恢复可以通过超声心动图确认。一旦决定停止 V-A ECMO 支持，在血流动力学和血气参数的监测下，缓慢降低 ECMO 的血流量。连续超声心动图评估有助于早期识别撤机失败。需要注意的是，由于 V-A ECMO 与心肺循环并行，应避免任何降低 ECMO FiO_2 的尝试，以防止医源性右向左分流，从而导致低氧血症。由于 ECMO 回路输送到动脉循环的血液不通过患者的肺循环，因此降低 ECMO 的 FiO_2 会将乏氧血液输送到动脉系统。最后，如果患者的心功能恢复在呼吸功能恢复之前，可以考虑从 V-A ECMO 转为静脉 - 静脉体外膜氧合(venovenous extracorporeal membrane oxygenation，V-V ECMO)，以降低与动脉插管相关的风险。

二、病例回顾

患者目前血流动力学稳定，正在接受两种正性肌力药物和小剂量血管升压药物，连续超声心动图显示在 V-A ECMO 撤机期间的双心室功能得到改善。然而，他的氧气需求仍然很高，肺顺应性也很差。因此，医生决定拔除动脉插管，重新置一根股静脉插管，转换为 V-V ECMO。过程中患者病情平稳，仅增加了少量的正性肌力药物。接下来的一周里，在完善的医疗管理下，患者肺功能得到改善，并撤离了 V-V ECMO。

要点谨记

1. V-A ECMO 不能治疗患者本身的心血管疾病；它仅在患者心肺衰竭期间提供机体的器官灌注

2. V-A ECMO 提供的血循环与患者自身的心肺循环平行，并且实际上可能对患者心脏产生负性的血流动力学影响

3. 外周 V-A ECMO，可能出现差异性低氧血症，患者全身血管的氧含量差异可能很大

4. 为尽量减少血管并发症的风险，患者应尽快安全地撤离 V-A ECMO

推荐阅读

[1] Schmidt M, Burrell A, Roberts L, et al. Predicting survival after ECMO for refractory cardiogenic shock: the survival after veno-arterial-ECMO (SAVE)-score. *Eur Heart J.* 2015; 36:2246-2256.

[2] Muller G, Flecher E, Lebreton G, et al. The ENCOURAGE mortality risk score and analysis of long-term outcomes after VA- ECMO for acute myocardial infarction with cardiogenic shock. *Intensive Care Med.* 2016;42:370-378.

[3] Khorsandi M, Dougherty S, Bouamra O, et al. Extracorporeal membrane oxygenation for refractory cardiogenic shock after adult cardiac surgery: a systematic review and meta-analysis. *J Cardiothorac Surg.* 2017;12:55.

[4] Cheng R, Hachamovitch R, Kittleson M, et al. Complications of extracorporeal membrane oxygenation for treatment of cardiogenic shock and cardiac arrest: a meta-analysis of 1,866 adult patients. *Ann Thorac Surg.* 2014;97:610-616.

[5] Meani P, Gelsomino S, Natour E, et al. Modalities and effects of left ventricle unloading on extracorporeal life support: a review of the current literature. *Eur J Heart Fail.* 2017;19(suppl 2):84-91.

[6] Hoeper MM, Tudorache I, Kühn C, et al. Extracorporeal membrane oxygenation watershed. *Circulation.* 2014; 130: 864-865.

[7] Jayaraman AL, Cormican D, Shah P, Ramakrishna H. Cannulation strategies in adult veno-arterial and venovenous extracorporeal membrane oxygenation: techniques, limitations, and special considerations. *Ann Card Anaesth.* 2017;20(suppl):S11-S18.

第 25 章　原位心脏移植围术期管理
Orthotopic Heart Transplant Management

Arterm Emple　Kelly M. Axsom　著
周　炜　陶　芸　译　　金　祺　校

患者，男，55 岁，装有左心室辅助装置（LVAD），因缺血性心肌病患者行原位心脏移植术（orthotopic heart transplant, OHT），给予维生素 K 和凝血酶原复合物改善凝血功能，撤离体外循环前，常规予吸入一氧化氮，并加用去甲肾上腺素、多巴酚丁胺、多巴胺和米力农等增强患者右心室（right ventricular, RV）收缩，患者此时为窦性心动过速，心率 105 次 / 分，中心静脉压（CVP）为 6mmHg，肺动脉压（pulmonary artery pressure, PAP）为 32/12mmHg，混合静脉血氧饱和度 72%，心指数为 2.8L/(min·m²)。

3h 后，患者出现循环不稳，需要更大剂量的血管活性药物才能维持，此时患者 CVP 为 20mmHg，PAP 较之前明显升高，呼吸状态不断恶化，出现人 – 呼吸机不协调。

接下来你要做什么？

一、讨论

OHT 和 LVAD 是终末期心力衰竭的主要治疗方法，而心脏移植被公认为"金标准"疗法。许多患者植入 LVAD 后桥接至原位心脏移植（bridge to transplantation，BTT），而这些患者因反复胸骨切开、术前服用维生素 K 拮抗药和抗血小板药物，以及持续血流心室辅助装置（ventricular assist devices，VAD）导致获得性血管性血友病，

使术中出血风险增加，且大部分受体由于基础疾病，肺血管床收缩充血，术后增加新移植心脏右心室后负荷。因此，术后都常规给予患者吸入性肺血管扩张药，同时，在脱离体外循环前，给予正性肌力药物支持患者右心室功能。

心脏移植术后出现新发低血压一般提示出血、术后血管麻痹、心脏压塞、肺动脉压危象、原发性移植物衰竭或急性右心衰竭等引起的低血容量。当临床出现此类危急情况时，应立即查看患者手术切口、胸管引流量、尿量等，并行有创性床边监测，评估患者临床状况。床边经胸超声心动图可以直接排除危及生命的临床病理状况（如心脏压塞、右心衰竭和气胸等），而且可以直接诊断是否存在低血容量和双心室功能障碍。当然，经胸超声心动图可能会受限于胸腔内气体和胸管的影响，此时可以通过经食管超声心动图来评估患者的血流动力学状况（表 25-1）。

二、病例回顾

在床旁，你观察到患者较烦躁，CVP 上升至 14mmHg，PAP 上升到 45/20mmHg，乳酸从 5mmol/L 降至 3mmol/L，此时血管活性药物泵入剂量没有增加。加大患者的镇静深度，并给予更高分钟通气量的肺保护性通气策略。几分钟内患者的低血压得到纠正，CVP 和 PAP 也慢慢降至

临床状况	超声影像	CVP	CO/CI	PAP
心包压塞	• 舒张末期右心房塌陷，右心室塌陷，下腔静脉扩张 • 心包内积液	↑	↓	变化
肺动脉高压，右心室衰竭	• D 型左心室 • 胸骨旁长轴右心室 > 0.5 左心室	↑	↓	↑
出血	• 超活跃左心室收缩 • 收缩期乳头肌 Kissing 征	↓	↓	↓

表 25-1　危及生命的临床状况的超声心动图影像和床边血流动力学参数

CO/CI. 心输出量 / 心指数；CVP. 中心静脉压；PAP. 肺动脉压

正常水平。然而，几小时后，又反复出现了血流动力学不稳的情况。

CVP 和 PAP 升高的低血压应该将主要病理定位于右心室或肺血管床，由于心脏移植后出现右心室功能障碍的发生率高且死亡率也高，临床工作中应尽早识别并进行相应处理。移植术后右心室功能障碍的病因可分为原发性和继发性，而继发性移植物功能障碍的主要诱因包括超急性排斥反应（见第 26 章）、右心室容量或压力超负荷、供心长时间缺血、再灌注损伤和肺动脉吻合处的机械性梗阻。

在处理此类患者时，应充分认识到供心的右心室对容量和压力反应的脆弱性，应尽量去除引起肺血管阻力升高的因素，并谨慎评估和管理右心室的前负荷，因为右心室容量和压力的急性变化可引起右心室扩张、收缩力下降、右心室缺血和三尖瓣反流。很多时候，呼吸机通气的不协调易引起高碳酸血症和酸中毒，进一步升高肺血管阻力，增加右心室后负荷，从而导致右心衰竭。图 25-1 详细展示了这种情况导致低血压的一系列事件。

如前所述，应结合实验室数据，重视在床边进行初始评估，可以综合各项临床结果确定评估终末脏器灌注的标志物。精神状态、尿量以及毛细血管充盈是敏感指标，但不具有特异性。如果不伴有肝衰竭所致的清除障碍，乳酸水平增高或逐渐上升是评估灌注的特异性标志。当缺血时，细胞由有氧代谢转化为无氧代谢，产生乳酸。应用 Fick 方程，以混合静脉血氧饱和度评估外周组织的摄氧，是一种间接测定心排量的方法。乳酸的明显增加或混合静脉血氧饱和度明显下降，可视为循环衰竭的标志。治疗策略包括优化血管活性药物支持以及扩张肺血管，降低肺动脉阻力。如果药物治疗需进一步升级，考虑患者出现原发性移植物功能障碍（primary graft dysfunction, PGD）时，应与外科团队共同讨论机械循环支持的启动［如主动脉内球囊反搏、Impella、体外膜肺氧合（ECMO）或临时左心室辅助装置］。让我们再次回到该患者，此时他的胸管引流液很少，中心静脉压增高至 22mmHg，肺动脉压为 48/32mmHg，心指数为 1.8L/(min·m^2)，乳酸上升至 7mmol/L，升压需求增加，并且尿量减少，超声心动图不支持心脏压塞。外科手术团队迅速赶到床旁，考虑患者出现术后 PGD，决定给予 V-A ECMO 支持。

PGD 是指在排除相关可能原因，术后 24h 内发生的左心室、右心室或双心室功能障碍。虽然 PGD 的发病机制不明，但被认为是供体、受体及手术相关因素共同致病。临床观察数据表明，长期连续流 LVAD 作为 BTT 的支持，术前存在右心室功能障碍，以及移植前使用胺碘酮均可能导致患者术后 PGD 发生的风险增加。或

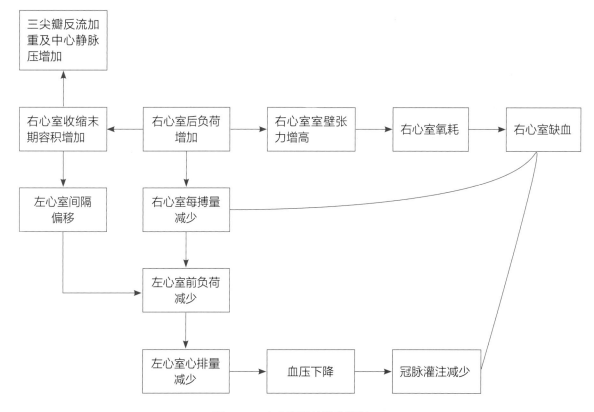

▲ 图 25-1　右心衰竭的发病机制

者，可以通过 RADIAL 评分识别 PGD 高危患者，RADIAL 评分主要包括以下指标，每个指标为 1 分：右心房压≥10mmHg、受者年龄≥60岁、糖尿病、正性肌力药物依赖、供者年龄≥30岁，以及缺血时间≥240min。评分越高，死亡率越高。

　　一旦诊断为 PGD，应最大限度给予升压药、正性肌力药物及肺血管扩张药，同时与手术团队沟通，考虑早期机械循环支持，核心策略包括 IABP、ECMO 或临时心室辅助装置（左心室辅助装置，右心室辅助装置，双心室辅助装置）。对于原发性右心室 PGD，如果药物治疗效果不佳，应尽早考虑经外周置管的 V-A ECMO辅助，疗效显著。PGD 与移植术后 30 天死亡率密切相关，但术后发生 PGD 的康复患者远期生存率与无 PGD 病史的原位心脏移植患者相当。

要点谨记

1. 心脏移植后进行早期强化血流动力学监测对于治疗至关重要
2. 原发性移植物功能障碍（PGD）应与继发性移植物功能障碍相区分
3. 如果怀疑 PGD，应咨询外科手术团队，考虑早期机械循环支持的介入
4. 术后发生 PGD 的危险因素包括以下几点
   - 右心房压≥10mmHg
   - 受体年龄≥60 岁
   - 糖尿病史
   - 正性肌力药物依赖的受体
   - 供体年龄≥30 岁
   - 缺血时间≥240min
   - 长期持续血流左心室辅助装置支持
   - 术前右心室功能障碍
   - 术前胺碘酮的使用
5. 通常，右心室对容量和压力负荷极其敏感，尤其是在移植心脏中，对于前负荷和后负荷应审慎管理

推荐阅读

[1] Kobashigawa J, Zuckermann A, Macdonald P, et al. Report from a consensus conference on primary graft dysfunction after cardiac transplantation. *J Heart Lung Transplant.* 2014;33(4):327-340.

[2] Ha YR, Toh HC. Clinically integrated multi-organ point- of-care ultrasound for undifferentiated respiratory difficulty, chest pain, or shock: a critical analytic review. *J Intensive Care.* 2016;4(1):54.

[3] Vega E, Schroder J, Nicoara A. Postoperative management of heart transplant patients. *Best Pract Res Clin Anaesthesiol.* 2017;31(2):201-213.

[4] Konstam MA, Kiernan MS, Bernstein D, et al. Evaluation and management of right-sided heart failure: a scientific statement from the American Heart Association. *Circulation.* 2018;137(20):e578-e622.

[5] Truby LK, Takeda K, Topkara VK, et al. Risk of severe primary graft dysfunction in patients bridged to heart transplantation with continuous-flow left ventricular assist devices. *J Heart Lung Transplant.* 2018;37(12):1433-1442.

第26章　原位心脏移植排斥反应和免疫抑制治疗

Orthotopic Heart Transplant Rejection and Immunosuppression

Kevin J. Clerkin　Maryjane A. Farr　著

唐杨烽　译　　金祺　校

患者，男，54岁，因"气急4天"入院，患者于14个月前因非缺血性扩张型心肌病和轻微冠状动脉血管病变［国际心肺移植协会（International Society for Heart & Lung Transplantation, ISHLT）定义的移植心脏血管病变（cardiac allograft vasculopathy, CAV）1］接受心脏移植手术。患者2周前门诊就诊，无不适主诉，他克莫司血药浓度维持在治疗水平；心电图（electrocardiogram, ECG）显示Ⅰ度房室传导阻滞（PR间期较之前延长120ms），转氨酶升高至正常上限的2倍。随后2周，患者出现渐进性加重的劳力性呼吸困难、端坐呼吸和阵发性夜间呼吸困难。患者因此前往医院急诊室就诊，血压正常，心率每分钟50余次，体格检查显示颈静脉怒张、舒张早期奔马律、双肺底湿啰音及Ⅰ度双下肢水肿。ECG显示心率每分钟50余次，心房扑动伴室性逸搏心律。

接下来你要做什么？

一、讨论

（一）超急性排斥反应

超急性排斥反应是一种发生在移植术后早期的灾难性并发症。此排斥反应类型多见于预存供者特异性抗人白细胞抗原抗体的存在或ABO血型不匹配，目前因移植前虚拟和前瞻性交叉匹配已成为常规，此排斥反应类型并不常见。超急性排斥反应常于供心恢复供血后不久发生，病因为泛血管内皮损伤和血栓形成。

（二）急性细胞性排斥反应

受者T细胞对供心的免疫激活可导致急性细胞性排斥反应（acute cellular rejection，ACR）。20世纪90年代，约40%的患者在移植术后1年内出现ACR，需住院治疗；随着监测手段和免疫抑制治疗方案的优化，目前不到13%的患者在移植术后1年内出现需要干预的排斥反应。ACR在移植术后6个月内发生风险最高。心内膜心肌活检术是诊断ACR的金标准，根据严重程度将ACR病理分级，依次分为0级、1R级、2R级和3R级。移植术后1年内的心肌活检需按一定流程进行（例如，1个月内每周1次，1个月后每2周1次，4个月后每月1次，6个月后每2个月1次）。若患者有症状或临床怀疑有排斥反应，也应进行心肌活检。

ACR的临床表现因患者而异，可能无症状。不到10%的患者伴有临床症状，主要以心力衰竭的症状为特征：运动耐量下降、端坐呼吸、阵发性夜间呼吸困难、心悸、晕厥前兆和腹部饱胀/淤血。体格检查可发现与失代偿性心力衰竭相关的体征：颈静脉压升高、舒张早期奔马律、肺水肿、肝下缘可触及、外周水肿和四肢冰冷。患者ECG可出现房性心律失常（心房颤动、心房扑动或期前收缩）、QRS波低电压或心电传导异常。超声心动图可显示射血分数降低，如发现舒张功能受损和心肌肥厚则提示心肌水肿。右心导管检查可进一步评估血流动力学损害情况，监测心脏充盈压和心输出量。

ACR的治疗取决于排斥反应的病理分级、症状和血流动力学。轻度ACR（无血流动力学损害的1R或2R级）可口服泼尼松［1～3mg/(kg·d)，持续3～5天］治疗。

任何级别（1R级、2R级或3R级）的有症状ACR均采用静脉内脉冲式注射类固醇治疗（例如，注射用甲泼尼龙琥珀酸钠1000mg/d，持续3天），然后改为口服并逐渐减量。若ACR合并血流动力学损害（表26-1），推荐使用抗胸腺细胞球蛋白（anti-thymocyte globulin，ATG）。因细胞因子持续释放，还可能出现除血清病外的全身炎症反应（发热、寒战、肌肉痛、皮疹），以及白细胞减少症和血小板减少症，这种情况下需要减少类固醇剂量。类固醇使用剂量为1～1.5mg/(kg·d)，持续5～14天，每次给药前给予对乙酰氨基酚、苯海拉明和糖皮质激素减少不良反应。可通过检测CD3$^+$T淋巴细胞簇水平来监测ATG的效果。在治疗排斥反应期间，需继续免疫抑制维持治疗，条件允许可将环孢素更换为他克莫司、硫唑嘌呤更换为吗替麦考酚酯。患者通常在1周后再次进行心肌活检以评估疗效。

（三）抗体介导的排斥反应

抗体介导的排斥反应（antibody-mediated rejection，AMR），既往又称为体液性排斥反应或血管性排斥反应，不同于ACR由T细胞介导，AMR主要由抗体介导。AMR常发生于心脏移植术后早期，但各期均可发生。10%的AMR同时合并ACR。尽管供者特异性抗体（donor-specific antibodies，DSA）在AMR的发生中不是必要因素，但两者之间有较强的相关性。其他诱发AMR的危险因素包括巨细胞病毒、其他

表26-1 急性细胞性排斥反应时血流动力学损害的情况

心指数	降低，<2.0L/(min·m^2)
肺毛细血管楔压	增加，>15mmHg
低血压	需要正性肌力药、血管加压药或机械循环支持

感染及移植前致敏。AMR的诊断依据病理分级（pathologic AMR，pAMR），根据严重程度依次分为0级、1i级或1h级、2级和3级。AMR临床表现为从无症状到心源性休克症状。与ACR类似，AMR超声心动图通常表现为收缩和舒张功能障碍，右心导管检查对血流动力学损害具有诊断价值。

AMR具有持续性和反复性，临床治疗困难，且增加CAV的发病及死亡风险。治疗重点在于抗体的中和、消除及抑制抗体进一步产生。AMR的治疗方案包括脉冲式注射类固醇（1000mg/d，持续3天）、血浆置换（每个疗程3～7次，1～2个疗程）以及静脉注射免疫球蛋白（血浆置换后0.5～1mg/kg，持续3～5天）。其中ATG的剂量与治疗ACR中使用的剂量一致。针对DSA的辅助治疗有利妥昔单抗（每周375mg/m^2，持续4周），它是一种针对CD20的单克隆抗体，存在于除终末浆细胞外的所有B细胞上。另外一种治疗药物硼替佐米是一种蛋白酶体抑制药，可介导合成抗体的浆细胞发生凋亡，使用剂量为1.3mg/m^2，每3～5天服用4剂。依库珠单抗是一种抗C5单克隆抗体，临床上不常用，它可抑制补体攻膜复合物的形成，补体攻膜复合物是介导内皮损伤的补体级联反应的最后一步。

（四）急性排斥反应的治疗

患者出现气急、心电传导异常和转氨酶升高提示存在排斥反应和移植物功能障碍。

患者的初步评估

需着重评估：目前症状？血流动力学是否稳定？是否有心功能不全或心力衰竭的症状？是否

有心律失常或心电传导异常？是否有必要转入重症监护室？

二、病例回顾

患者血流动力学稳定，心律不稳定。移植术后约 10% 的患者可出现任何形式的房室传导阻滞。90% 有房性心律失常的患者可出现排斥反应，而 36% 无房性心律失常的患者可出现排斥反应。患者如合并重度房室传导阻滞，即使近期无心内膜心肌活检术或心脏手术病史，其心脏停搏和心源性猝死的风险仍可能增加。因此，该患者植入了起搏器并转入重症监护室进一步监测及治疗。

（一）初始治疗

因临床怀疑有排斥反应，患者在重症监护室接受脉冲式注射类固醇（注射用甲泼尼龙琥珀酸钠 1000mg/d，持续 3 天）治疗。当怀疑有排斥反应时，无须等待最终确诊证据，及时使用类固醇治疗是很重要的。患者床旁行经胸超声心动图检查显示双心室功能降低，故使用多巴酚丁胺给予正性肌力和正性变时治疗。尽管如此，患者仍有心房扑动，以及与重度房室传导阻滞相关的心室低反应性。还使用了临时起搏器进行干预。

患者进一步接受右心导管检查、心内膜心肌活检术和经静脉临时起搏器植入术。右心导管结果显示血流动力学损害［肺毛细血管楔压 23mmHg，多巴酚丁胺以 5μg/(kg·min) 注射时心指数为 1.9］。患者在脉冲式注射类固醇治疗基础上使用 ATG（1mg/kg，持续 5 天）治疗。在 ATG 治疗过程中需密切监测白细胞减少症和血小板减少症，同时应用对乙酰氨基酚、苯海拉明和皮质类固醇进行预处理以减轻不良反应。尽管治疗方案因医疗机构而异，如出现白细胞减少症［白细胞计数（white blood cell count，WBC）2000～3000 或绝对中性粒细胞计数（absolute neutrophil count，ANC）1000～1400］或血小板减少症（血小板 50 000～70 000）需将给药剂量减半，如出现严重的白细胞减少症（WBC<2000 或 ANC<1000）

或血小板减少症（血小板<50 000）需暂停下次给药。在接受大剂量类固醇和免疫细胞治疗后，患者需使用以下药物进行感染预防：制霉菌素（预防口腔念珠菌病）、甲氧苄啶-磺胺甲噁唑（预防肺孢子菌肺炎）和阿昔洛韦或伐昔洛韦（预防疱疹病毒感染）。缬更昔洛韦可替代阿昔洛韦用于有巨细胞病毒感染史的患者或移植术后早期存在巨细胞病毒错配的患者。

（二）进一步治疗

心肌活检显示 ISHLT 3R 级细胞排斥，组织学无支持 AMR 的证据，补体染色（C4d）暂无结果。患者经进一步治疗后临床症状好转。尽管仍有心房扑动，但心室率增加且无须继续经静脉起搏治疗。患者服用利尿药后心脏充盈压降低，心指数改善。如初始治疗未改善血流动力学，应考虑给予心脏和循环支持（例如，主动脉内球囊反搏、经皮心室辅助装置或动静脉血体外膜氧合）以维持终末器官灌注。

心肌活检无 pAMR 支持存在 AMR 的证据，但发现一个新发的 DSA。除 ATG 和类固醇外，我们决定对患者进行 5 次血浆置换。血浆置换需要监测离子钙（柠檬酸盐螯合）和纤维蛋白原水平。通常每次血浆置换后需静脉注射免疫球蛋白（0.5～1mg/kg，3～5 次）。

患者病情逐渐改善，随访右心导管和心肌活检显示血流动力学恢复正常，排斥反应消退。

（三）免疫抑制治疗

免疫诱导是一种心脏移植术后早期增强免疫抑制的治疗策略，此时受者发生排斥反应的风险最大。关于免疫诱导的应用尚无共识，约 50% 的心脏移植受者接受免疫诱导治疗。已注册数据和 Meta 分析均未证实免疫诱导治疗对生存有益。此外，免疫诱导虽能减少早期排斥反应的发生，但对远期排斥反应的发生率并无显著影响。免疫诱导可以推迟钙调神经磷酸酶抑制药（calcineurin inhibitor，CNI）的介入，因此其对肾功能不全的患者可能有最大获益。

免疫诱导有 2 种主要策略，包括细胞抑制疗法〔白细胞介素（interleukin，IL）-2 受体拮抗药〕和细胞溶解疗法〔多克隆抗胸腺细胞抗体（如 ATG）或阿仑单抗〕。巴利昔单抗是唯一市售的 IL-2 受体拮抗药，在移植术中和术后第 4 天以 20mg 的剂量给药，持续约 1 个月。ATG 也可用于免疫诱导，使用剂量为 1~1.5mg/(kg·d)，持续 5~7 天。与 IL-2 受体拮抗药相比，ATG 进行免疫诱导与存活率改善、排斥反应减少和 CAV 减少相关。

（四）免疫抑制维持治疗

1. CNI 类药物

CNI 类药物是心脏移植免疫抑制治疗的基石。20 世纪 80 年代初期环孢素的引入彻底改变了实体器官移植的现状，将 1 年生存率提高了 20%。他克莫司已成为主流的 CNI 类药物，目前有超过 95% 的心脏移植受者接受他克莫司治疗。尽管一些研究表明他克莫司的排斥反应较少并且可能提高生存率，但两种药物的疗效相似。两种药物都有一定的不良反应，包括神经毒性（可逆性后部白质脑综合征）、感染风险增加、高血压、肾毒性、高钾血症和低镁血症。他克莫司的不良反应相对较少，其与高血压和血脂异常的相关性较低，但可能会增加糖尿病的发病率。

他克莫司和环孢素主要在肝脏通过细胞色素 P450 3A4（CYP3A4）介导进行代谢，可产生许多药物相互作用。胺碘酮、唑类抗真菌药、大环内酯类抗生素（阿奇霉素除外）、钙通道阻滞药（非二氢吡啶类、尼卡地平）、甲氧氯普胺（较弱）和蛋白酶抑制药（人免疫缺陷病毒和丙型肝炎病毒治疗）可增加药物浓度。抑制 CYP3A4 的药物会降低药物浓度，包括抗癫痫药（卡马西平、苯巴比妥、苯妥英）、萘夫西林和利福平。他克莫司的剂型包括胶囊、液体和静脉注射液。

他克莫司给药剂量以体重为参考依据，口服起始剂量为 0.075mg/(kg·d)。口服和液体剂量相等；静脉用药剂量约为每日口服剂量的 1/4，舌下含服剂量为口服剂量的 50%。他克莫司需监测药物谷浓度，移植后早期的目标水平通常为 10~15ng/ml，远期为 4~10ng/ml。

2. 抗代谢药物

抗代谢药物包括硫唑嘌呤和霉酚酸酯（mycophenolate mofetil，MMF）或霉酚酸（mycophenolic acid，MPA）。MMF 是首选的抗代谢药物，与硫唑嘌呤相比，它与排斥反应减少和生存率提高相关。MMF 的剂型有胶囊、液体和静脉内制剂（1:1 转换），使用剂量从每 12h 1500mg 开始。MMF 的药物浓度无须常规监测，但对特殊患者（肾功能不全、排斥反应、营养不良）需监测药物谷浓度，以明确超治疗（血浆 MPA>4mg/L）或亚治疗（血浆 MPA<1.5mg/L）水平。最常见的剂量依赖性不良反应是骨髓毒性（白细胞减少）和胃肠道（gastrointestinal，GI）不适（恶心、腹痛和腹泻）。对于有 GI 不适的患者，可以考虑更换为 MPA；MPA 与 MMF 的疗效类似，但较少与 GI 不适相关，以及与白细胞减少症发生率增加相关。两种药物等效剂量为 250mg MMF=180mg MPA，1000mg MMF=720mg MPA，1500mg MMF=1080mg MPA。

3. 糖皮质激素

糖皮质激素是最早应用的免疫抑制药，几乎作用于每个免疫细胞。糖皮质激素效果显著，是移植术后第一年的主要治疗药物。大多数患者在移植时使用大剂量（如 1000mg）注射用甲泼尼龙琥珀酸钠治疗，随着时间推移以及连续的心肌活检阴性剂量减少至<5mg/d。

4. 增殖信号抑制药

依维莫司和西罗莫司作为增殖信号抑制药作用于哺乳动物的雷帕霉素靶点，通过 IL-2 途径抑制信号传导，阻碍细胞从细胞周期的 G_1 期进入 S 期，从而影响 B 细胞和 T 细胞的增殖。因与心包积液增加和手术伤口愈合不良有关，增殖信号抑制药不适用于移植术后早期（前 3 个月）。

要点谨记

1. 排斥反应（细胞和抗体介导的）在移植术后随时可能发生，早期最常见
2. 对于排斥反应，保持关注、早期识别和及时的（通常是经验性的）治疗是必不可少的
3. 他克莫司是重症监护室常用的钙调神经磷酸酶抑制药类药物，且可以产生许多药物相互作用

推荐阅读

[1] Berry GJ, Burke MM, Andersen C, et al. The 2013 International Society for Heart and Lung Transplantation working formulation for the standardization of nomenclature in the pathologic diagnosis of antibody-mediated rejection in heart transplantation. *J Heart Lung Transplant.* 2013; 32: 1147-1162.

[2] Kobashigawa J. Clinical trials in heart transplantation: the evolution of evidence in immunosuppression. *J Heart Lung Transplant.* 2017;36:1286-1290.

[3] Colvin MM, Cook JL, Chang P, et al. Antibody-mediated rejection in cardiac transplantation: emerging knowledge in diagnosis and management: a scientific statement from the American Heart Association. *Circulation.* 2015;131:1608-1639.

[4] Everly JJ, Walsh RC, Alloway RR, Woodle ES. Proteasome inhibition for antibody-mediated rejection. *Curr Opin Organ Transplant.* 2009;14(6):662-666.

[5] Khush KK, Cherikh WS, Chambers DC, et al. The International Thoracic Organ Transplant Registry of the International Society for Heart and Lung Transplantation: thirty-fifth adult heart transplantation report-2018; focus theme: multiorgan transplantation. *J Heart Lung Transplant.* 2018;37:1155-1168.

[6] Kobashigawa J, Crespo-Leiro MG, Ensminger SM, et al. Report from a consensus conference on antibody-mediated rejection in heart transplantation. *J Heart Lung Transplant.* 2011;30(3):252-269.

[7] Stewart S, Winters GL, Fishbein MC, et al. Revision of the 1990 working formulation for the standardization of nomenclature in the diagnosis of heart rejection. *J Heart Lung Transplant.* 2005;24:1710-1720.

第27章　肺移植术后肺浸润与低氧血症

Pulmonary Infiltrates and Hypoxemia After Lung Transplantation

Lauren D. Sutherland　Teresa A. Mulaikal　著

安　朝　译　　郭　震　校

患者，男，45岁，同时患有特发性肺纤维化、重度限制性肺疾病，以及中度肺动脉高压，在接受双肺移植后进入胸心外科重症监护室（ICU）。患者术中存在中度出血，输注2单位红细胞悬液。术中经食管超声心动图（TEE）提示右心室功能中度减退，左心室及心脏各瓣膜功能正常。患者气管插管呼吸机辅助、小剂量血管活性药物维持下返回ICU，肺顺应性良好，氧合指数良好，肺动脉压较低。在接下来的24h，气管插管辅助呼吸，持续镇静，患者出现进行性加重的低氧血症和肺顺应性减低。胸部X线片提示以右肺为重的双肺浸润，无明显胸腔积液。除此之外，患者血流动力学稳定，胸管引流不多。

接下来你要做什么？

一、讨论

原发性移植物功能障碍

患者肺移植术后不久出现了进行性加重的呼吸衰竭。该患者的临床表现类似于原发性移植物功能障碍（primary graft dysfunction，PGD），一种以弥漫性肺浸润与低氧血症为特征且常见于肺移植术后72h内的急性肺损伤综合征；然而，PGD是一种排除性诊断。其他可引起早期呼吸衰竭伴肺浸润的原因如容量超负荷、感染、急性抗体介导的排斥反应，以及血管并发症必须首先被考虑以确保患者得到适当的治疗。早期评估应当包括支气管镜检查以评估气道吻合口并获得培养标本，通过肺动脉导管评估心脏充盈压力，TEE评估心功能及血管吻合口，增强计算机断层扫描（CT）用以更好地显示肺实质以及评估是否存在肺栓塞。

容量超负荷引起的肺水肿是肺移植术后早期肺浸润的最常见原因，尤其是在术中有较多输液的情况下。血液制品的输注可以导致输血相关的急性肺损伤（transfusion-related acute lung injury，TRALI），但是根据定义TRALI发生于输血后6h以内，尤其见于高血浆含量的血液成分输注后，这位患者并不满足以上诊断条件。当出现左心室功能障碍或左心房充盈压力升高时，应当考虑使用利尿药以优化容量状态。尤其是在已经存在感染的患者中，大剂量免疫抑制药物使用可能会导致肺炎恶化。早期感染诊断是非常重要的，抗菌药物应覆盖受体此前培养出的任何已知耐药微生物。

肺移植后可发生因供体特异抗体抗人白细胞抗原（human leukocyte antigens，HLA）激活的抗体介导的排斥反应。尽管术前HLA抗体筛查和供体特异性交叉配型使超急性排斥反应极其罕见，但仍应进行抗体筛查评估是否存在较高的抗体滴度。因为超急性排斥反应的治疗包括强化免疫抑制治疗，所以应在确诊或高度怀疑此诊断的情况下再开始针对性治疗。

早期血管吻合并发症包括肺动脉（pulmonary artery，PA）或肺静脉（pulmonary vein，PV）扭转、狭窄、血栓形成或栓塞。PA 血流阻塞的表现主要是肺动脉压力升高及右心衰竭伴血流动力学不稳定及低氧血症，这与该患者目前的临床表现不符。PV 吻合扭转或血栓形成发生于术后极早期，并导致严重的单肺水肿（除非双侧移植肺均出现 PV 吻合口扭转或血栓形成），进而发生低氧血症和肺顺应性降低（表 27-1）。此类患者是全身性血栓的高危人群，导致脑卒中，肢体或肠道缺血，或者其他栓塞并发症。考虑到发病时间和单侧肺浸润的表现，应高度怀疑 PV 血栓形成，并进行 TEE 或增强 CT 检查。如果 PV 血栓形成诊断成立，不稳定的患者可能需要紧急手术取栓并修复吻合口，而稳定的患者可以从全身抗凝中获益。

这位患者的检查没有发现容量超负荷、感染或血管吻合并发症的证据；患者被诊断为 PGD。PGD 被认为是由于缺血-再灌注损伤引起肺泡和血管内皮改变，进而导致肺水肿、肺顺应性降低以及低气体交换效率。肺移植术后患者 PGD 发生率约为 30%，是术后早期死亡的主要原因；PGD 的发生与机械通气时间延长、ICU 停留时间延长，以及住院时间延长相关。依据影像学表现和低氧血症的严重程度 PGD 划分为不同等级（表 27-2），PGD3 级提示预后较差（图 27-1）。PGD3 级的危险因素包括供体吸烟史或肺挫伤；受体诊断为特发性肺纤维化、结节病，肺动脉高压或肥胖；手术因素：如延长的缺血时间，体外循环的使用，大量血制品的输注，再灌注时高吸入氧浓度以及单肺移植。

随着患者肺顺应性的不断降低，患者出现了更加严重的低氧血症和酸中毒，血管活性药物的用量因低血压愈加严重而逐渐增加。此时，循环不稳定可能是缺氧加重和器官灌注不良所致，其他导致低血压的因素如气胸，包括心律失常、心肌梗死或左心衰竭等心脏疾病，感染或肺栓塞等

也应当被考虑。术前患有重度肺动脉高压的患者肺移植术后可能会出现左心衰竭；这类患者在接受移植前，左心室前负荷长期处于较低的状态，移植肺低阻力的肺血管系统逆转了肺动脉高压，导致左心室容量超负荷而引起左心衰竭。TEE 对诊断心包或胸腔积液增多、右或左心衰竭、之前未识别的血管吻合口并发症可能有帮助。TEE 对容量管理和血管活性药物使用也有指导作用。应该开始针对机会性微生物感染或已知术前感染的经验性抗生素治疗。容量管理的目标应该是在保证心输出量的同时最小化肺淤血。

在考虑鉴别诊断和进行诊断性检查时，急性呼吸窘迫综合征的针对性治疗和支持治疗应当同时进行。低潮气量（理想体重下 4～6ml/kg）和平台压力 <30cmH$_2$O 的 PEEP 设定可避免机械通气相关性肺损伤。如果供肺较小，通气量的设定应该以供体而不是受体的理想体重为标准，以避免容量伤。很多患者术前存在慢性二氧化碳潴留和代偿性代谢性碱中毒，因此机械通气应当以达到正常 pH 为目的。应当尝试使用吸入性肺血管扩张药如一氧化氮或前列腺素，通过改善有效通气区域的通气-血流比改善低氧血症。此外，在肺动脉压升高和右心衰竭的患者中，肺动脉扩张药可降低右心室后负荷并改善心功能。在难治性、危及生命的 PGD 中，可能需要使用体外膜氧合（ECMO）以改善肺功能[静脉-静脉模式（venovenous，V-V）]或心肺功能[静脉-动脉模式（venoarterial，V-A）]。因出血和脑卒中等并发症较少，并且随着氧和改善和酸中毒的纠正血流动力学通常会得到显著改善，V-V ECMO 是首选模式。此外，高流量的 V-A ECMO 可能导致移植肺的灌注不足，后负荷过重导致左心室扩张，或者颈动脉血来自低氧的经心血流而不是高氧的 ECMO 血流的脑氧不足。V-A ECMO 可能被推荐用于术前存在重度肺动脉高压的患者以防止左心室容量超负荷。

表 27-1　肺移植术后早期低氧血症的鉴别诊断

诊　断	典型表现	评估手段	治　疗
容量超负荷或输血相关的循环超负荷	• 液体或血制品过量输注 • LV 功能异常或高 LA 压力 • 可能伴随胸膜腔积液	• 评估肺毛细血管楔压 • 超声心动图 • BNP，肌钙蛋白	• 利尿 • LV 功能障碍时血管活性药物支持
急性肺损伤	• 输血过程中或输血后 6h 内发生 • 常见于高血浆含量的血液成分输注（如 FFP） • 可能伴随发热与低血压	• 评估肺毛细血管楔压 • 超声心动图 • BNP，肌钙蛋白	• 如仍在输血立即终止 • 报告血库进行输血反应相关检查
肺炎或误吸	• 近期感染史（如囊性纤维化患者） • 未发现的误吸事件 • 发热，白细胞计数增高，低血压	• 支气管镜检查并行支气管肺泡灌洗培养 • 血培养 • 呼吸道病毒 PCR • 巨细胞病毒 PCR • 真菌培养 /PCR	针对先前培养结果或受体 / 供体危险因素使用广谱抗菌药物、抗病毒药物或抗真菌药物覆盖
抗体介导的超急性排斥反应	快速发生，肺再灌注后数分钟到 24h 内	• 回顾移植前人类白细胞抗原抗体检测和交叉配型 • 再次进行人类白细胞抗原抗体筛查 • 考虑进行支气管镜活组织检查	• 血浆置换 • IVIG • 利妥昔单抗，硼替佐米
PA 梗阻（例如：扭转，狭窄，血栓形成，栓塞）	• 低血压，血流动力学不稳定 • RV 功能异常	• 增强 CT • TEE 评估血凝块或脉冲多普勒评估最高流速	• 外科修复（例如：调整供肺，血栓切除术，吻合口检查） • 抗凝治疗
PV 梗阻（例如：扭转，狭窄，血栓形成，栓塞）	• 通常发生在单侧 • 肺顺应性降低 • LA 血栓形成或全身性栓塞	• 增强 CT • TEE 评估血凝块或脉冲多普勒评估最高流速	• 外科修复（例如：肺再次固定，血栓切除术，吻合口检查） • 抗凝治疗
原发性移植物功能障碍	• 弥漫性浸润 • 肺顺应性降低	排除其他诊断	• 保护性肺通气 • 经验性抗菌药物应用 • 吸入血管扩张药物 • ECMO

BNP. 脑钠肽；FFP. 新鲜冰冻血浆；IVIG. 静脉注射免疫球蛋白；LA. 左心房；LV. 左心室；RV. 右心室；PA. 肺动脉；PV. 肺静脉；ECMO. 体外膜氧合；PCR. 聚合酶链反应；TEE. 经食管超声心动图

表 27-2　原发性移植物功能障碍分级系统

级　别	胸片发现	PaO_2/FiO_2 比值
0 级	正常	任何比值
1 级	弥漫性肺浸润	>300
2 级	弥漫性肺浸润	200~300
3 级	弥漫性肺浸润	<200

FiO_2. 吸入氧浓度；PaO_2. 氧分压

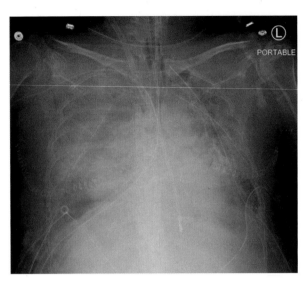

▲ 图 27-1　胸部 X 线片提示双肺移植术后 3 级原发性移植物功能障碍

二、病例回顾

该患者经过吸入一氧化氮治疗后氧合改善甚微，因此接受了经右侧股静脉引流和右侧颈内静脉回流的 V-V ECMO 辅助。4L/min 的 ECMO 辅助后氧合与酸中毒明显改善，患者的血流动力学

也趋于稳定。在接下来的数周中，患者需要气管切开以应对延迟脱离呼吸机，患者在撤离 ECMO 和吸入性血管扩张药后转出 ICU。

要点谨记

1. 原发性移植物功能障碍（PGD）是在肺移植术后 72h 内缺血 – 再灌注损伤引起的，导致肺水肿、肺顺应性降低和低氧血症

2. PGD 是一种排除性诊断，应首先排除容量超负荷，输血相关的急性肺损伤，感染，抗体介导的排斥反应以及血管吻合口并发症

3. PGD 在肺移植术后发生率约 30%，可显著增加并发症发生率和死亡率

4. PGD 患者应接受根据供体理想体重制订的保护性肺通气策略，以防止容量伤发生

5. 吸入肺血管扩张药如一氧化氮，可以通过优化通气 – 血流比改善氧合，并通过降低右心室后负荷改善右心室功能

6. 相比 V-A ECMO，在严重 PGD 患者的治疗中更推荐 V-V ECMO；然而，在术前存在严重肺动脉高压的患者中使用 V-A ECMO 可能有所帮助

推荐阅读

[1] Snell GI, Yusen RD, Weill D, et al. Report of the ISHLT working group on primary lung graft dysfunction, part Ⅰ: definition and grading— a 2016 consensus group statement of the International Society for Heart and Lung Transplantation. *J Heart Lung Transplant*. 2017;36(10):1097-1103.

[2] Diamond JM, Arcasoy S, Kennedy CC, et al. Report of the International Society for Heart and Lung Transplantation working group on primary lung graft dysfunction, part Ⅱ: epidemiology, risk factors, and outcomes— a 2016 consensus group statement of the International Society for Heart and Lung Transplantation. *J Heart Lung Transplant*. 2017;36(10):1104-1113.

[3] Gelman AE, Fisher AJ, Huang HJ, et al. Report of the ISHLT working group on primary lung graft dysfunction part

Ⅲ: mechanisms: a 2016 consensus group statement of the International Society for Heart and Lung Transplantation. *J Heart Lung Transplant*. 2017;36(10):1114-1120.

[4] Diamond JM, Lee JC, Kawut SM, et al.; Lung Transplant Outcomes Group. Clinical risk factors for primary graft dysfunction after lung transplantation. *Am J Respir Crit Care Med*. 2013;187(5):527-534.

[5] Van Raemdonck D, Hartwig MG, Hertz MI, et al. Report of the ISHLT working group on primary lung graft dysfunction part IV: prevention and treatment: a 2016 consensus group statement of the International Society for Heart and Lung Transplantation. *J Heart Lung Transplant*. 2017;36(10):1121-1136.

第28章 主动脉内球囊反搏泵

Intra-aortic Balloon Pump

Christopher Choi　Amirali Masoumi　著

周宏艳 **译**　程 楠　潘佳君 **校**

　　患者，男，55岁，因压榨性胸痛至急诊科就诊，之前没有任何医疗记录。辅助检查提示肌钙蛋白水平升高，心电图前外侧导联 ST 段升高。急诊冠状动脉造影显示左主干闭塞。心胸外科会诊建议行急诊冠状动脉旁路移植术（CABG），患者被转至重症监护室接受进一步治疗。到达后，患者血压为 90/40mmHg，去甲肾上腺素剂量为 10μg/min，并有持续胸痛。

　　接下来你要做什么？

一、讨论

　　主动脉内球囊反搏泵（intra-aortic balloon pump，IABP）是目前应用最广泛的机械循环辅助装置，仅在美国每年就有超过 7 万例植入。球囊反搏泵系统由两部分组成。第一，有一个灵活的 7.5～8.5F 导管，导管包括两个腔，一个可以进行远端抽吸、冲洗和动脉压力监测；另一个管腔可以向封闭的聚乙烯球囊输送气体。氦气和二氧化碳都曾被使用过；然而，由于氦气密度较低，气体输送和回收更快。第二，有一个可移动控制台，根据心电图或动脉波形触发充气和放气的时机。

（一）血流动力学

　　在心肌缺血和心源性休克的情况下，药物和器械辅助治疗的主要目标是改善心肌灌注、减少缺血区域。IABP 的血流动力学益处包括：①增加舒张压（约 30%），增加冠状动脉血流以改善心肌灌注；②降低心率（约 20%），减少心脏需求；③降低后负荷，特别是在左心室功能受损时；④增加心输出量（0.5～1.0L/min），特别是在伴有急性心肌梗死或缺血机械并发症的患者，如二尖瓣反流或室间隔缺损。

（二）反搏的原理

　　反搏是指在舒张期球囊充气，收缩早期球囊放气：这会增加冠状动脉血流，降低左心室后负荷，改善终末器官灌注。球囊充气始于舒张期开始，心电图 T 波中间，放气始于收缩期开始，R 波处。当使用动脉血压波形触发时，球囊充气始于重搏切迹，而放气始于血压波形上升之前。不恰当的触发会适得其反，出现图 28-1 所示的波形。在日常实践中 IABP 与 R 波的触发比例设定为 1：1，以获得最大的反搏效果。在球囊辅助脱机时，可以采用降低辅助频率的方式，使用 1：2 或 1：3 的比例。

　　在更细微的层面上，反搏的作用是增加心内膜活力比，也就是心肌氧供与氧需的比值，正常值 > 1.0。IABP 通过增加舒张期时间压力指数来改善氧供，舒张期时间压力指数是指在某一压力下（通过增强）的舒张期时间。其反映了冠状动脉和心内膜下心肌灌注时间。IABP 通过降低左心室收缩压曲线下的张力时间指数降低氧需量。由于球囊在收缩早期放气，减少了后负荷，主

舒张期反搏 - - - - - - - - - - - - - - - -

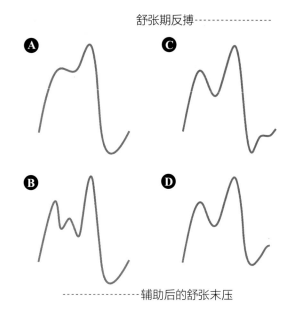

- - - - - - - - - - - - - - - 辅助后的舒张末压

▲ 图 28-1　主动脉内球囊反搏泵（IABP）充放气时相错误出现的动脉血压波形（为简单起见，显示 1 个心动周期）
A. IABP 在主动脉瓣关闭之前充气，动脉波形的重搏切迹消失；B. IABP 充气过晚；C. IABP 在心室收缩前放气；D. IABP 放气过晚，辅助的舒末压波形消失
经许可转载，引自 Krishna M, Zacharowski K. Principles of intra-aortic balloon pump counterpulsation. *Continuing Education in Anaesthesia Critical Care & Pain*. 2009;9 (1):24-28.

动脉瓣开放需要较低的左心室收缩压。换言之，IABP 能够缩短耗氧量最大的等容收缩期。值得注意的是，球囊充气的部分能量也储存在主动脉壁中，然后通过壁反冲（Windkessel 效应）将其转化为动能，可改善全身灌注。所有这些辅助效果的大小取决于球囊容积、心率（较短的舒张时间导致单位时间内的反搏减少）和主动脉顺应性。

（三）患者的选择

在接受冠状动脉旁路移植术的高危患者中使用预防性 IABP，可以有效控制难治性心绞痛，增加冠状动脉的血流量。因此，如果没有明显的禁忌证，这类患者应用 IABP 是合理的。IABP 置入的绝对禁忌证包括主动脉夹层、临床上明显的主动脉瘤、严重的外周动脉疾病（包括双侧股 - 腘搭桥术后）、严重的主动脉瓣反流、未控制的出血和（或）败血症。

心肌梗死后心源性休克的患者使用 IABP 目

前仍存在争议。IABP 治疗心源性休克 Ⅱ 研究显示，这一人群使用 IABP 并未改善 30 天死亡率。随后，美国心脏病学会 / 美国心脏协会将其对心肌梗死后心源性休克患者的 IABP 治疗建议降至 Ⅱa 级。重要的是，该研究入选人群中有 ＜5% 的人接受了冠状动脉旁路移植术；另外，两组左心室辅助装置的使用情况也不同。

IABP 使用的其他适应证（证据有限）包括难治性室性心律失常、心脏外科术中脱离体外循环困难、重度 / 极重度主动脉瓣狭窄介入治疗桥接，以及失代偿期心力衰竭导致的难治性肺水肿。

（四）位置

球囊离主动脉瓣越近，舒张压升高的幅度就越大。然而，由于主动脉弓的解剖结构，最佳的球囊位置是在左锁骨下动脉起始以远 1~2cm 处。理想的球囊长度是从患者左锁骨下动脉到腹腔干的长度。在球囊完全充气时球囊的直径不应超过降主动脉直径的 80%~90%。目前，球囊大小为 25~50cm³，40cm³ 是应用最广泛的。

通过改良的 Seldinger 技术经皮股动脉置入 IABP 是常规做法。无鞘置管和使用较小尺寸的导管可以减少血管并发症。当面临具有挑战性的解剖结构时，可以采用手术切开的方式。其他置管部位可以选择锁骨下动脉或腋动脉。如果在导管室放置，可以通过透视确定球囊位置。也可以在置入后通过胸片确定球囊位置，因为隆突的水平接近左锁骨下动脉；经食管超声心动图也可以指导 IABP 放置。置入后尿量减少多提示球囊位置不良。

（五）抗凝

使用 IABP 进行抗凝可以降低血栓形成和血栓栓塞事件发生的风险。然而，有限的证据显示，全身肝素化会增加出血的风险，同时并不降低肢体缺血事件。其原因可能是球囊膜材料的进步和置入导管的直径较小。在 IABP 治疗期间，实施有选择的而不是普遍的肝素化策略是合理的。

（六）并发症

与 IABP 治疗相关的并发症发生率在文献中

差异很大，平均为 20%～30%，最高可达 50%。血管并发症包括肢体缺血（最常见）、出血、夹层和血肿/假性动脉瘤形成。如果这些并发症没有及时诊断和适当干预，可能会出现不可逆的损伤和（或）截肢。在放置过程中，有发生血栓栓塞事件和直接血管损伤的风险。女性的股动脉较细，使用球囊反搏治疗时，这些并发症的发生率较高。外周血管疾病史、糖尿病史、吸烟史均与血管并发症的发生率较高有关。治疗的持续时间也与并发症发生相关。

肠系膜缺血是罕见的，如果未被识别可能是致命的。如患者出现乳酸水平的持续上升应再次确认 IABP 位置是否正确。在球囊导管中出现的血液提示球囊破裂和气体栓塞的可能性，这是罕见的灾难性事件。血小板减少见于约 50% 的患者，通常程度较轻，与大出血或死亡无关。

二、病例回顾

在等待手术的过程中，患者出现了室性心动过速、无尿。肺动脉导管显示心指数为 1.2L/(min·m²)。置入 IABP 后，室性心动过速纠正，

他的心指数提高到 1.9L/(min·m²)，并有 30ml 的尿量。在进入手术室进行冠状动脉搭桥手术前，患者的循环需要血管活性药物的支持，但意识状态良好和尿量保持稳定。

要点谨记

1. 主动脉内球囊反搏泵（IABP）治疗增加冠状动脉血流量、降低左心室后负荷，并增加脏器灌注
2. IABP 治疗其他的适应证包括难治性室性心律失常、心脏外科术中脱离体外循环困难、重度/危重主动脉瓣狭窄介入治疗桥接，以及失代偿期心力衰竭导致的难治性肺水肿
3. IABP 禁忌证：包括主动脉夹层、明显的主动脉瘤、严重的外周动脉疾病（包括双侧股-腘动脉搭桥术）、严重的主动脉瓣反流、无法控制的出血和（或）败血症
4. IABP 的最佳位置是离左锁骨下动脉远 1～2cm
5. 约 50% 的患者存在血小板减少症
6. 血管并发症包括肢体缺血（最常见）、出血、夹层和血肿/假性动脉瘤形成
7. 气囊管中有血表明气囊破裂和气体栓塞的可能性，这是一种极不常见但却是灾难性的事件

推荐阅读

[1] Krishna M, Zacharowski K. Principles of intra-aortic balloon pump counterpulsation. *Continuing Education in Anaesthesia Critical Care & Pain*. 2009;9(1):24-28.

[2] Parissis H, Graham B, Lampridis S, et al. IABP: history-evolution-pathophysiology-indications: what we need to know. *J Cardiothorac Surg*. 2016;11:122.

[3] Pucher PH, Cummings IG, Shipolini AR, et al. Is heparin needed for patients with an intra-aortic balloon pump?

Interact Cardiovasc Thorac Surg. 2012;15(1):136-139.

[4] Thiele H, Zeymer U, Neumann F, et al. Intraaortic balloon support for myocardial infarction with cardiogenic shock. *N Engl J Med*. 2012;367:1287-1296.

[5] Zangrillo A, Pappalardo F, Dossi R, et al. Preoperative intra-aortic balloon pump to reduce mortality in coronary artery bypass graft: a meta-analysis or randomized controlled trials. *Crit Care*. 2015;19:10.

第29章 心脏压塞
Cardiac Tamponade

Christopher Read　Emer Curran　**著**
侯 斌 **译**　周 炜　张海涛 **校**

患者，男，69岁，在接受非复杂型单支血管冠状动脉旁路移植＋主动脉瓣修复手术后12h开始出现渐进性低血压和心动过速。患者处于插管、通气并镇静状态。出现新发窦性心动过速120次/分。有创动脉压为75/45mmHg，即便已经给予晶体液快速扩容且去甲肾上腺素剂量已从2h前的2mg/min增加至15mg/min。患者的中心静脉压（CVP）在术后这段时间已经从5mmHg上升至25mmHg。血红蛋白、血小板计数、国际标准化比值、活化凝血时间及中心体温均在正常范围内。

总引流量为100ml且已经停止。血气分析显示pH 7.19，血乳酸浓度为5.5mmol/L，肢体湿冷。做了床旁超声心动图检查，发现心脏周围大量心包积液。

接下来你要做什么？

一、讨论

心脏压塞定义为心包或纵隔内来自血液或液体的压力增加导致心腔的压迫。心脏手术后纵隔出血可能是由于移植物渗漏或长时间旁路手术导致的毛细血管渗出或凝血功能障碍，可能表现为急性或隐匿性出现长达10天。心脏瓣膜手术和冠状动脉旁路移植术有较高的外科压塞风险。由于心室充盈和泵功能受损，这种血液积聚会限制心脏的正常功能。随之而来的心输出量（cardiac output，CO）下降，导致全身灌注不足和危及生命的器官功能障碍。

在心脏手术后的心脏压塞期间，血液迅速积聚在心包/纵隔空间，几乎没有时间进行代偿性心包拉伸并导致压力迅速增加，如图29-1所示。随着心包拉伸迅速达到其极限，心包压力最初会超过较低的右侧心腔充盈压，从而压迫右心房和右心室。这导致静脉回流减少、CVP升高和每搏输出量（stroke volume，SV）降低。当心包体积因血液积聚而进一步增加时，压力超过较高的左心室充盈压，心输出量则显著减少，导致阻塞性休克状态。如果不治疗，将发生心搏骤停。因此，在可能发生心搏骤停之前，必须对术后纵隔出血进行警惕评估，及时识别压塞的临床和超声特征，并对其进行早期处理。

（一）临床特征、纵隔出血评估及监测

心脏手术后的压塞通常是急性发生的，而且常常没有预警。交感神经系统激活导致心动过速和交感神经张力增加是维持平均动脉压处于这种低输出状态的重要生理代偿机制，这反过来又激活肾素－血管紧张素系统，导致体液潴留增加，进一步加重问题。然而，心动过速、低血压和呼吸困难等心脏压塞的常见体征难以区分不同类型的休克。从历史上看，Beck三联征（包括低血压、颈静脉压升高和心音遥远）是心脏压塞的特征，但并不总是存在。

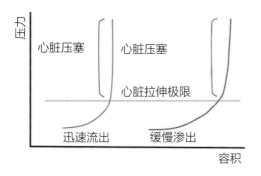

▲ 图 29-1　心脏压塞生理学中的容积 - 压力关系

经许可转载，引自 Pérez-Casares A, Cesar S, Brunet Garcia L, Sanchez-de-Toledo J. Echocardiographic evaluation of pericardial effusion and cardiac tamponade. *Front Pediatr*. 2017;5:79.

当血流动力学随呼吸变异而受影响（奇脉）和充盈压升高时，应高度怀疑心脏压塞，尤其是同时发现纵隔出血突然停止或变得过多或胸腔引流管因血块凝结引流量变得很少时。

特征性的表现是中心静脉压波形升高，所有组分都抬高。a 波和 v 波高，x 波下降陡峭，y 波通常会消失，这是因为压塞物的压缩效应导致右心的早期舒张期血流减少。

奇脉被定义为自主呼吸患者的"吸气期收缩期动脉压下降 10mmHg 或更多"，在压塞中更为显著。奇脉的主要机制与心室相互依赖有关。由于胸膜腔内压降低，吸气时右心室充盈增加，导致室间隔向左心室隆起，每搏输出量和心输出量减少。在压塞时，左心室心腔大小明显被压缩效应减小，导致吸气期间心输出量的过度减少。"反向"奇脉则表现为机械通气患者在呼气期动脉压下降，因为在机械通气状态时胸膜腔内压降低出现在呼气期。

心电图特征可包括代偿性心动过速、电交替、低电压和心律失常。

仅 20% 的患者可能出现压塞的放射学证据，包括纵隔增宽或心脏轮廓扩大。

（二）超声心动图

心脏手术后患者怀疑心脏压塞，如果临床条件允许，应进行超声心动图检查。由于声窗更好，经食管超声心动图（TEE）在检测心脏后方的凝块方面比经胸超声心动图更准确。需要评估的重要项目如下。

1. 心包积液的数量和性质（图 29-2）。
2. 心腔的塌陷（图 29-3）。
3. 舒张期心室大小随呼吸周期的变化。
4. 室间隔"弹跳"。
5. 下腔静脉随呼吸变异的塌陷 / 扩张。

值得注意的是，心包积液量并不总是与临床症状的严重程度相关。在提到的所有超声心动图评估项目中，没有心腔塌陷对排除心脏压塞具有更高的阴性预测价值。因此，应始终在临床评估之后制订患者管理目标。超声心动图在心脏手术后的心搏骤停 / 围骤停场景中几乎没有作用，因为它会导致心搏骤停处理的延误。

（三）处理

如果时间允许，心脏手术后疑似 / 确诊的心脏压塞是在手术室进行紧急纵隔探查 / 再次开胸的指征。即将发生心搏骤停的情况下需要在重症监护室进行床旁紧急再次开胸术。必须立即让心胸外科和麻醉团队参与。当心脏压塞已经出现血流动力学损害时，在外科纵隔探查之前靠药物维持心输出量可能极具挑战性，因为此时主要的治疗方法是通过再次开胸术缓解纵隔压力。开胸探查前维持充足心输出量的血流动力学目标包括以下内容。

1. 正性肌力药物治疗同时增强变时性（注意

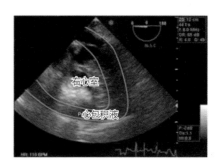

▲ 图 29-2　TEE 图像显示继发于心包积液的右心室塌陷

经许可转载，引自 Odor PM, Bailey A. Anaesthesia tutorial of the week #283 cardiac tamponade. World Federation of Societies of Anaesthesiologists, 2013. https://www.wfsahq.org/components/com_virtual_library/media/1b3d4f771bc9361a73764d03a184cf76-283-Cardiac-Tamponade-RFS.pdf. Accessed July 27, 2020.

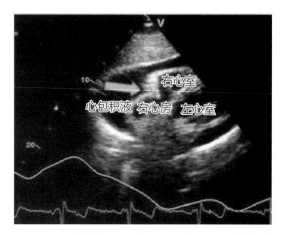

▲ 图 29-3　肋下切面见显著心包积液与右心房塌陷证据
经许可转载，引自 Pérez-Casares A, Cesar S, Brunet Garcia L, Sanchez-de-Toledo J. Echocardiographic evaluation of pericardial effusion and cardiac tamponade. *Front Pediatr.* 2017; 5:79.

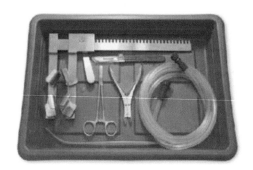

▲ 图 29-4　紧急床旁开胸套件
引自 Molnlycke Health Care.

外科解除压塞时需谨慎使用正性肌力治疗）。

2. 降低右心房压力。

(1) 避免过度输液，这可能会增加前负荷、恶化心室相互依赖性和心输出量；(2) 通过减少呼气末正压来避免胸腔内高压。

（四）紧急再次开胸

紧急再次开胸是心脏压塞导致心搏骤停后成功复苏的关键。以下是标准复苏方案中公认的步骤。它考虑了三个重要步骤——暂时缓解压塞；心内按摩或除颤，比胸外按压或除颤更有效；最后，通过直接压迫暂时阻断出血源头，直至达到最终的手术控制。所有参与心脏重症监护复苏的人员都必须意识到立即进行再次开胸的必要性并精通这一挽救生命的程序。每个心脏重症监护病房都应备有小型紧急床旁开胸套件，其中应包括一次性手术刀、剪线钳、重型持针器、单件式胸骨牵开器、吸引器头和手术单，如图 29-4 所示。

二、病情回顾

TEE 检查发现大量心包积液，所有心腔均受压。结合纵隔引流停止、动脉波形描记显示逆向奇脉和升高的 25mmHg CVP 波形，确诊为心脏压塞。联系外科团队，他们对患者进行评估并决定在手术室进行急诊再次开胸和纵隔探查。大块血凝块被清除，患者的血流动力学状态得到改善，血管活性药物逐渐减停。

要点谨记

1. 当血流动力学随呼吸变异而受影响（奇脉）和充盈压升高时，应高度怀疑心脏压塞
2. 如果纵隔出血突然停止或变得过多，或者由于血块凝结导致胸腔引流管出血很少，则高度怀疑压塞
3. 怀疑诊断时，如果时间允许，应及时进行超声心动图检查确认压塞
4. 心脏手术后疑似 / 确诊心脏压塞是紧急纵隔探查的指征
5. 即将发生心搏骤停是重症监护室床旁紧急开胸的指征
6. 所有参与心脏手术后复苏的人员都必须了解并精通紧急开胸的技术和准备工作

推荐阅读

[1] Society of Thoracic Surgeons Task Force on Resuscitation After Cardiac Surgery. The Society of Thoracic Surgeons expert consensus for the resuscitation of patients who arrest after cardiac surgery. *Ann Thorac Surg.* 2017;103:1005-1020.

[2] Carmona P, Mateo E, Casanovas I, et al. Management of cardiac tamponade after cardiac surgery. *J Cardiothorac Vasc*

Anesth. 2012;26(2):302-311.

[3] Odor P, Bailey A. Cardiac tamponade anaesthesia tutorial of the week 283. St. George's Hospital, London, UK, 2013. https:// www.wfsahq.org/ components/ com_ virtual_ library/ media/ 1b3d4f771bc9361a73764d03a184cf76-283-Cardiac-Tamponade-RFS.pdf. Accessed July 27, 2020.

[4] Bojar RM. *Manual of Perioperative Care in Adult Cardiac Surgery*, 5th ed. Chichester, UK: Wiley-Blackwell; 2011.

[5] Pérez-Casares A, Cesar S, Brunet-Garcia L, Sanchez-de-Toledo J. Echocardiographic evaluation of pericardial effusion and cardiac tamponade. *Front Pediatr.* 2017;5:79. doi:10.3389/ fped.2017.00079.

第30章　心内膜炎
Endocarditis

Ruth Boylan　Ian Conrick-Martin　**著**

张　蓓 **译**　　周宏艳　赵志敏 **校**

作者凌晨 3 点被呼叫至急诊室。患者，男，66 岁，主要表现为气短、发热伴厌食、全身乏力 2 天，患者 14 天前曾接受二尖瓣机械瓣置换手术，主要的既往史为患有 IgA 肾病，1 年前曾行肾脏移植术，同时因为移植肾功能不良行规律血液透析治疗。

体格检查提示患者呼吸窘迫、发绀且四肢湿冷。生命体征监测提示低血压、心动过速、低血氧饱和度。床旁经胸超声心动图（TTE）可见二尖瓣瓣周异常血流、二尖瓣赘生物及左心室功能显著降低，立即抽取血培养并开始经验性抗菌治疗，患者被快速转移至重症监护室（ICU），予以静脉穿刺置管，开始静脉输注去甲肾上腺素、多巴胺，并预约经食管超声心动图（TEE）进一步确诊。

接下来你要做什么？

一、讨论

（一）心源性休克

心源性休克的院内病死率极高，波动于 45%～100%。虽然心肌缺血是最常见的心源性休克的病因，但诊断时仍需考虑到其他可能的病因。针对该病例，结合患者有近期外科手术史，急性瓣膜功能异常是心源性休克最大的可能病因。

急性瓣膜功能异常可能因多种原因引起，包括腱索断裂，心脏原瓣膜组织或人工瓣膜密封性缺陷，人工心脏瓣膜血栓形成及瓣膜脓肿形成。对于此例患者而言，需要高度怀疑感染性心内膜炎（infective endocarditis，IE）而导致的瓣周漏（paravalvular leak，PVL），进一步引起的人工瓣膜脓肿及急性瓣膜功能异常。

（二）瓣周漏

瓣周漏是外科手术行二尖瓣、主动脉瓣置换术相关的相对较少见的并发症，大多数的瓣周漏对血流动力学影响不显著，但是较大的瓣周漏会导致心力衰竭并增加 IE 的风险。大多数瓣周漏都是圆形、椭圆形或是新月形，其反流血流轨迹可以是平行的、垂直的或是弯曲的。瓣周漏更常见于机械瓣置换术后，生物瓣其次。瓣膜置换术后瓣周漏（包括较小的不显著的反流束）的发生率约为 20%，较主动脉瓣而言二尖瓣瓣膜置换术后瓣周漏更常见。

瓣周漏最常见于瓣环缝针针脚组织的撕裂，常常由 IE 引起并伴随局部脓肿的形成。严重的瓣周漏临床可表现为心力衰竭、溶血性贫血及 IE 相关表现。

诊断瓣周漏最重要的方法是通过超声心动图发现，由于 TTE 因人工瓣膜的影响通常无法区分瓣膜自身的反流及瓣周漏，因此 TEE 对瓣周漏的诊断是至关重要的。TEE 需要通过多个超声心动图切面以除外血栓、心包积液、植入物及人工瓣膜组织的声影的影响。

TEE 对瓣周漏的评估需要包括以下几个方面。

- 反流束的形状及方向。
- 反流束的数目。
- 反流束最大流速。
- 是否存在远端逆向血流。
- 肺动脉压力。

以下为提示显著二尖瓣人工瓣膜瓣周漏 TEE 影像学表现。

- 舒张期二尖瓣血流峰流速增加＞1.9m/s，平均压差＞5mmHg。
- 二尖瓣与左心室流出道的速度 - 时间积分比值＞2.5。
- 三尖瓣反流峰值流速＞3m/s。

（三）感染性心内膜炎

IE 是由心内膜表面或心脏内人工植入物感染微生物引起的，超过 80% 的 IE 是由金黄色葡萄球菌或葡萄球菌属、肠球菌属引起的。IE 总发病率始终相对稳定，约（3～10）/100 000，但人工瓣膜相关的以及继发于医院获得性感染的 IE 发病率相应更高。

IE 相关危险因素包括以下几点。

- 人工心脏瓣膜植入。
- 原发的心脏瓣膜病。
- 近 60 天内侵入性操作。
- 心内起搏器 / 除颤器植入。
- 留置血管通路。
- 先天性心脏病。
- 既往 IE 病史。
- 目前正在使用静脉药物。

既往二尖瓣机械瓣置换史使这位患者具备了 IE 的高危因素，且他的临床症状及体征均提示 IE 的可能。约 90% 的 IE 患者表现为发热，常常伴有系统性症状，如寒战、盗汗、关节痛、食欲不振、体重下降、全身不适、胸痛及呼吸困难等。IE 患者出现心脏杂音概率高达 85%，而 25% 的 IE 患者发病时即出现血栓栓塞相关并发症。IE 可以表现为快速进展的急性感染性疾病，或者可表现为以低热、非特异性临床症状为主要表现的亚急性 / 慢性疾病。IE 患者的院内病死率波动于 15%～30%。

（四）感染性心内膜炎诊断

IE 的诊断通常依赖于感染性症状及心内膜受累的关联性。目前通常推荐改良版 Duke 标准用于 IE 的诊断，这个标准包括了临床表现、超声心动图及生物学表现（框 30-1）。此标准总敏感性约 80%，但在人工瓣膜心内膜炎及起搏器 / 除颤器相关 IE 中此标准诊断 IE 准确性大大降低，从而需要额外的影像学工具增加 Duke 标准对 IE 诊断的敏感性。

框 30-1　改良 Duke 标准

确诊感染性心内膜炎

- 病理学标准
  - 微生物证据：心内赘生物、栓塞的赘生物或心内脓肿组织样本经培养或组织病理学检查证实存在致病微生物
  - 病理性证据：赘生物或心内脓肿组织经组织病理学检查提示存在活动性心内膜炎
- 临床标准
  - 2 项主要标准
  - 1 项主要标准 +3 项次要标准
  - 5 项次要标准
- 可能为感染性心内膜炎
  - 1 项主要标准 +1 项次要标准
  - 3 项次要标准
- 排除感染性心内膜炎
  - 有明确的其他诊断
  - 抗菌治疗 4 天或 4 天内提示 IE 的临床症状完全缓解
  - 抗菌治疗≥ 4 天，术中或组织活检无 IE 相关病理学表现
  - 不符合可能的 IE 诊断标准

美国心脏病学会及欧洲心脏病学会于 2015 年发表了 IE 的改良版诊断标准（框 30-2 和图 30-1），此标准包括了临床表现、超声心动图、生物学及影像学（MRI、CT、PET/CT）方面的表现。

框 30-2　改良 IE 诊断标准条目解释

主要标准

1. 血培养阳性
 (1) 两次血培养结果均为同种 IE 典型病原菌
  - 草绿色链球菌、解没食子酸链球菌（牛链球菌）、HACEK 菌群及金黄色葡萄球菌
  - 需考虑社区获得性肠球菌
 (2) 持续血培养阳性
  - 2 次或以上血培养阳性样本的抽血时间需间隔 12h 以上
  - 3 次血培养全部或 4 次及以上的血培养中的大多数均为阳性，其中第 1 次阳性样本抽血时间与最后一次样本抽血时间间隔 ≥ 1h
 (3) 单次血培养贝纳柯克斯体阳性或 I 期 IgG 抗体滴度 > 1 : 800

2. 影像学表现证据
 (1) 超声心动图证据
  - 赘生物形成
  - 脓肿，假性动脉瘤，心内瘘管形成
  - 瓣膜穿孔或动脉瘤形成
  - 人工瓣膜出现新的开裂
 (2) 人工瓣膜部位周围的异常活动
  - ^{18}F-FDG PET/CT 或 SPECT/CT*（放射性标记的白细胞）发现人工瓣膜缝合处周边出现异常活动性信号，^{18}F-FDG PET/CT* 仅能发现瓣膜置换术后 3 个月以上的病变
 (3) 心脏 CT 发现明确的瓣周损伤

次要标准

1. 易感因素：存在心脏病易感因素或存在静脉内药物滥用史
2. 发热，体温 > 38℃
3. 血管表现（仅包括通过成像检测到的数据）
 (1) 大动脉血栓栓塞
 (2) 脓性栓子相关肺梗死
 (3) 感染性动脉瘤（霉菌性）
 (4) 颅内出血
 (5) 结膜出血
 (6) Janeway 结节

（续框）

4. 免疫相关表现
 (1) 肾小球肾炎
 (2) Osler 结节
 (3) Roth 斑
 (4) 类风湿因子水平升高
5. 微生物证据：血培养阳性但不符合以上任何一项主要标准，或者有 IE 相关病原学活动性感染的血清学证据

*. 仅欧洲心脏病学会

（五）超声心动图

超声心动图，包括 TTE 和 TEE，是诊断感染性心内膜炎的主要诊断工具，并且在这类患者的管理及评估中均发挥着重要的作用。TTE 是临床可疑 IE 的一线评估工具，而所有临床怀疑 IE 的患者及 TTE 检查阴性或 TTE 表现达不到诊断标准的患者，指南均推荐行 TEE 检查协助明确诊断。对于有人工瓣膜植入史及有心内装置植入史的患者，当临床怀疑有 IE 时推荐行 TEE 检查。图 30-2 展示了 TEE 检查中看到的二尖瓣赘生物。当临床怀疑 IE 但最初的 TTE 检查结果为阴性的患者，其 5～7 天内再次行 TTE 检查或直接行 TEE 检查的比例是很大的。在金黄色葡萄球菌菌血症患者中，亦需考虑行超声心动图除外 IE 可能。对于所有需手术治疗的 IE 患者均推荐术中行超声心动图检查。推荐使用 TTE 来评估经充分完全的抗菌治疗疗程后患者的心脏及瓣膜的形态、功能。

（六）预后

IE 高危患者的快速识别是 IE 患者管理的重要部分，它可以为通过急诊手术改变疾病进程而提供机会，从而改变此类患者预后。框 30-3 描述了 IE 患者的不良预后因素。

（七）治疗

IE 的治疗主要包括以下两方面的治疗，具体如下。

1. 抗感染治疗以消除致病微生物。
2. 外科干预以移除感染组织及引流脓液。

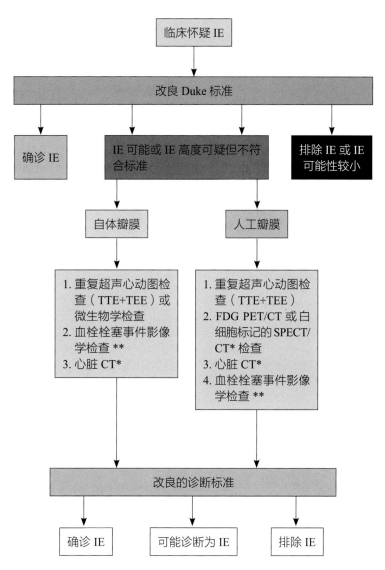

▲ 图 30-1　感染性心内膜炎（IE）诊断流程

*. 仅 2015 年欧洲心脏病学指南

**. 可能包括脑 MRI，全身 CT 和（或）PET/CT

复杂性 IE 患者应在疾病早期在具有心胸外科手术设施及多学科协作的心内膜炎团队的医学中心就诊进行干预。

（八）抗感染治疗

对于 IE 患者应立即启动抗感染治疗，在经验性抗生素使用之前应先抽取三套血培养标本，每套血培养标本抽血时间间隔 30min。首次经验性抗菌治疗需考虑以下因素（表 30-1）。

- 患者既往抗生素使用史。
- 自体瓣膜心内膜炎（native valve endocarditis,

NVE）或是人工瓣膜心内膜炎（prosthetic valve endocarditis, PVE）。

- 社区感染或是医院感染。
- 当地病原学流行谱及耐药情况。

后续的抗感染治疗方案始终应基于最新分离的病原菌的易感性而进行调整，杀菌药较抑菌药更有效。联合使用氨基糖苷类抗生素（如庆大霉素）与细胞壁抑制药类抗生素（如万古霉素）可以增强杀菌效应，从而有助于缩短治疗疗程。细菌耐药性严重阻碍了病原菌的消除，存在于赘生

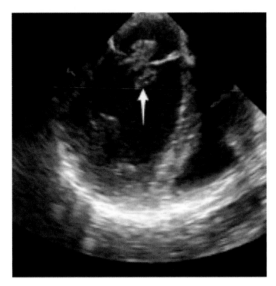

▲ 图 30-2　感染性心内膜炎二尖瓣赘生物

图片由 Frank Gaillard 教授免费提供，Radiopedia.org, rID: 29363.

框 30-3　感染性心内膜炎（IE）的不良预后因素

患者特征
- 高龄
- 人工瓣膜 IE
- 糖尿病史
- 并发症（如免疫抑制状态，肾脏／肺部疾病，虚弱等）

IE 临床并发症
- 心力衰竭
- 肾衰竭
- 累及的范围大于一般缺血性脑卒中范围
- 脑出血
- 脓毒血症性休克

病原微生物
- 金黄色葡萄球菌（MSSA）
- 真菌
- 非 HACEK 菌群的革兰阴性杆菌

超声心动图发现
- 瓣环周边并发症
- 严重左心瓣膜反流
- 左心室射血分数低
- 肺动脉高压
- 赘生物较大
- 严重的人工瓣膜功能障碍
- 二尖瓣提前关闭及其他舒张压升高表现

MSSA. 甲氧西林敏感的金黄色葡萄球菌

物及生物被膜中的病原菌处于休眠期，生长缓慢，它们通常对多种抗生素耐药，因此需要延长治疗时间至 6 周，从而充分杀灭附着于心脏瓣膜上的病原菌。对于耐药的病原菌，联合使用杀菌药疗效果更佳。

对于 NVE 患者抗菌治疗疗程需至少持续 2 周，而对于 PVE 患者其抗菌治疗疗程需至少持续 6 周。抗菌治疗疗程需根据首次血培养结果阴性的时间计算（初始血培养结果为阳性）。对于需要进一步人工瓣膜置换手术的 NVE 患者，其抗感染方案应依据 NVE 相关方案进行而非 PVE。

氨基糖苷类抗生素（如庆大霉素）不再被推荐用于葡萄球菌性 NVE 的治疗，因为其增加了肾毒性并且其临床获益尚未被证实。利福平只能在 PVE 有效抗感染治疗 3～5 天后，菌血症被彻底清除后才能使用。

（九）预防性抗感染

预防性抗感染旨在预防一过性菌血症后病菌与心内膜的接触，从而抑制进一步侵入性损害。由于病理生理概念的改变及多个风险 – 获益分析的结果，从 2002 年开始限制预防性抗感染的指征。

目前指南推荐预防性抗感染只在具有 IE 高危风险的具有潜在高危牙科操作的患者中应用，包括以下几类人群。
- 有人工瓣膜置换史患者。
- 既往有 IE 患病史患者。
- 发绀性先天性心肌病患者。
- 使用人工材料修复的先天性心脏病患者。

（十）手术干预

外科手术干预指征包括以下几项，具体如下。
- 心力衰竭。
- 继发于 IE 的无法控制的感染。
- 预防栓塞。

外科手术的目的旨在祛除感染组织及恢复心脏正常形态，包括修复／置换受累的瓣膜。条件

IE 种类	抗菌治疗方案及剂量
表 30-1　急性重症 IE 初始经验性抗菌治疗建议方案	
社区获得性自体瓣膜或人工瓣膜术后晚期（术后>1 年）IE	• 氨苄西林 12g/d, iv，分 4~6 次 / 天；联合氟氯西林或苯唑西林 12g/d, iv，分 4~6 次 / 天；联合庆大霉 3mg/(kg·d)，iv/im，1 次 / 天 • 对于青霉素过敏的患者：万古霉素 30~60mg/(kg·d)，iv，分 2~3 次 / 天；联合庆大霉素 3mg/(kg·d)，1 次 / 天
早期 PVE（术后>1 年）及非院内医学服务相关 IE	• 万古霉素 30mg/(kg·d), iv，分 2 次 / 天；联合庆大霉素 3mg/(kg·d), iv/im，1 次 / 天；联合利福平 900~1200mg，iv/po，分 2~3 次 / 天

im. 肌肉注射；iv. 静脉注射；po. 口服；PVE. 人工瓣膜心内膜炎；IE. 感染性心内膜炎

允许的情况下尽可能行瓣膜修复术，特别是在 IE 累及三尖瓣或二尖瓣还没有造成显著瓣叶破坏的情况下尽可能选择瓣膜修复，因此瓣膜清创后术中对剩余瓣膜组织是否足够完成进一步的瓣膜修复的评估至关重要。在 IE 累及主动脉瓣的患者，选择生物或是机械人工瓣膜置换术需要综合多方面因素进行考量。

（十一）IE 相关并发症
• 心力衰竭。
• 无法控制性的感染。
• 系统性血栓栓塞。
• 神经系统并发症。
• 感染性（霉菌性）动脉瘤。
• 脾相关并发症（脾大）。
• 心肌炎及心包炎。
• 急性肾衰竭。
• 肌皮相关表现（如皮疹）。

（十二）IE 在 ICU 的诊疗
IE 手术治疗后常常需转入 ICU 进一步治疗，而合并出现脓毒血症、心力衰竭、严重血管病变或脏器功能衰竭等并发症的 IE 患者亦需收入 ICU 进一步治疗。这类患者大多数需要机械通气及正性肌力药物支持，且许多患者出现肾衰竭，因此此类患者病死率较高，据文献报道危重的 IE

患者病死率可高达 29%~84%。

葡萄球菌属是重症患者最常见的致病微生物，其次为链球菌，近年来真菌性 IE（如念珠菌属）也成了 ICU 中越来越常见的问题。

在 ICU 中 IE 的临床表现可能并不典型，IE 的经典表现常被重症干预及重症伴随的病理表现所掩盖。ICU 环境下超声心动图结果常常被影响，在金黄色葡萄球菌导管相关血流感染的重症患者中，因其更容易引起 IE，该类患者行 TEE 检查的指征应适当放宽。脓毒血症的患者应依照最新的国际指南进行治疗。急诊手术或在手术当日 SOFA 评分（sequential organ failure assessemnt score）>15 分的患者预后极差。

二、病例回顾

既往有二尖瓣置换史的患者经 TEE 证实在人工二尖瓣缝合处出现大的瓣周漏，同时合并有起自人工瓣膜瓣环前内侧至瓣环后内侧的瓣周脓肿形成，该患者接受外科手术切除了二尖瓣赘生物并行二尖瓣机械瓣置换术。术后患者接受了为期 6 周的万古霉素＋利福平（针对甲氧西林敏感的金黄色葡萄球菌相关感染性心内膜炎）的抗感染治疗，以及为期 2 周的升压药物的支持治疗，术后 3 周患者顺利转出 ICU。

1. 感染性心内膜炎（IE）患者有较高的院内病死率，尤其是重症患者

2. 对于高危患者的快速识别可以为通过紧急手术改变疾病进程并改善预后提供机会

3. 复杂性 IE 患者应该在疾病早期在具有心胸外科急诊手术条件及多学科会诊心内膜炎团队的医院进行早期干预

4. 超声心动图在 IE 的诊断及治疗中发挥着关键作用。对于可疑 IE 患者推荐将经胸超声心动图（TTE）作为一线影像学检查。而对于既往有人工瓣膜置换史或有心内装置植入史的患者，当临床怀疑有 IE 可能时，推荐行经食管超声心动图（TEE）检查

5. 当 TTE/TEE 结果为阴性或不确定时，多层螺旋 CT、MRI 及 FDG-PET/CT 功能成像检查能够提高 IE 诊断敏感性（改良 Duke 标准）

6. 葡萄球菌属是重症患者最常见的致病微生物，其次为链球菌属。而在 ICU 中需要高度警惕真菌性 IE 可能性，特别是对于经验性抗菌治疗失败的患者

7. 一旦怀疑 IE 可能，应立即启动经验性抗菌治疗，之后的抗菌治疗方案的选择应根据最新分离的病原菌的药敏结果调整

8. 只有 IE 高危患者在行高危性牙科操作时才考虑预防性抗菌治疗

推荐阅读

[1] Connaughton M, Rivett JG. Infective endocarditis. *BMJ*. 2010;341:6596.

[2] Baddour L, Wilson WR, Bayer AS, et al. Infective endocarditis in adults: diagnosis, antimicrobial therapy, and management of complications. A scientific statement for healthcare professionals from the American Heart Association. *Circulation*. 2015;132:1435-1486.

[3] Habib G, Lancellotti P, Antunes MJ, et al. 2015 ESC guidelines for the management of infective endocarditis. *Eur Heart J*. 2015;36:3075-3128.

[4] Li JS, Sexton DJ, Mick N, et al. Proposed modifications to the Duke criteria for the diagnosis of infective endocarditis. *Clin Infect Dis*. 2000;30:633-638.

[5] Smolka G, Wojakowski W. Paravalvular leak— important complication after implantation of prosthetic valve. *ESC Council for Cardiology Practice E-Journal*. 2010;9(8).

[6] Foster T, Tatco V. Infective endocarditis. Radiopaedia. https://radiopaedia.org/ articles/ infective-endocarditis?lang=us. Accessed July 27, 2020.

第31章　术后气胸
Postoperative Pneumothorax

Aoife Doolan　Gerard Curley　著

高　伟　译　　乔　帆　张海涛　校

患者，男，75岁，体重120kg，在接受4根冠状动脉血管的旁路移植术后被送入重症监护室。该患者既往有慢性阻塞性肺疾病全球倡议（Global Initiative for Chronic Obstructive Lung Disease, GOLD）3期的慢性阻塞性肺疾病（COPD）伴双侧肺大疱以及慢性肾脏病Ⅲ期。术中放置了1根纵隔引流管和1根左胸腔引流管。患者手术期间主动脉阻断时间长达140min。患者在接下来的12h内出现无尿，开始行持续性肾脏替代治疗。4h后，护士电话通知患者的气道压力从27cmH$_2$O增加到40cmH$_2$O，辅助控制通气的潮气量从400ml减少到250ml。患者现在需要使用去甲肾上腺素，心率为130次/分，动脉血氧饱和度为75%。床旁肺部超声（ultrasound, US）提示右肺滑动征消失，"肺点"出现。

接下来你要做什么？

一、讨论

（一）诊断

该患者诊断为危及生命的右侧张力性气胸，是由胸腔内空气膨胀导致的纵隔移位和血流动力学损害。气胸可分为四类：原发性（无肺部基础疾病）、继发性（存在肺部基础疾病）、外伤性（胸部穿透性和非穿透性外伤）和医源性。心脏手术后气胸的发生率为1.4%～3%。在游离乳内动脉时胸膜腔有时会被打开，在手术结束后胸腔内会放置胸腔引流管排除空气、血液和（或）液体。在非体外循环冠状动脉手术中，胸膜腔也会被打开以方便游离。关于游离乳内动脉时是否有必要打开胸膜的问题一直存在争议，2014年的一篇文献回顾表明，保持胸膜的完整性可以减少肺部并发症（肺不张、胸腔积液）、出血、疼痛和住院时间。

此例患者发生气胸的最可能原因是医源性的，其次是放置导管造成的。除此之外还应考虑机械通气引起的气压伤、肺大疱破裂或是术中胸骨切开、游离或关胸期间意外导致的胸膜损伤。心脏术后气胸的其他原因包括胸膜引流管扭曲、堵塞、断开、脱出、位置不良或拔管后气胸。

无论是否行肺部超声（表31-1和图31-1）检查，诊断应基于临床表现和体格检查。在诊断气胸方面，肺部超声的敏感性比胸部X线（chest X-ray，CXR）更好，但两者的敏感性都不如肺部CT。肺部超声的敏感度在48.8%～95%，并且明显依赖于操作者的经验。

胸片仍然是诊断气胸的常用方法，如果不是张力气胸，则可以考虑等待CXR。气胸在CXR上有可能被低估。当肺容量减少50%时在CXR上可能也只是看到2cm的气胸线。胸部CT的敏感性最高，已被用作标准检查手段。2014年美国放射学会对钝性胸部损伤的适宜性标准推荐，对伴有高冲击钝性创伤、转移关注的创伤、意识状

表 31-1 气胸的肺部体征	
肺滑动征消失（图 31-1A）	M 型的"沙滩征"（图 31-1B）被"条码征"（横线）所取代
B 线消失（图 31-1C）	从胸膜处产生的垂直线扩散到屏幕的边缘，并随呼吸移动
A 线出现（图 31-1D）	在正常肺中被 B 线抹去的水平伪影
肺点出现（图 31-1E）	气胸消失与胸膜出现的交点
肺搏动征消失（图 31-1F）	胸膜与心脏搏动的同步运动；M 型上垂直的 T 线与心跳同步

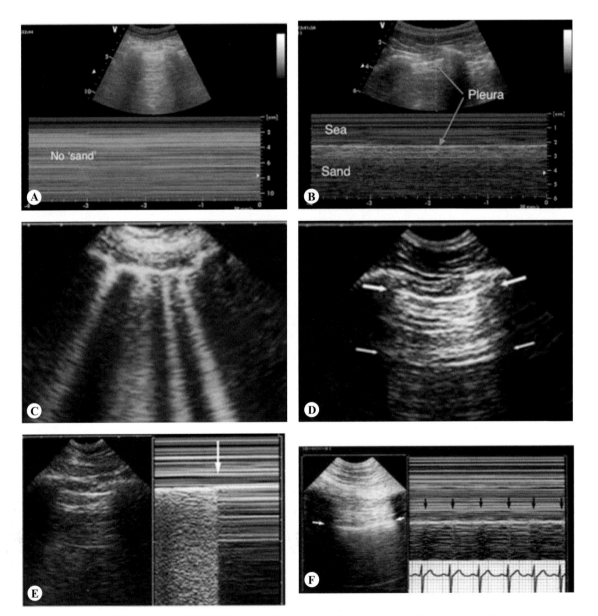

▲ 图 31-1　A. 肺滑动消失；B. 肺滑动；C. B 线；D. A 线；E. 肺点；F. 肺脉搏

经许可转载，引自 (A, B) Miller A. Practical approach to lung ultrasound. *BJA Educ.* 2015;16(2):39-45. (C-E)Lichtenstein DA, Meziere G, Lascols N, et al. Ultrasound diagnosis of occult pneumothorax.*Crit Care Med.* 2005;33(6):1231-1238. (F) Lichtenstein DA, Meziere G, Lascols N, et al.The "lung pulse"：an early ultrasound sign of complete atelectasi. *ntensive Care Med.* 2003; 29(12):2187-2192.

态水平改变、CXR 异常或怀疑胸部损伤的创伤患者采用 CT 作为标准检查。气胸量可以用压缩指数和 CT 容积来计算。然而，临床表现比气胸量更重要。

（二）张力性气胸的治疗

张力性气胸是一种临床诊断，在行穿刺减压前不需要进行 CXR 确认。然而如果可以快速进行肺部超声检查，肺部超声可能是一种有用的辅助诊断方法。

张力性气胸需要针头穿刺减压并放置水封胸腔引流瓶。穿刺减压可以在锁骨中线第二肋间或腋中线第五肋间进行。在操作前移除穿刺针针帽，沿第三肋骨上缘垂直进针，穿刺成功后可听到空气的嘶嘶声。患者的血流动力学状态应得到改善。拔出针芯，用胶带将鞘管固定在恰当位置，然后准备将胸腔引流管置入。

应注意穿刺减压可能会失败。胸壁的厚度和鞘管的长度都会影响成功率。如果决定采用 14G 穿刺针进行胸腔穿刺减压，可能无法到达胸膜腔。这名患者体型肥胖，而 14G 穿刺针长度一般 <4.5cm。2015 年的一项 Meta 分析指出，需要至少 6.44cm 长的穿刺针进行穿刺才能实现 95% 的成功率。2016 年的一项回顾性研究中指出，采用 8cm 的穿刺针穿刺成功率高于 5cm 的穿刺针（69.3% vs. 20.7%）。目前有为张力性气胸特制的 14G 穿刺针，其长度为 8.26cm。

（三）稳定型气胸的治疗

如果患者的血流动力学稳定，可以在进行影像学检查后放置胸腔引流管。接受正压通气的患者需要行胸腔引流，因为正压会加重漏气。但如果是没有明显临床表现的少量气胸，临床医生可以考虑在不放置胸腔引流管的情况下进行观察。

（四）胸腔引流管的放置

选择合适的胸腔引流管直径很重要。对于该患者选择大口径引流管（如 32Fr），因为他正接受机械通气，胸膜腔内可能有血液，尤其是术中的胸膜腔完整性被破坏。

将引流管插入腋中线第五肋间。在仰卧位时，放置的方向应该朝前以便排出空气。确保将其推送到足够远的位置，并使侧孔位于胸腔内。胸腔引流管上最外侧的孔在 CXR 上可以显影。

将胸腔引流管连接到湿式或干式负压封闭引流装置（图 31-2）；atrium oasis 水封引流装置为三瓶式引流装置，包括收集瓶、水封瓶和抽吸瓶。将无菌液体倒入水封瓶的 2cm 标记处，检查是否有气泡或波动。如果胸腔引流管堵塞、扭转、放错位置或肺部已完全膨起，则不会出现波动现象。在关闭抽吸时更容易看到波动。在干式抽吸的水下引流装置中，水封瓶上的刻度标记可以量化漏气量。如果需要抽吸，可以连接墙上的负压。胸腔引流干式抽吸的吸力预设为 $-20cmH_2O$，但可以由临床医生调节至高达 $-40cmH_2O$。

只有在持续漏气的情况下才考虑抽吸。抽吸的原理是抽吸可以比通过胸膜裂口更快地排出空气。抽吸压力应控制在 $-20\sim-10cmH_2O$。高压、高流量的抽吸会导致漏气加重、低氧血症或"窃气"（每次吸气时大部分气体会从胸腔引流管流出的过程）。

一旦抽吸没有漏气并且 CXR 显示肺部已经完全膨胀，就可以拔掉引流管。对于接受正压机械通气的患者是否应该保留胸腔引流管这一问题并没有统一的意见。在一项纳入了 92 例带有胸腔引流管的创伤患者的随机对照试验中，在正压通气期间移除胸腔引流管并不影响并发症的发生率。

（五）胸腔引流管故障的排除

如果胸腔引流管有堵塞，引流瓶中不会有明显的波动。可以采用吸力来帮助清除血块。心胸外科医生采用拖动（用拇指压住引流管，并以拉动的方式远离近端）或挤奶方式（挤压并缠绕引流管以暂时增加吸力）增加胸腔引流管吸力。然而这些方法可能会产生巨大的负压、引起疼痛和血流动力学不稳定。纤维蛋白溶解药已被用于疏通纤细的胸腔引流管，但不能用于大口径的引流管。

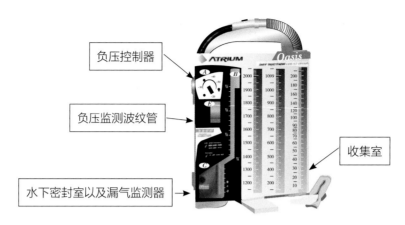

负压控制器

负压监测波纹管

水下密封室以及漏气监测器

收集室

▲ 图 31-2　atrium oasis 干式抽吸水封瓶

如果胸膜有粘连，引流管更容易发生位置不良。确定引流管位置最好的方法是通过 CT 成像。有必要移除肺实质内的引流管以避免漏气。对于是否要拔除肺裂引流管，目前尚无共识。

如果引流管断开了，需要清洁后再重新连接。另外，不可夹闭引流管。

二、病例回顾

6 天后该患者的水封瓶中仍有气泡。因术后肺炎他仍需要进行机械通气。患者的血流动力学稳定，没有脓毒症的迹象。CT 上可以看到持续性少量气胸，但没有脓胸。

（一）漏气

持续 >5~7 天的漏气被称为持续性漏气（persistent air leak，PAL）。这名患者临床状况良好，他的 PAL 可能是由肺泡 - 胸膜瘘引起的。当肺泡 - 胸膜瘘时肺泡与胸膜相通，瘘口在亚段支气管水平的远端。当支气管胸膜瘘时，瘘口在亚段支气管的近端。肺泡 - 胸膜瘘继发于自发性气胸、创伤、机械通气、肺部感染以及胸部手术后。

该患者存在支气管胸膜瘘的可能性较小，因为他的整个气管、支气管都没有做过手术，也没有发生休克或缺氧。支气管胸膜瘘是主支气管、叶支气管或段支气管与胸膜腔之间的沟通。最常见于胸部手术后的残端裂开，但偶尔也会发生在恶性肿瘤、胸部创伤、感染、化疗、放疗和消融

后。患者会出现极度不适，伴张力性气胸、缺氧、脓胸或感染性休克。

考虑为患者进行的检查包括胸部 CT、连续性球囊阻断和支气管镜检查，以诊断并定位漏气位置。在 CT 上可以看到肺 / 支气管和胸膜之间的通道。放置在支气管的球囊可以依次向下通过主支气管、叶支气管、段支气管和亚段支气管，以评估漏气的来源。当球囊充气时漏气量大幅减少可以提示漏气部位。支气管胸膜瘘在行支气管镜检查时可见该处黏膜缺损，如果在该处注入生理盐水可见气泡产生。通过胸腔引流管将亚甲蓝注入胸膜腔，可以在相应气管支气管树部位显现。

术后漏气程度分为 1~4 级（表 31-2）。在真正的支气管胸膜瘘时会出现持续性漏气。可以通过计算呼吸机上的吸气量和呼气量之差得出漏气量。数字化胸腔引流系统也可以量化漏气量。如果漏气量 <20ml/min，可以拔出胸腔引流管。一项采用数字设备对 299 例胸外科手术后的患者进行的观察性研究表明，在术后前 4 天，有可见漏气（持续 >20ml/min）的患者比无漏气的患者更容易发生 PAL（76% vs. 0.5%）。如果在手术结束时漏气量 >1000ml/min，通常需要立即再次进行手术。这些数字化设备已被证明可以减少引流时间、花费和住院时间。

（二）肺泡 - 胸膜瘘的治疗建议

所有的持续性漏气均应去胸外科就诊。鉴于

表 31-2 漏气的等级	
等级	定义
1级	仅在 Valsalva 动作时漏气
2级	呼气时漏气
3级	吸气时漏气
4级	连续漏气

该患者仍处于机械通气状态，最初应尝试保守措施。胸腔漏气患者很少需要再手术（＜2%）。尽量减少正压通气，并尽快拔管。如果没有支气管胸膜瘘存在，大多数漏气将在几周内解决。对于有漏气的患者吸引是否有用仍有争议；然而，如果气胸体积增大，则应考虑吸引。2018 年的一项 Meta 分析显示，吸引减少了胸部患者术后气胸的发生，但在漏气时间、持续性漏气发生或住院时间方面没有差异。

如果气胸没有解决，对如何进行治疗缺乏共识。考虑再加一根胸管，一个海姆立克瓣膜（单向扑动阀），替代通气模式（独立肺通气，体外膜氧合），化学胸膜切除术，支气管内 / 支气管内瓣膜。化学胸膜融合术（四环素、多西环素或滑石粉浆）后，内脏胸膜和壁胸膜需要对抗，只有在胸部 X 线上有少量残余气胸时才应使用。支气管内和支气管内瓣膜是用柔性支气管镜置入支气管段或亚段的单向阀，允许有限的远端气流，但仍允许黏液和空气近端通过。有一些小的研究已经证明了它们的有效性。对于机械通气患者，只有在没有有效微创措施的情况下才应考虑手术。

（三）支气管胸膜瘘的治疗

如果支气管胸膜瘘（bronchopleural fistulas，BPF）出现的时间较晚（＞14 天），并且由胸膜肺疾病引起，或者在机械通气时发生，首先采用保守治疗。放置胸腔引流管，尽量减少机械通气时间并争取尽快为患者拔管。尽量少用或不用抽吸。考虑对发生 BPF 的一侧进行独立定位，以防止气体溢出和单肺通气。由于脓胸的风险相当大，使用广谱抗生素的门槛较低。应考虑采用支气管镜治疗。血管封堵弹簧圈、Amplatzer 封堵器和自膨式气道支架已成功用于治疗较大的支气管胸膜瘘（＞8mm）。注射硬化剂和支气管内活瓣是侵入性较小的方法，可用于治疗较小的支气管胸膜瘘（＜8mm）。如果这些方法均失败且瘘口是局灶的、可被封堵的，可以考虑手术治疗。

对于胸部手术术后的患者，如果早期诊断气胸（＜14 天）且没有不稳定 / 脓胸的迹象时，手术可能是修复残端或采用网膜或肌肉闭合残端的最佳选择。视频辅助胸腔镜是首选的手术方法。

（四）患者恢复情况

根据听诊和超声检查结果，该患者诊断为气胸。医生为其放置了 1 根 14F 胸腔引流管，当针头置入时气体从中涌出。将引流管留置原位并通过 CXR 确认气胸消失。引流管保留了 2 天后拔管。在拔管后再次复查 CXR 以确保出院前未再发生气胸。

要点谨记

1. 肺部超声是诊断气胸的有用的辅助检查
2. 特制的长 8.25cm 的 14G 导管可能会提高穿刺减压的成功率
3. 避免在持续性漏气（PAL）中使用抽吸，仅在最初治疗失败时才考虑应用
4. 采用机械通气的 PAL 患者应保守治疗，首先采用胸腔引流。减少正压通气时间并尽快拔管

推荐阅读

[1] Miller A. Practical approach to lung ultrasound. *BJA Educ*. 2015;16(2):39-45.

[2] Lichtenstein DA, Meziere G, Lascols N, et al. Ultrasound diagnosis of occult pneumothorax. *Crit Care Med*. 2005;33(6):1231-1238.

[3] Lichtenstein DA, Lascols N, Prin S, Meziere G. The "lung pulse": an early ultrasound sign of complete atelectasis. *Intensive Care Med*. 2003;29(12):2187-2192.

[4] MacDuff A, Arnold A, Harvey J. Management of spontaneous pneumothorax: British Thoracic Society pleural disease guideline 2010. *Thorax*. 2010;65(suppl 2):ii18-ii31.

[5] Gilbert TB, McGrath BJ, Soberman M. Chest tubes: indications, placement, management, and complications. *J Intensive Care Med*. 1993;8(2):73-86.

[6] Sarkar P, Chandak T, Shah R, Talwar A. Diagnosis and management bronchopleural fistula. *Indian J Chest Dis Allied Sci*. 2010;52(2):97-104.

[7] Liberman M, Cassivi SD. Bronchial stump dehiscence: update on prevention and management. *Semin Thorac Cardiovasc Surg*. 2007;19(4):366-373.

第 32 章　术后脑血管损伤
Postoperative Cerebrovascular Injury

Naomi Quigley　Ruth-Aoibheann O'Leary　著

程　楠　译　　周宏艳　李白翎　校

患者，女，79 岁，在同一天早些时候她接受了选择性二尖瓣置换手术（机械瓣）。她病史中值得注意的是有高血压、肾功能损伤、长期持续性心房颤动和 6 个月前发生短暂性脑缺血发作。由于血管严重钙化导致主动脉插管困难，停体外循环后出现一段时间血流动力学不稳定，手术时间延长。目前她已经稳定，但是护士们担心她没有完全从镇静状态中清醒。尽管近 4h 内她接受了最低程度的镇静，但在查体时她仍然反应迟钝。瞳孔反射正常，没有明显偏向一侧的体征。

接下来你要做什么？

一、讨论

上述情景令人担心，但不幸的是，这在术后并不少见。在这种情况下，需要考虑一系列鉴别诊断，包括代谢性脑病、癫痫、脑血管事件（cerebrovascular accidents，CVA）以及谵妄。心胸外科手术的患者在术后早期临床表现不明确，同时，镇静药的使用可能会限制其临床评估。该患者存在发生围术期脑卒中的危险因素，临床上需高度怀疑以确保早期诊断和及时处理。

围术期脑卒中定义为在手术期间或术后 30 天内发生的出血性或缺血性脑梗死。围术期脑卒中相对少见，在所有外科手术中发病率为 0.1%～1.9%。然而，在心胸外科和血管外科手术中，这一比例高达 10%。美国胸外科医师协会（American Society of Thoracic Surgeons，ASTS）引用的心胸外科手术后围术期神经系统并发症的发生率为 3.3%。围术期脑卒中虽然相对少见，但会显著增加患者死亡率和致残率。

围术期脑卒中的危险因素可分为患者相关因素和手术相关因素。在手术相关因素中，二尖瓣置换术在单瓣置换术中围术期 CVA 发生风险最高，双瓣置换术以及急诊手术在所有手术中 CVA 发生风险最高（表 32-1）。患者相关危险因素分为可改变与不可改变因素（表 32-2）。年龄、女性、既往脑卒中和短暂性脑缺血发作病史会增加围术期 CVA 风险，使患者处于较高风险。心房颤动和颈动脉狭窄增加 CVA 风险，应在心脏手术前行优化管理，尤其对于有症状或严重狭窄的患者，应当考虑术前行颈动脉内膜切除术。

围术期脑卒中的发生有两个高峰期，约 1/3 出现在最初 24h 内。由于麻醉的原因，术后即刻时间很难确认，这使得治疗方案的决策具有挑战性。潜在的机制通常是栓塞，这与来源于术中钳夹主动脉过程中粥样斑块破裂或血供重建期间空气栓塞（这种情况较少见）有关。继发于低灌注的 CVA 较为少见。

在这种情况下，考虑到患者和手术的危险因素，医生高度怀疑患者发生围术期脑卒中。立即行头部计算机断层扫描（CT）检查，随后行 CT 血管造影。及时进行 CT 检查是诊断的关键，因

表 32-1　围术期脑卒中的手术相关危险因素	
手　术	围术期脑卒中（%）
非心脏、非血管手术	0.1～1.9
冠状动脉旁路移植术	1.4～1.7
主动脉瓣置换术	1.5～4.8
二尖瓣手术	2.1～8.8
联合瓣膜手术	2.05～9.7
冠状动脉旁路移植术联合瓣膜术	3.3～7.4

表 32-2　围术期脑卒中的患者相关危险因素			
术前危险因素		术中危险因素	术后危险因素
可变因素	不可变因素		
• 颈动脉狭窄，尤其是症状性颈动脉狭窄 • 桥接不充分 • 抽烟 • 高体重指数 • 高胆固醇血症 • 高血压 • 周围血管疾病 • 已知心血管疾病 • 糖尿病 • 慢性肾脏疾病	• 年龄 • 女性 • 卒中或短暂性脑缺血发作	• 手术类型 • 手术持续时间 • 二次手术 • 急诊手术 • 阻断以及移植时间 • 主动脉操作，包括插管 • 主动脉弓部疾病 • 脱水	• 长时间制动 • 心律失常 • 高血糖 • 低血压 • 低心排血量状态 • 未控制的高血压

为 CT 可以除外脑实质出血，显示大血管闭塞。如果患者植入的瓣膜可以进行磁共振（magnetic resonance imaging，MRI）检查（就像该场景中有新近植入的瓣膜），采用 MRI 检查也是安全的。各地区临床实践中各不相同，处于术后早期的患者通常推荐其等待 6 周使瓣膜内皮化后行 MRI 检查。然而，在紧急情况下 MRI 检查是安全的，选用 1.5 特斯拉（Tesla，T）MRI 优于 3.0T MRI。

二、病例回顾

CT 血管造影证实该患者左侧大脑中动脉闭塞所致缺血性脑卒中。需紧急打电话给心胸外科医生、神经科医生和介入放射科医生讨论治疗策略。

由于难以准确评估发病时间，以及对于抗凝和术后出血的担心，围术期缺血性脑卒中的治疗具有挑战性。患者可能处于溶栓或取栓治疗的干预时间窗内。然而由于术后即刻发生致命性出血的风险高，溶栓治疗是禁忌证。有证据表明术后 2 周是溶栓治疗的绝对禁忌证，术后 3 个月是相对禁忌证。研究显示，12h 内行血管内取栓术治疗急性前循环血管闭塞所致的脑卒中较药物治疗能够改善患者的神经功能，而不增加出血转化和死亡风险。如果患者出现后循环血管闭塞所致的脑卒中，同药物治疗相比，6h 窗口期内取栓治疗能够降低患者致残率和死亡率。

在取栓治疗窗外的治疗手段有限。阿司匹林在预防脑卒中复发方面安全、有效，但与溶栓药物联用时会增加出血转化的风险。之前曾推荐采用肝素治疗，但没有血供重建的证据，并且还会增加出血性转化和肝素诱导的血小板减少症等并发症的发生。因此脑卒中发生后 2 周内不推荐早期抗凝治疗。围术期推荐使用 β 受体拮抗药，然而，并没有证据表明 β 受体拮抗药可以降低脑卒中发生率。美国心脏协会（American Heart Association，AHA）推荐脑卒中后允许性高血压＜ 180/105mmHg。

该患者体内植有金属二尖瓣，随着瓣膜内皮化，这是术后早期 90～180 天内发生脑卒中的独立危险因素。抗凝治疗可降低脑卒中风险，因此文献中普遍认为术后 6 个月内的国际标准化比值（INR）目标值为 3.0，之后 INR 的目标值为 2.5。抗凝药物选择华法林，新型口服抗凝药不适合该类患者。该患者的抗凝管理很复杂，因为必须衡量其近期有金属瓣膜植入发生栓塞性脑梗死的风险和出血性转化的风险。如果大脑半球梗死面积＞ 35% 或患者伴有未控制的高血压，口服抗凝药应至少停止 5 天，并应采用肝素桥接治疗。在重新开始抗凝治疗前应行头部 CT 检查确认没有出血性转化。

虽然该患者不适合行机械取栓术治疗，但她在确诊为缺血性脑卒中后状态有所改善。她右上肢肌力明显较差，但其他方面反应良好并且脱离机械通气。术后第 3 天复查影像学提示缺血性梗死灶发生出血性转化，这与临床恶化无关。外科医生因担心人工瓣膜会形成血栓，急于启动抗凝治疗，但医生担心患者脑实质血肿扩大。

据报道围术期缺血性脑卒中患者中有 5% 的患者早期出现出血性转化，有 10% 的患者在数天内发生出血性转化。出血性转化的临床表现并非都十分明显，常常为无症状性。症状性出血性转化的危险因素包括大面积脑梗死、抗凝治疗、既往出血性脑梗死、年龄增加以及感染性心内膜炎。在这种情况下进行抗凝治疗可能是致命的，并且证据有限。治疗的决策应由多学科评估完成，但出血性转化后 2 周发生血肿扩大的可能性较小。因此，症状性出血性转化发生 14 天后可考虑谨慎地重启抗凝治疗。然而，这需要密切监测并且应行合适的影像学检查后根据具体情况开始抗凝治疗。

要点谨记

1. 围术期脑卒中临床表现可能不典型，需要高度警惕
2. 术后 12h 内的缺血性脑卒中可考虑行取栓术，尤其是后循环脑卒中患者
3. 因有出血性转化的风险，此种情况下是否行抗凝治疗需进行多学科评估，在脑卒中后 14 天行抗凝治疗可能是安全的

推荐阅读

[1] Ko SB. Perioperative stroke: pathophysiology and management. *Korean J Anesthesiol*. 2018;71(1):3-11.

[2] Libman RB, Wirkowski E, Neystat M, et al. Stroke associated with cardiac surgery. Determinants, timing, and stroke subtypes. *Arch Neurol*. 1997;54:83-87.

[3] Lonchyna Vassyl A. *Difficult Decisions in Cardiothoracic Critical Care Surgery*. Chicago, IL: Springer; 2019.

[4] Selim M. Perioperative stroke. *N Engl J Med*. 2007;356:706-713.

[5] Kuramatsu JB, Sembill JA, Gerner ST, et al. Management of therapeutic anticoagulation in patients with intracerebral haemorrhage and mechanical heart valves. *Eur Heart J*. 2018;39:1709-1723.

第33章 心脏外科凝血功能障碍：病因及治疗方案

Coagulopathy in Cardiac Surgery: Etiology and Treatment Options

Dana Teodorescu　Caroline Larkin　著

刘子娜　译　周宏艳　唐杨烽　校

患者，男，54 岁，87kg，病史不详，以 ST 段抬高型心肌梗死入院。予负荷量阿司匹林（300mg）和氯吡格雷（600mg）。经查为冠状动脉多支病变，不宜行经皮冠状动脉介入治疗（PCI），急诊行冠状动脉旁路移植术（CABG），搭 5 根桥，体外循环（CPB）时间 150min，术中输注 2 单位红细胞，2 单位新鲜冰冻血浆和 1 治疗量血小板。术后当他回到心胸重症监护室（ICU），3 根胸腔引流管引流持续偏多，第 1 小时引流量 500ml。患者体温 35.4℃，代谢性酸中毒，pH 7.25，乳酸 4mmol/L，血红蛋白（Hb）浓度 90.2g/L，血小板计数 80×10^9/L。

接下来你要做什么？

一、讨论

正中开胸心脏手术后，预计最初几个小时出血可达 2ml/(kg·h)（最初 3h 可达 600ml）；而该患者在术后 1h 即有 500ml 的明显出血。此时，对于手术团队来说至关重要的是判断患者为外科性出血还是非外科性出血。

ICU 医生的目标是启动液体复苏，对凝血功能障碍进行经验性治疗，并排除外科原因导致的持续失血，因为这可能需要紧急返回手术室。回顾外科、麻醉和 ICU 团队之间的交接信息非常重要，以便了解可能导致凝血异常而非外科性出血的因素。术前的相关信息包括是否使用抗凝药或抗血小板药物，是否伴有任何先天性或获得性出血性疾病。术中因素包括是否应用体外循环（即"体外"桥或"非体外"桥）、体外循环时间、是否深低温停循环（温度降至 18℃）、肝素的应用时间和剂量、鱼精蛋白的应用时间和剂量、抗纤溶药物的使用、血制品的输注、术中有无外科性止血或操作技术难题，以及所有可床旁即时获取的检验结果。

复苏应立即开始，使用液体、血制品、正性肌力药物或升压药以改善氧合和灌注。在心脏外科，旨在减少输血的血流动力学目标导向疗法未被证实有益，也不推荐。复苏最初应以血红蛋白水平、血细胞比容、酸中毒和乳酸水平为指导，这些指标都可以通过床旁检测快速获得。判断是否需要输血，临床表现比血红蛋白绝对值更重要。1 个单位红细胞一般为 250~300ml，大约可使正常血容量患者的血红蛋白水平增加 10g/L。虽未开展广泛研究，但是我们发现即使中度酸中毒（pH<7.35）、高乳酸血症（乳酸>4mmol/L）和低体温也会增加术后出血，维持正常的体温和 pH 十分重要。

凝血功能异常的经验性处理包括：检测是否

有肝素残留或反跳，必要时予以中和；如果临床怀疑血小板功能障碍，则输注血小板；可输注冷沉淀或纤维蛋白原纠正纤维蛋白原缺乏；如存在稀释性凝血障碍或凝血因子水平不足，则输注新鲜冰冻血浆（fresh frozen plasma，FFP）或凝血酶原复合物（prothrombin complex concentrate，PCC）；还可考虑应用抗纤溶药物（氨甲环酸或抑肽酶）。

在没有外科因素的情况下，持续性微血管出血提示凝血功能障碍。体外循环通过改变正常的凝血过程引发出血倾向。血小板在体外循环管路中被激活，导致颗粒耗竭和功能丧失。组织因子（外源性）凝血途径被激活，即使应用肝素仍可持续产生凝血酶。接触激活（内源性）凝血途径通过血液与体外循环滤器纤维接触被激活，并导致激肽、XI 因子和纤溶系统激活。除了凝血因子的广泛激活和消耗外，体外循环期间还会出现纤溶亢进和低温。在心脏手术中为了进行器官保护而采取的低温措施，可通过抑制血小板功能和干扰凝血过程中的酶促反应而引起凝血障碍。肝素拮抗药鱼精蛋白具有抑制血小板和刺激凝血块破裂的不良反应。术中肝素中和率应<1：1。肝素中和不足或过度均可影响抗凝效果。

在本病例中，纠正凝血功能异常的关键是评估和维持正常生理性止血、逆转肝素效应、维持足够水平的凝血因子和足够数量的功能性血小板、纠正纤溶亢进，必要时应用活化Ⅶ因子或ⅩⅢ因子进行治疗。

研究表明，基于算法的输血方案在处理心脏术后凝血功能障碍方面优于个体化临床决策。实验室检测包括全血细胞计数、纤维蛋白原水平、凝血酶时间、活化部分凝血活酶时间（aPTT）和凝血酶原时间（PT），并根据这些结果进行止血治疗（表 33-1）。

止血的理想条件是患者体温维持在 36℃ 以上，钙离子水平>1.0mmol/L，pH 保持在正常水平。如果激活全血凝固时间（ACT）超过 130s，则应额外补充鱼精蛋白（30U/kg）。

床旁即时的全血样本检测可快速重复且诊断谱广。血块的黏弹性测试可使用血栓弹力图（thromboelastography，TEG）和旋转血栓弹力仪（thromboelastometry，TEM）进行。黏弹性测试可以提示凝血因子活性、血小板功能、纤维蛋白原和纤溶酶原活性。黏弹性测试现得以在心脏外科中心广泛开展，并降低了整体输血率。床旁进行血小板功能分析也得以实现，但尚未在该领域开展广泛研究。图 33-1 展示了常见的 TEG 测定曲线。

纤维蛋白原转化为纤维蛋白后，血小板 - 纤维蛋白凝块的形成是凝血级联反应的最终产物。如果纤维蛋白原水平<1.5～2g/L，则必须使用 25～50mg/kg 剂量的冷沉淀或纤维蛋白原浓缩物进行补充（血制品和输血指征见表 33-2）。

如果凝血功能障碍持续存在（如 INR>1.4 或 aPTT>50s），则含有凝血因子和免疫球蛋白的新鲜冰冻血浆（15～30ml/kg）可在术后持续出血时输注。混合血浆对病毒进行灭活，诱发输血相关的急性肺损伤风险较低，被广泛使用。

尽管研究较少，但凝血酶原复合物可能是一种合适的替代方案，尤其是在不需要液体复苏的情况下。它可以快速重建凝血系统，不会引起血液稀释，也不会引起输血相关的容量超负荷或输血相关的急性肺损伤。在减少输血方面，它似乎比新鲜冰冻血浆更有效。

血小板计数应至少保持在>50×10⁹/L。在本病例中，患者术前接受了负荷量的不可逆 P2Y12 抑制药氯吡格雷。此外，他的体外循环时间延长，这意味着他的血小板功能可能会严重受损。在这种情况下，应输注血小板使之计数>80×10⁹/L。0.3μg/kg 的去氨加压素（desmopressin，DDAVP）可显著提高血管性血友病因子（vW 因子）和Ⅷ因子水平，促进血小板聚集。在一些医疗机构中，它被用于心脏手术后凝血功能障碍的治疗，尽管疗效证据尚不充分。

常规项目不包含纤维蛋白溶解的检测，但如果临床高度怀疑纤溶亢进，可根据经验给予抗纤溶药物氨甲环酸（25mg/kg）、抑肽酶和 ε- 氨基

项　目	检测方法	检测目的	延长见于
		表 33-1　评估凝血功能的实验室检查	
活化部分凝血活酶时间	加入内源性凝血途径激动药以检测接触途径凝血速度	• 监测肝素的抗凝作用 • 对内源性凝血通路及共同通路相关的凝血因子缺乏敏感	• 肝素 • XI、X、IX、VII、V、II 因子、纤维蛋白原缺乏；存在抗磷脂抗体或直接凝血酶抑制药
凝血酶原时间 / 国际标准化比值（INR）	加入凝血活酶激活外源性凝血途径	监测维生素 K 拮抗药（华法林）的抗凝作用；对外源性凝血通路及共同通路相关的凝血因子缺乏敏感	维生素 K 拮抗药；VII 因子缺乏（先天性或后天性肝病）、II、V、X 因子和纤维蛋白原缺乏
凝血酶时间	向含枸橼酸盐的血浆中加入凝血酶，使纤维蛋白原转化为纤维蛋白	监测直接凝血酶抑制药的抗凝作用	干扰纤维蛋白原或凝血酶的因素：低水平的纤维蛋白原、异常纤维蛋白原血症、弥散性血管内凝血、肝素使用、尿毒症
激活全血凝固时间	将高岭土 / 硅藻土 / 玻璃微珠加入不含枸橼酸盐的全血中以激活内源性凝血途径	监测大剂量肝素抗凝（心脏手术，体外生命支持）	肝素、血液滤过、低水平纤维蛋白原、血小板减少症、糖蛋白 II B/III a 拮抗药

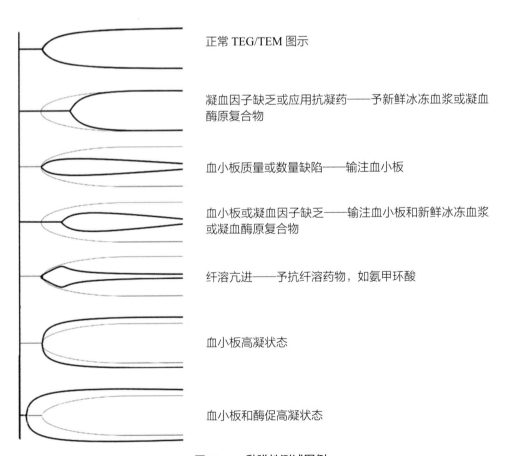

正常 TEG/TEM 图示

凝血因子缺乏或应用抗凝药——予新鲜冰冻血浆或凝血酶原复合物

血小板质量或数量缺陷——输注血小板

血小板或凝血因子缺乏——输注血小板和新鲜冰冻血浆或凝血酶原复合物

纤溶亢进——予抗纤溶药物，如氨甲环酸

血小板高凝状态

血小板和酶促高凝状态

▲ 图 33-1　黏弹性测试图例
TEG. 血栓弹力图；TEM. 血栓弹力仪

血制品	成　分	70kg 用量	标准单位体积	心外科术后持续出血时输注指征
		表 33-2　血制品		
红细胞	少白红细胞悬浮于生理盐水 – 腺嘌呤 – 葡萄糖 – 甘露醇溶液中	1 个单位可使 Hb 水平提高 10g/L	250～350ml	90～100g/L
血小板	混合血小板来自 4 个捐献者，悬浮于血浆中；单采血小板来自 1 个捐献者	1 个单位即 1 个"治疗量"，可使血小板计数增加 20×10^9/L～40×10^9/L	250～350ml	血小板计数<50×10^9/L 或已使用抗血小板药物
新鲜冰冻血浆	多种形式；最常见的是从个人捐献的全血中分离；包含所有凝血因子，但 V 和 VIII 因子水平降低	10～15ml/kg 可达到至少 30% 的血浆凝血因子浓度；如本文所述患者情况，通常给予 4 个单位的新鲜冰冻血浆	每单位 250～300ml	aPTT/PT 或血栓弹力图提示凝血时间延长
纤维蛋白原	纤维蛋白原浓缩物来自于多个捐献者的混合血浆	4g 可使纤维蛋白原水平增加 1g/L	1g 纤维蛋白原复溶于 50ml 灭菌注射用水	纤维蛋白原<1.5g/L
冷沉淀	1 个单位由 1 个血浆捐献单位制备；1 标准单位包含 80IU VIII 因子、200～300mg 纤维蛋白原、XIII 因子、vW 因子和纤连蛋白	2×5 个单位混合于 1 个包装内；10 个单位将使纤维蛋白原水平提高 0.7～1g/L	50～200ml	主要用于替代纤维蛋白原；纤维蛋白原<1.5g/L
凝血酶原复合物	3 或 4 种维生素 K 凝血因子：II、VII、IX 和 X；蛋白 C、S、Z；肝素；抗凝血酶	20～30IU/kg	一般每 20ml 灭菌注射用水 500IU	aPTT/PT 或血栓弹力图提示凝血时间延长；如果患者容量超负荷，可考虑使用

aPTT. 活化部分凝血活酶时间；PT. 凝血酶原时间

己酸。氨甲环酸应用较为广泛，但效果可能不如抑肽酶。出于安全性方面的考虑，并非所有国家都批准使用抑肽酶。

当血制品的输注量达到上述水平仍持续出血，重组 VII a 因子或 XIII 因子可超说明书应用。对于危及生命的非外科性凝血功能障碍，当其他措施无法止血时，可考虑以 90μg/kg 的剂量给予重组 VII a 因子。重组 VII a 因子可降低致命性出血死亡率；然而，这也是以血栓栓塞事件风险增加为代价的。XIII 因子通过交联纤维蛋白单体增加血栓稳定性，通常推荐剂量为 1250～2500U；然而，在本病例中，没有明显的证据表明其有效性。

二、病例回顾

输注血小板后，患者仍出血较多。我们又尝试了纠正其他异常指标，比如：为患者复温，并补充液体纠正乳酸酸中毒。这些措施使引流减少。进一步的实验室评估显示，患者血红蛋白为 7.1mg/dl，再次予 1 单位红细胞输注。患者病情稳定，术后第 1 天转出 ICU。

要点谨记

1. 凝血功能障碍通常是多因素的，需要通过多种手段进行评估
2. 首先要判断是否为外科性出血
3. 理想情况下，标准的实验室检测和床旁检测应同时进行
4. 治疗凝血功能障碍必须维持正常生理条件：体温正常、pH 正常、钙水平正常

推荐阅读

[1] Task Force on Patient Blood Management for Adult Cardiac Surgery of the European Association for Cardio-Thoracic Surgery (EACTS), European Association of Cardiothoracic Anaesthesiology (EACTA); Boer C, Meesters MI, Milojevic M, et al. 2017 EACTS/ EACTA guidelines on patient blood management for adult cardiac surgery. *J Cardiothorac Vasc Anesth.* 2018;32(1):88-120.

[2] Aneman A, Brechot N, Brodie D, et al. Advances in critical care management of patients undergoing cardiac surgery.

Intensive Care Med. 2018;44:799-810.

[3] Gerstein NS, Brierley JK, Windsor J, et al. Antifibrinolytic agents in cardiac and noncardiac surgery: a comprehensive overview and update. *J Cardiothorac Vasc Anaesth.* 2017; 31(6): 2183-2205.

[4] Kozek-Langenecker SA, Ahmed AB, Afshari A, et al. Management of severe perioperative bleeding: guidelines from the European Society of Anaesthesiology: first update 2016. *Eur J Anaesthesiol.* 2017;34(6):332-395.

第34章 术后舒张性心力衰竭
Postoperative Diastolic Heart Failure

Éimhín Dunne　Niall Fanning　**著**

曹芳芳　**译**　杜　雨　谈梦伟　**校**

患者，男，60岁，因心肌梗死行急诊冠状动脉搭桥术，合并复杂冠状动脉疾病，不适宜接受经皮冠状动脉介入治疗。患者既往合并高血压控制不良、2型糖尿病和高体重指数，手术行冠状动脉搭桥3根，手术过程顺利，很快脱机拔管。

手术当晚医生接到电话，患者出现呼吸窘迫，呼吸急促40次/分，Venturi面罩吸入氧浓度60%，氧饱和度保持在90%。患者出现了160次/分的快速房颤，血压140/110mmHg，无任何血管活性药物，近2h的尿量分别为25ml/h、30ml/h。

接下来你要做什么？

一、讨论

这是术后急性心肺衰竭的一种，也是潜在威胁生命的情况，需要同时进行紧急诊断和治疗，以避免病情螺旋式下降出现心肺骤停。在处理心脏手术后患者的急性恶化事件时，需要采取逻辑性判断的方法，立即考虑和处理危及生命的并发症（表34-1）。心脏压塞等外科并发症通常是进行性的，需要立即再次手术。一旦排除或确定、处理了危及生命的并发症，就可以对剩余的鉴别诊断采取系统的排除方法。

（一）检查

心电图可以帮助发现原因（如缺血、心律失常）。与舒张功能障碍一致的形态和电学异常在心电图上可能很明显；这些异常包括左心室（LV）肥厚和P波异常（二尖瓣病变、充盈压升高）。

对于血流动力学不稳定或疑似危及生命的心脏结构或功能异常的急性心力衰竭患者，立即进行超声心动图检查是必需的。这位患者的超声心动图是最重要的，将有助于开始适当的目标性治疗。对这位患者进行有针对性的超声心动图评估是必要的，以排除填塞、评估心功能和评估瓣膜完整性。

对患者实施超声，显示左心室向心性肥大（图34-1）。由于患者合并心房颤动，左心房（LA）的大小评估不太可靠，但有LA扩张的印象。左心功能良好，预估射血分数＞50%。超声心动图可通过评估肺动脉收缩压和左心室充盈压来帮助确定舒张期功能障碍的严重程度。

胸部X线（CXR）是诊断急性心力衰竭的一项有用的检查。静脉充血、胸腔积液和明显的肺水肿都有助于确诊。然而，正常的CXR并不完全除外心力衰竭。应注意管道的位置（胸腔引流管、起搏导线，如果有气管插管）。气胸很可能出现在这个患者身上，但我们不应该忘记它是术后患者病情恶化的一个潜在原因。CXR还有助于排除一些有争议的诊断，如血胸或肺实变。

肺超声可以帮助临床上超声技术熟练的医生识别肺水肿的弥漫性B线和气胸的图像。超声心动图可在床边进行，避免了便携式CXR的潜在延迟。

表 34-1	心脏手术后急性恶化事件的鉴别诊断
外科因素	移植失败（痉挛/闭塞）
	瓣膜衰竭
	心包填塞
	二尖瓣收缩期前移
	心脏破裂（在缺血事件之前）
	气胸
	胸腔积血
	气管导管位置不当
	前负荷不足
	容量不足
	出血
	全身炎症反应综合征（术后，搭桥手术后，败血症）
医源性因素	泵衰竭（先前存在，新发缺血）
	后负荷增加
	高血压
	低体温
电解质因素	心律失常

全血细胞检查可排除贫血和白细胞计数升高以预示病情恶化的原因。应化验肾功能和电解质，及时调整以治疗和（或）预防心律失常。心脏手术后患者的心肌酶和脑利钠肽可能很难解释，但观察趋势可能是有用的。肝功能检查可以帮助识别肝脏是否充血，如果存在，往往提示预后差。

冠状动脉旁路移植术后发生心房颤动很常见，报道发生率为 16%～45%。对大多数患者来说，这是一种短暂的现象，据报道，90% 的患者在术后 6 周呈窦性心律。值得注意的是，冠状动脉旁路移植术后发生心房颤动与长期随访期间发生脑卒中的风险较高相关，与没有发生房性快速性心律失常的患者相比，30 天内的死亡率也较高。

（二）舒张性心力衰竭

舒张性心力衰竭也被称为射血分数保留的心力衰竭或 HFpEF，因为收缩功能被保留。心脏充盈时，舒张期是心动周期的组成部分。左心室充血的程度取决于左心室的舒张率和顺应性。左心室容纳血液的能力取决于心肌固有的硬度和黏弹性，以及心包的约束。图 34-2 显示了舒张性心力衰竭时左心室压力 – 容量环变小了，提示顺应性降低。

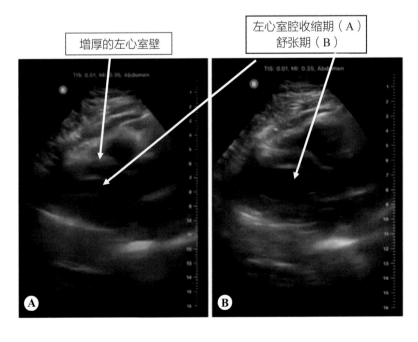

增厚的左心室壁

左心室腔收缩期（A）舒张期（B）

◀ 图 34-1　经胸超声心动图显示舒张性心力衰竭
患者有向心性肥厚的左心室。A. 在收缩期，左心室具有正常的排血能力，当出现低血容量时，左心室腔几乎泵血至室腔消失；B. 在舒张期，左心室太僵硬，不能适当放松，从而削弱了左心室充血的能力

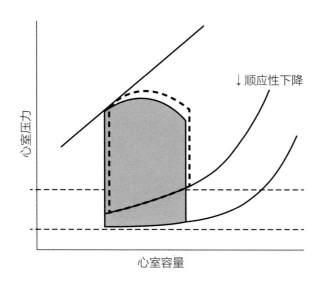

↓顺应性下降

心室压力

心室容量

▲ 图 34-2　舒张性心力衰竭伴左心室顺应性障碍的左心室压力 - 容量环（虚线）
左心室腔内压力增加，而体积减小

心室舒张开始后，左心室腔内压力迅速下降。随着压力持续下降，最终会降到左心房压以下，导致二尖瓣打开，左心室被动充盈。在正常的左心室中，压力会逐渐升高，使来自左心房的血流速度减慢，直到两个心腔之间的压力相等，发生舒张静止。然后发生心房收缩，导致左心房压力升高。这样就可以进一步增加 20%～30% 的容量。在顺应性好的左心室，这个额外的容积会导致最小的左心室压力上升，刚好高于左心房压力，迫使二尖瓣关闭。

在整个舒张期保持较低的左心室充盈压对于维持最佳的心肺功能至关重要。舒张期动态和重叠过程的复杂相互作用将左心的需氧量降至最低，并确保肺毛细血管静水压力保持在较低水平，从而允许高度的肺扩张。这些过程可代偿在血流动力学应激时舒张压的增加，如运动、高血压和心房颤动时对左心室施加的舒张压力。

舒张期功能障碍的根本问题是对左心室充盈阻力的增加。僵硬的左心室不能容纳相同的容量，除非腔内压力有代偿性增加。

舒张期功能障碍可在微观和宏观水平上识别。通常到后期临床上才明显，可以通过超声心动图进行非侵入性的评估和严重程度分级。在诊断仍不确定的情况下，更具侵入性的测试，包括心导管置入术，可能被证明是有用的。

微观水平上，心肌肌原纤维密度增加，肌细胞直径增大，但不伴肌细胞长度的增加。心肌细胞变性和凋亡导致不同程度的间质纤维化，最终导致心肌细胞僵硬。随着年龄的增长，这些变化更加常见，但当在 65 岁以下年龄组出现时，往往与非心血管并发症有关，如肥胖、代谢综合征和肾脏损害。

宏观上，这些细胞变化导致心室向心性肥厚，在正常或接近正常的左心室容量情况下，室壁厚度相对增加。心肌松弛受损，左心室异常扩张。心室固有的僵硬意味着需要更高的灌注压力来容纳相同的血容量。当二尖瓣打开时，高的压力从左心室传递到左心房，随着时间的推移，又回到肺血管系统。这会导致左心房扩张和肺动脉高压。这些变化在血流动力学应激时更明显，当代偿机制耗尽时，可导致失代偿性心力衰竭。心房颤动患者的心房收缩丧失会对这些患者造成极大的损害，因为心房颤动显著减少左心室充盈，限制每搏输出量。

舒张功能障碍通常无症状，直到疾病进程晚期才出现。当出现临床症状时，可能与异常的射血分数有关，或者更常见的是，与保留的射血分数有关。诊断舒张功能障碍需要 3 个条件：有体征和（或）症状，左心室收缩功能正常（射血分数＞50%），舒张期充盈压升高。常伴有左心室重构，通常以向心性肥厚的形式出现。

（三）治疗

1. 液体疗法

小腔且厚的左心室需要足够的前负荷量来帮助产生这些较高的压力。即使在肺水肿的情况下，有时也需要更适合的液体治疗来优化前负荷。

2. 利尿药

滴定利尿药对液体超负荷症状的患者可能是有益的。剂量低至 20～40mg 的呋塞米就足够了，特别是初次使用利尿药的患者。根据临床反应，可采用负荷量疗法或持续输入。对仍存在充血和利尿药抵抗患者，超滤可能是必要的。

3. 血管活性药物

对于收缩压＞90mmHg 的患者，考虑使用血管扩张药来缓解症状。血管扩张药可以降低静脉张力以优化前负荷，并降低动脉张力以减少后负荷。然而，支持血管扩张药治疗急性舒张性心力衰竭的证据有限。相反，这些患者经常需要血管加压治疗来增加左心室的后负荷。正性肌力药可能进一步损害心脏松弛，在治疗舒张性功能障碍时应避免使用。

4. 心房颤动时心室率的控制

血流动力学受损或有症状的患者建议恢复窦性心律。对于无症状患者，心率控制和节律控制策略似乎具有可比性，选择药物应考虑患者因素、药物的不良反应和医生的偏好。心房颤动患者的最佳心室率尚不确定，可能为低于 110 次 / 分。激进的心率控制可能是有害的。

5. 胺碘酮

胺碘酮应用广泛，通常被认为是安全的。但它与肺部并发症有关，特别是长期使用；然而，它在急性期耐受性很好。最常见的用法是先给药，然后再输液。作用机制尚有争议，但在急性发作时，胺碘酮最有可能作为一种低剂量的 β 肾上腺素受体拮抗药发挥作用。可以考虑西地兰，通常是 0.25～0.5mg 的静脉推注剂量。由于地高辛的治疗窗很窄，较小的剂量，如 0.0625～0.125mg，对那些中度到重度肾损害的人来说可能就足够了。β 肾上腺素受体拮抗药的负性肌力作用可能让人担忧，但谨慎使用可能会起到一定作用。

二、病例回顾

患者接受听诊和床边超声心动图检查。右心室显示液体和压力超负荷。静脉注射利尿药改善尿量。在接下来的几个小时的利尿治疗中，需氧量减少。对患者进行了一系列床边超声心动图评估，以确保在重复静脉注射利尿药的情况下，左心室充盈充足。第 2 天早上，患者能够走动，并从重症监护室转出。

要点谨记

1. 心脏手术后早期，出现急性舒张性心力衰竭是比较棘手的
2. 了解患者的病史和术中病程有助于初步诊断
3. 结合临床和超声心动图参数进行诊断
4. 排除其他潜在的严重并发症外，心房颤动等诱发原因的治疗至关重要
5. 旨在优化心率和节律、全身血管阻力和液体状态的个体化治疗将促进心室松弛，将舒张期功能障碍的影响降至最低

推荐阅读

[1] Ricard JD, Roux D. Invasive ventilation and acute heart failure syndrome. In: Mebazaa A, Gheorghiade M, Zannad FM, Parrillo JE, eds. *Acute Heart Failure*. London, UK: Springer; 2008:486-493.

[2] Ponikowski P, Voors AA, Anker SD, et al.; ESC Scientific Document Group. 2016 ESC guidelines for the diagnosis and treatment of acute and chronic heart failure: the Task Force for the Diagnosis and Treatment of Acute and Chronic Heart Failure of the European Society of Cardiology (ESC). Developed with the special contribution of the Heart Failure Association (HFA) of the ESC. *Eur Heart J*. 2016;37(27):2129-2200.

[3] Nohria A, Tsang SW, Fang JC, et al. Clinical assessment identifies hemodynamic profiles that predict outcomes in patients admitted with heart failure. *J Am Coll Cardiol*. 2003;41:1797-1804.

[4] Nishimura RA, Borlaug BA. Diastology for the clinician. *J Cardiol*. 2019;73(6):445-452.

[5] Borlaug BA, Jaber WA, Ommen SR, Lam CS, Redfield MM, Nishimura RA. Diastolic relaxation and compliance reserve during dynamic exercise in heart failure with preserved ejection fraction. *Heart*. 2011;97(12):964-969.

第 35 章　术后血管扩张性休克
Postoperative Vasodilatory Shock

Fiona Roberts　Alan Gaffney　著

张永辉　译　　张冠鑫　校

患者，男，65 岁，因严重主动脉瓣狭窄，为行择期主动脉瓣置换术收入院。他既往有缺血性心脏病史，射血分数 40%～45%，吸烟史（30 包 / 年）和中度的慢性阻塞性肺疾病。

术后第 2 天，患者仍因低氧血症、较差的呼吸功能和需要频繁吸痰，而无法脱机拔管。术后第 3 天出现发热，白细胞计数升至 18.6×10^9/L，伴有较多痰，胸片示左肺新发片状影，心率 125 次 / 分，需要去甲肾上腺素维持满意的灌注压，血清乳酸升高至 3.6mmol/L，尿量＜0.5ml/min。状态较前几天更差。

接下来你要做什么？

一、讨论

所有类型的休克都有一些共同的临床特征来帮助初步诊断。需要血管加压素支持的低血压、少尿、精神状态异常和酸碱平衡紊乱（典型的阴离子间隙升高型代谢性酸中毒）是休克和终末器官功能障碍的主要特征。

接下来，有下列的情况必须要考虑。例如，是否有败血症的表现，像我们刚才讨论的患者（如发热，炎症标志物升高以及伴有胸片变化的咳痰）？又或者有皮疹或支气管痉挛这些可能预示着过敏反应的表现？

在体格检查中，血管扩张性休克通常可以通过触诊末梢温热区别于其他类型的休克。心源性休克和低血容量性休克大都可能（但不总是）表现为外周寒冷或花斑。

血管扩张性休克的特点是低血压伴正常或增加的心输出量。血管扩张性休克的高动力循环状态常导致心动过速和脉压增高。当然，重要的是要意识到，高达 30% 的脓毒性休克患者会出现心肌抑制，从而导致心输出量降低。

影像学和生化检查可以帮助明确休克的诊断。代谢性酸中毒伴碱剩余负值增加和高乳酸血症在休克状态中是普遍存在的。乳酸可作为终末器官灌注和组织缺氧的重要指标。休克时，高乳酸预示着严重的预后不良。

白细胞和 C 反应蛋白计数升高可以支持脓毒性休克的诊断，而胰蛋白酶或嗜酸性粒细胞增多则可能是过敏原因。血液培养和从痰、尿和引流液中提取的标本有助于分离出致病菌。同样，胸部 X 线或计算机断层扫描可以帮助定位脓毒症的感染源或排除其他病因，如张力性气胸。

如果病史、临床检查和基础临床问诊不能够明确休克的病因，则需进行进一步的血流动力学检查，可以使用超声心动图或侵入性血流动力学监测手段。经胸超声心动图（TTE）可以帮助鉴别血管扩张性休克与心源性或低血容量性休克，也可以帮助指导治疗。TTE 具有容易操作和非侵入性的特点，因此是一个有价值的手段。TTE 可以将左右心室的大小、收缩性，下腔静脉的直径和塌陷（在评估低血容量时）可视化，并能排除心包积液。如果 TTE 由于技术问题（身体状况、胸部引流、敷料）而不能获得满意结果，可采用经食管超声心动图检查。

有创设备如肺动脉导管（PAC）可以评估心输出量和测量混合静脉血氧饱和度等参数。它有助于区分不同类型的休克，指导复苏和判断治疗反应。虽然它曾经是脓毒性休克的金标准，但近些年来在全世界的使用已经大大减少。这主要是因为，自 2010 年以来的几次精心设计的试验表明 PAC 的使用未能够带来死亡率降低的获益。虽然 PAC 的使用存在争议，但是普遍共识认为，它可能有助于伴心功能不全或右心衰竭的脓毒性休克的管理。

（一）病理生理学

休克的特点是全身组织灌注显著减少，导致氧消耗和氧输送之间的不平衡。这导致细胞功能障碍和重要生化过程的紊乱。

血管扩张性休克又称血管麻痹性休克，是心脏手术后比较常见的一种休克类型，处理起来很有挑战性。尽管是一种公认的并发症，但其临床特征和严重程度却很少被论述。

血管扩张性休克的原因是多种多样的。它们包括败血症、外科手术损伤、过敏反应，以及其他包括创伤、烧伤和胰腺炎在内的疾病。到目前为止，败血症是引起血管扩张性休克最常见的原因。在美国，每年有超过 20 万败血症病例。在心脏手术术后患者中也很常见。很重要的是，血管扩张性休克可能是所有类型的休克最终的共同途径。

血管扩张是不适当地增加血管舒张机制加上血管收缩机制衰败的最终结果。血管扩张性休克的病理生理学是复杂的、多因素的。虽然还没有完全了解，目前被广泛接受的是包括几种内在血管扩张途径的激活和血管对血管升压药的低反应性。脓毒性休克是研究最多的血管扩张性休克的原因；然而，类似的机制被认为在所有引起血管扩张性休克的原因中起关键作用。1899 年，革兰阴性细菌内毒素被发现引起血管塌陷。从那时起，我们对脓毒症休克病理生理学的认识慢慢发展起来。

全身血管阻力由小动脉直径的变化决定，由中膜血管平滑肌细胞（vascular smooth muscle cells，VSMC）的收缩活动控制。VSMC 的收缩状态或血管张力，是通过细胞内钙（Ca^{2+}）浓度调节的。它依赖于 Ca^{2+} 内流与排出的速率，并由内在和外在机制调节。内在机制包括诱导一氧化氮（nitric oxide，NO）合酶、释放前列环素和内皮素以及血管活性代谢物（过氧化氢）和自身活性物质（血清素、前列腺素和血栓素 A_2）。外源性调节主要通过交感神经控制和血管活性激素维持，包括肾上腺素、血管紧张素 II 和血管加压素。

NO 最初被描述为血管平滑肌内皮源性松弛因子。从那以后，NO 被广泛认为是败血症时的血管舒张药。NO 在血压和器官血流调节中也发挥着非常重要的作用，主要是通过减少细胞内钙离子，因为它从内皮细胞自由扩散到邻近的血管平滑肌细胞，从而引起血管平滑肌松弛和血管舒张。此外，NO 在血管扩张性休克时血管低反应性中的作用似乎很重要。一个可能的机制是 NO 直接激活胞质钙敏感的钾通道。败血症过程中 NO 的过量产生也可能是导致心肌直接抑制的原因。

前列环素也被称为前列腺素 I_2，是由内皮细胞合成并诱导环磷酸腺苷 / 蛋白激酶 A 产生，从而介导血管舒张作用。

外源性调节在血管扩张性休克中起重要作用。血浆儿茶酚胺浓度升高，肾素血管紧张素系统在各种原因的血管扩张性休克中激活；然而，儿茶酚胺敏感性降低似乎也是问题所在。动物和人体研究似乎都支持这样一种观点，即随着脓毒症的进展，α_1 肾上腺素受体的表达下降。这反过来又会导致外周去甲肾上腺素的敏感性下降。

加压素是一种内源性激素，通过与特定的 V1 受体相互作用增加细胞内钙水平。这反过来又会导致血管收缩。败血症发生24h后，加压素水平降至正常水平以下。这可能是血管麻痹发生的一种机制。此外，内皮细胞上的V2受体可能由于NO的合成增加而失功。

这些内源性和外源性机制引起的血管扩张导致低血压、静脉淤积，从而减少向线粒体输送氧气。最初，组织可以通过增加氧气抽提率来补偿血流量的减少。血流减少还会引起交感神经系统的激活，交感神经系统反过来会增加心率，并在最初提供一定程度的血管收缩，使血液从内脏循环中分流出来。但是氧气消耗很快超过氧气输送，造成乳酸生成增加和终末器官功能障碍发生。肝脏中葡萄糖释放的增加超过线粒体的需要，则导致乳酸的进一步产生。

（二）治疗

休克是一种临床急症，及时识别和初始治疗是至关重要的。休克发作到休克缓解之间的时间是导致器官功能障碍严重程度和死亡率的关键因素，因为长期休克会导致炎症和不可逆的组织损伤。

在血管扩张性休克中，识别潜在的原因是至关重要的。治疗策略不仅仅针对维持器官灌注的复苏，也针对潜在的驱动原因。例如，如果血管扩张性休克的原因是过敏反应，那么治疗的选择将是肌内注射肾上腺素。然而，在更常见的脓毒性休克情况下，感染源控制和早期使用适当的抗生素至关重要。对于我们的患者，抗菌治疗的目标应该是在特定医院最可能导致医院获得性肺炎的病菌。心脏手术后患者（不一定是我们的患者）需要考虑其他导致败血症的原因，包括静脉留置导管引起的导管相关性感染和留置导尿管引起的尿路感染。

脓毒性休克的死亡率一直在稳步下降。这主要归功于对败血症的认识和识别感染的提高，因此采取了更及时的干预措施。尽管在2001年的Rivers试验中，早期目标导向治疗被证明是有益的，但最近的随机对照试验并没有显示出与标准治疗相比在降低死亡率方面的益处。

治疗反应目标没有得到很好的描述。普遍接受的目标为平均动脉压>65mmHg；然而，这并没有考虑患者的个体化，如已存在的不可控高血压。

治疗从补液开始，试图恢复血管内容量和心脏前负荷。晶体液是休克液体管理的一线治疗；然而，没有明确的证据表明哪一种晶体液更优越。世界上最常用的晶体液是0.9%的生理盐水，其氯离子浓度高于生理水平。其他晶体液，如乳酸林格液，与人的血浆更相似。

白蛋白、右旋糖酐、明胶、羟乙基淀粉等胶体常用于危重患者。ALBIOS（意大利白蛋白结果研究）比较了白蛋白与晶体液联合使用，以及仅使用晶体液治疗脓毒性休克，并没有发现28天死亡率存在差异。CRISTAL（胶体液与晶体液在复苏危重症）试验，在2857例休克的成年人中比较了晶体液和胶体液，发现28天死亡率也没有差异。白蛋白似乎是比晶体液更合理的一种替代品，但在成本、玻璃瓶配送、病毒感染的潜在风险等方面存在劣势。羟乙基淀粉被证实会增加败血症患者肾衰竭的风险，甚至会增加全因死亡率。

当液体复苏（如高达30ml/kg）不足以维持足够的平均动脉压（>65mmHg）时，建议采用血管加压治疗来维持器官灌注压。升压素包括去甲肾上腺素、肾上腺素、血管加压素、多巴胺、去氧肾上腺素和血管紧张素。它们的受体靶点、半衰期和效应各不相同。去甲肾上腺素被认为是脓毒性休克的一线药物。它也是其他类型休克的一线药物。2011年的一篇Cochrane综述对23项随机对照试验进行了评价，评估了6种不同的升压药（单独使用或与多巴酚丁胺或多培沙明联合使用），没有显示出任何优越性。而多巴胺组心律失常发生率增加。

血管加压素被认为是二线，建议去甲肾上腺素剂量>0.15～0.5μg/(kg·min)的患者使用。它被证明是安全的，可以减少去甲肾上腺素的用量，但并不能说明它对降低死亡率有好处。血管加压素用于脓毒性休克的基本原理是内源性血管加压素的相对缺乏。

脓毒性休克时应谨慎使用去氧肾上腺素。它具有纯 α_1 肾上腺素能活性，可引起内脏血管收缩。它是一种比去甲肾上腺素更弱的血管加压素，甚至被证明会增加死亡率。

肾上腺素同时具有变时性和变力作用。因此，它增加心肌收缩力和血管收缩。尽管如此，它的临床获益被其不良反应所限制，包括心动过速和高乳酸血症。

附加疗法可以作为血管加压药的辅助；然而，它们的疗效尚未得到证实。如前所述，NO的过量产生可能是血管扩张性休克的驱动因素。因此，防止NO过量产生的亚甲基蓝可能在血管扩张性休克中发挥作用。亚甲基蓝不仅被提议用于脓毒性休克，而且也用于心脏手术后的血管扩张性休克和过敏性休克患者。

其他辅助治疗包括糖皮质激素。糖皮质激素通常用于治疗脓毒性休克，但没有太多证据支持。类固醇有一些不良反应，包括免疫抑制和胰岛素抵抗；因此，应该在考虑患者个体化的的基础上使用。共识指南建议，低剂量糖皮质激素治疗仅适用于血管加压素依赖的脓毒性休克患者，并在血管加压素需求停止后立即停用。

二、病例回顾

对患者进行了痰、尿和血培养。在等待结果的同时，开始经验性使用覆盖革兰阳性和阴性细菌的抗生素。24h 内，升血压需求量下降。痰液培养出一种与社区获得性肺炎相关的全敏感革兰阴性菌。抗生素逐渐减少为单药治疗，患者病情继续好转。

要点谨记

1. 休克是一种以全身组织灌注显著减少，导致细胞功能障碍和细胞功能紊乱为特征的生理状态
2. 心脏手术后休克具有很高的发病率和死亡率
3. 败血症是目前世界范围内引起血管扩张性休克最常见的原因
4. 血管扩张性休克的标志是低血压，伴正常或增加的心输出量；然而，重要的是要记住 30% 的患者会出现心肌抑制，从而导致心输出量降低
5. 休克是一种临床急症，及时识别和治疗是至关重要的
6. 休克发作至休克复苏之间的时间是导致器官功能障碍程度和死亡率的一个关键因素
7. 早期液体复苏和适当的抗菌治疗是脓毒性休克最重要的治疗干预措施
8. 去甲肾上腺素是脓毒性休克首选的一线血管活性药

推荐阅读

[1] Levy MM, Evans LE, Rhodes A. The Surviving Sepsis campaign bundle: 2018 update. *Intensive Care Med.* 2018; 44: 925-928.

[2] Lambden S, Creagh-Brown BC, Hunt J, Summers C, Forni LG. Definitions and pathophysiology of vasoplegic shock. *Crit Care.* 2018;22:174.

[3] Hauffe T, Krüger B, Bettex D. Shock management for cardio-surgical ICU patients—the golden hours. *Card Fail Rev.*

2015;1(2):75-82.

[4] Gyawali B, Ramakrishna K, Dhamoon AS. Sepsis: The evolution in definition, pathophysiology, and management. *SAGE Open Med.* 2019;7:2050312119835043.

[5] Rivers E, Nguyen B, Havstad S, et al.; Early Goal-Directed Therapy Collaborative Group. Early goal-directed therapy in the treatment of severe sepsis and septic shock. *N Engl J Med.* 2001;345(19):1368-1377.

第 36 章　术后心源性休克
Postoperative Cardiogenic Shock

Maurice Hogan　著

杜　雨　译　　周宏艳　杜　珍　校

患者，女，62 岁，在冠状动脉旁路移植术（CABG）后立即进入重症监护室（ICU）接受治疗。大约 2 周前，患者出现呼吸困难和腿部肿胀加重的症状。术前患者左心室射血分数为 40%，伴有糖尿病、高血压、慢性肾病 II 期和血脂异常。进入 ICU 时，患者窦性心率 80 次 / 分，血压（blood pressure, BP）110/50mmHg，血清乳酸 2.5mmol/L，心指数 2.8L/(min·m²)，混合静脉血氧饱和度 62%。大约 2h 后，BP 降至 75/40mmHg。尽管进行了补液治疗和去甲肾上腺素输注，但患者仍无尿，动脉血气分析显示乳酸为 6mmol/L，心指数降至 1.5L/(min·m²)。患者末梢冰冷。

接下来你要做什么？

一、讨论

（一）诊断

患者有显著的低血压，且对初始治疗效果不佳。术后早期血流动力学不稳定并不罕见，但此患者的表现更为凶险。除了低血压，还有证据表明患者存在低心排血量和低灌注，乳酸升高以及无尿。临床上，患者末梢很凉，这是外周血管收缩的迹象。患者在术后早期处于休克状态，其鉴别诊断也多种多样（表 36-1）。

关键的管理步骤是复苏和稳定患者，通知心脏外科团队，继续评估以确定任何特定的原因，并在情况没有改善或恶化时准备紧急开胸或机械支持。当务之急是在评估和治疗特定原因的同时，通过药物治疗和可能的机械支持稳定血流动力学。手术结束后，患者表现出病情突然恶化，而且这种情况可能会进一步进展，甚至发展到心搏骤停。在这种情况下，医护人员将按照胸外科医师协会的共识对心脏手术后心搏骤停的患者进行复苏。

在这种情况下，没有出血或急性失血的实际证据，胸腔引流量不多，复查胸部 X 线检查也没有显示任何胸腔积液或气胸的证据。患者已经气管插管并镇静，复苏可以适当地关注血流动力学情况。立即进行心电图检查，显示 I 和 aVL 导联 ST 段抬高的新发缺血迹象。插入经食管超声心动图（TEE）探头，排除心包积液，并发现新发的左心室侧壁运动异常以及新发的中度二尖瓣反流，左心室射血分数约为 20%。超声心动图在患者评估中至关重要，最初进行经胸超声心动图（TTE）检查是合理的，但如果获得的图像不令人满意，则必须进行 TEE 检查。

该患者处于心源性休克状态，自手术结束后病情迅速恶化。根本原因几乎可以肯定是急性桥血管障碍。外科团队被告知紧急情况，并指示将患者送回手术室（operating room, OR）。在紧急返回手术室准备过程中积极稳定患者血流动力学。心源性休克本质上是一种基于持续性低血压（收缩压＜90mmHg）和器官灌注受损迹象的临床

表 36-1 休克的分类、病因和检查		
休克分类	心脏术后可能的病因	检 查
心源性	心肌缺血，低心排血量综合征，心律失常，瓣膜功能障碍	临床检查：血流动力学评估、心电图、超声心动图、动脉血气
低血容量性	出血，液体渗漏	临床检查：评估胸腔引流量、胸部 X 线、超声心动图、动脉血气、全血细胞计数、凝血检查
梗阻性	心脏压塞，张力性气胸，肺栓塞	临床检查：超声心动图、胸部 X 线、计算机断层扫描血管造影
分布性	术后系统炎症反应综合征，感染性休克，过敏	临床检查：血流动力学评估、微生物培养、血清类胰蛋白酶浓度

诊断。

- 精神状态改变。
- 寒冷潮湿的皮肤和四肢。
- 少尿，尿量<30ml/h。
- 血清乳酸>2mmol/L。

虽然可以排除一些其他可能的休克原因，但病因仍然可能是多因素的。术后可能出现某种程度的全身炎症反应或血管麻痹。肺动脉导管在监测和评估治疗反应性方面有很大帮助。该患者在心脏手术后有发生低心排血量综合征（low cardiac output syndrome，LCOS）的潜在风险；然而，该病例的一些特征对于 LCOS 来说是非典型的。首先，患者在术后很早就出现了非常突然且严重的病情恶化，这说明存在一种新发的、特定的导致病情恶化的原因。LCOS 应始终被视为排除性诊断，在不排除表 36-1 中列出的其他潜在原因的情况下，切勿将术后休克或血流动力学不稳定归因于 LCOS。根据定义，LCOS 需要一段时间的药物或机械支持。潜在的病因通常没有定义；然而，其很可能主要与缺血再灌注心肌损伤有关，这种功能障碍可能会有不同表现，从仅持续几个小时的心肌顿抑到持续存在的心肌梗死（myocardial infarction，MI）。瓣膜功能障碍（先天性或人工瓣膜）、肺动脉高压或全身合并症等疾病也会导致 LCOS。在这种情况下，左心室射血分数的恶化可归因于桥血管功能障碍，且新发

的二尖瓣关闭不全也并不少见。由于局部室壁运动异常，二尖瓣功能失调，瓣叶在收缩期不能正确闭合，从而导致急性缺血性二尖瓣关闭不全。毫无疑问，反流会使心脏无法适应，导致血流动力学不稳定。主要的治疗策略仍应是恢复冠状动脉灌注，然后重新检查二尖瓣功能。

（二）支持治疗：液体和药物

尽管全世界每年进行超过 200 万例心脏开放手术，但对于术后低血压或休克患者的液体复苏或药物支持并没有明确的指南，并且不同医生和医疗机构的具体实践可能存在很大差异。几乎每个心脏术后患者至少在最初的几个小时内都需要快速补液。没有确凿的证据表明在心脏手术后给予胶体优于晶体。事实上，相比之下，大多数胶体已被证明是有害的。红细胞被认为是具有绝对胶体效应和可能带来额外增加携氧能力益处的液体选择，但除非输血目的在于纠正严重贫血，否则也无法带来更多收益。然而，只有在优化血管内容量状态后才能对血管收缩药物和正性肌力药物产生良好反应，但最佳血管内容量状态在临床实际中又很难判断。在这种情况下，实时 TEE 指导可能是液体复苏的最佳监测方法，且比任何孤立的血流动力学参数更有帮助。在这种情况下，过度补液而导致的继发性右心衰竭会给患者带来很大风险，并且可能会导致完全心搏骤停。右心室扩张或腔静脉扩张可作为补液过程中监测的重

要指标。

目前可获得的临床证据支持使用去甲肾上腺素作为心源性休克低血压患者的一线治疗；直接比较时，显示去甲肾上腺素较多巴胺、肾上腺素、去氧肾上腺素和加压素更有效。心源性休克与炎症反应和血管舒张有关，伴随的低血压可能会对去甲肾上腺素有良好的反应。去甲肾上腺素增加心脏后负荷的理念使其在心源性休克患者中的应用仍然存在理论上的反对意见；但是，低血压造成的实际后果会更糟，因此对去甲肾上腺素治疗有反应性的患者可从中获得临床益处。去甲肾上腺素对增加心输出量也有一定的积极作用，对冠状动脉灌注的影响最小，甚至可以忽略不计，且血压的恢复也有益于冠状动脉灌注的恢复。如果血压对去甲肾上腺素无反应且患者血容量正常，则应加用第2种药物，此时加压素可能是最合适的选择。去甲肾上腺素或联合血管加压药治疗难治性休克是病情严重的一种表现，可能表明需要机械辅助支持。

该患者存在心源性休克，除血管加压药外，还需要使用正性肌力药物。可用的正性肌力药通常分为3类：β肾上腺素受体激动药（如多巴酚丁胺、肾上腺素、多巴胺）、磷酸二酯酶Ⅲ抑制药（如米力农、依诺西酮）和钙离子增敏药（如左西孟旦）。在这种情况下，多巴酚丁胺是最合适的药物，因为它起效迅速，可在剂量范围内直接滴定其心脏效应，并且可以通过增加每搏输出量和心率来增加心输出量。肾上腺素可能可以达到与多巴酚丁胺相同的终点；但是它的心脏效应在剂量范围内不能被直接滴定（即随着剂量的增加，血管收缩效应将占主导地位）。此外它与乳酸酸中毒有关，将有碍于对治疗反应的评估。通常在这种情况下，β肾上腺素受体激动药的缺点是会增加心肌需氧量，这可能最终会加重缺血性损伤的影响，但是不及时处理持续性休克带来的结果将是致命的。与多巴酚丁胺相比，米力农不是首选，因为在治疗剂量下它会加重低血压并且在不推注负荷量的情况下起效较慢，在急性病情

的情况下直接滴定难度较大；此外，肾衰竭患者的米力农清除时间显著延长，使其管理更加复杂。与多巴酚丁胺相比，米力农还与更高的室性心律失常风险相关。磷酸二酯酶Ⅲ抑制药和左西孟旦的一个优点是它们在应用β肾上腺素受体拮抗药患者中可能更有效。与米力农一样，左西孟旦在这种情况下应用也会受到限制，因为它会加重低血压并且起效慢，不利于药物滴定。使用所有血管加压药和正性肌力药的原则是相同的：使用所需的最低剂量，尽可能短的持续时间。

（三）支持治疗：机械辅助

在这种情况下，正性肌力药的效益相对较低。它们没有内在的治疗价值；它们的唯一用途是旨在实现血流动力学稳定并防止多器官衰竭。主要目标是稳定血流动力学，给病因治疗赢得时间；次要目标是维持心输出量和血压以维持器官功能直到治疗后心功能恢复。在上述任何一个层面上来讲，单独的药物支持可能是不够的，必须考虑使用机械辅助支持。正性肌力药和血管加压药的并发症是剂量相关性的：所需剂量越高，结果通常越不利。当患者在增加药物剂量的情况下继续表现出休克迹象时，这种情况被认为是药物支持难以治疗的。尽管在特定时间点的药物剂量可以表明这一点，但是用药后数小时甚至数分钟的病情变化趋势可能更能说明这一问题。一旦根本原因得到治疗，患者可能会从心源性休克中迅速好转。相反，尽管增加了血管加压药和正性肌力药的剂量，除非病因可以逆转，否则病情可能会迅速恶化。

此种情况下可以考虑3种形式的机械支持：主动脉内球囊反搏（IABP）、经皮左心室辅助泵（Impella）或静脉动脉体外膜氧合（V-A ECMO）。与药物支持类似，如果休克的根本原因是可逆且可被成功治疗的，则机械支持的结果是最好的。传统上，IABP在急性冠状动脉综合征或CABG手术心源性休克中被广泛用于此类患者，其基本原理是通过降低全身后负荷来增加冠状动脉灌注并改善心输出量。它可以快速实施，

血管并发症风险低，并且相对便宜；然而，在一项随机对照试验中，发现早期血供重建后 MI 并发心源性休克的 IABP 患者死亡率没有差异。

Impella 用于单纯左心衰竭和心源性休克患者是一种非常引人关注的方法。然而，目前几乎没有强有力的临床证据支持其使用。此外，特别是与 IABP 相比时，Impella 与显著的血管损伤和溶血风险以及更高的输血率相关，且没有带来任何降低死亡率的益处。V-A ECMO 代表了可以提供最大支持的疗法。心脏切开术后休克行 V-A ECMO 的死亡率为 60%～80%；然而，至少从回顾性分析来看，V-A ECMO 似乎确实有可能挽救一些在没有这种支持的情况下就会死亡的患者。因此，病例选择和良好的临床决策非常重要。考虑到患者的年龄、休克原因的潜在可逆性，以及较短的休克状态持续时间是选择合适 V-A ECMO 患者的重要参考标准，从而最大限度地降低了心脏以外器官衰竭的风险。启动进行 V-A ECMO 的决定主要取决于患者对药物治疗的反应。患者的最佳预后依赖于及时、成功的血供重建。事实上，甚至可以在病因干预前便启动 V-A ECMO 或体外循环。血压难以维持、出现灌注不良的体征或标志物（乳酸升高）以及超声心动图检查结果都是判定是否需要 ECMO 的重要指标。在持续严重血流动力学损害的情况下，即使不知道休克的原因是什么，也可以启动紧急 V-A ECMO，因为这是最有效的全身支持。

（四）治疗

MI 后心源性休克是一种紧急情况，唯一有效的治疗方法是早期血供重建。心肌梗死后心源性休克患者的死亡率高达 80%，而在罪犯血管的早期血供重建成功后，死亡率降至约 40%。该患者的良好结果取决于及时恢复罪犯血管的冠状动脉血流。是通过手术修复还是经皮支架植入来再血管化似乎并不重要。在这种情况下，重要的问题是如何最佳定义缺血的性质以及如何处理它。手术团队可以在 ICU 中重新开胸。这是检查桥血管的最快途径；然而，除非桥血管只是简单地扭曲，否则最终的治疗

选择是有限的。如果患者足够稳定，患者可以被送往导管室或返回手术室，以便进行再次体外循环或手术操作。在这种情况下，患者可被送回混合手术室，手术团队可再次开胸，介入心脏病学团队同时准备冠状动脉造影和可能的经皮介入治疗。该患者钝缘支的静脉桥血管没有血流并血栓形成。术后早期发生此类情况通常被认为是手术的技术并发症。手术团队尝试在心脏不停跳的情况下修复桥血管，但随后的冠状动脉造影仍显示桥血管无血流。于是在左回旋支成功植入 2 个药物洗脱支架，TIMI 血流 2 级，结果令人满意。

二、病例回顾

植入支架后，患者需要中等剂量的去甲肾上腺素来维持正常的灌注压，并且加用 10μg/(kg·min) 的多巴酚丁胺以逐渐增加心输出量。支架释放后，患者心率为 96 次／分，BP 为 92/52mmHg。乳酸升高至 8mmol/L，仍无尿。心排指数 2.0L/(min·m²)。此时外科医生建议放置 IABP，此建议得到心脏内科医生的强烈认同。IABP 设置为 1∶1 反搏。患者在上述药物和机械辅助下被送回 ICU，并取得了令人满意的恢复。患者术后出现了急性肾衰竭，无须透析且最终恢复。于术后第 1 天停用 IABP，第 2 天停用升压药和正性肌力药物，血压可维持在正常范围内，心排指数 2.5L/(min·m²)。超声心动图显示左心室侧壁轻度运动减低，左心室射血分数为 35%，伴随轻度二尖瓣关闭不全。

要点谨记

1. 心源性休克是一种临床诊断
2. 始终努力寻找导致术后休克的具体原因，同时优化血流动力学；低心排血量综合征是一种排除性诊断
3. 心肌梗死后心源性休克唯一有效的治疗方法是血供重建
4. 一旦诊断成立，尽快确定患者为心源性休克状态，并立即通知手术团队

推荐阅读

[1] van Diepen S, Katz JN, Albert NM, et al. Contemporary management of cardiogenic shock: a scientific statement from the American Heart Association. *Circulation*. 2017; 136(16): e232-e268.

[2] Lomivorotov VV, Efremov SM, Kirov MY, Fominskiy EV, Karaskov AM. Low-cardiac-output syndrome after cardiac surgery. *J Cardiothorac Vasc Anesth*. 2017;31(1):291-308.

[3] Thiele H, Zeymer U, Neumann F-J, et al. Intraaortic balloon support for myocardial infarction with cardiogenic shock. *N Engl J Med*. 2012;367(14):1287-1296.

[4] Hajjar LA, Teboul JL. Mechanical circulatory support devices for cardiogenic shock: state of the art. *Crit Care*. 2019 Mar 9;23(1):76.

[5] Hochman JS, Sleeper LA, Webb JG, et al. Early revascularization in acute myocardial infarction complicated by cardiogenic shock. SHOCK Investigators. Should we emergently revascularize occluded coronaries for cardiogenic shock. *N Engl J Med*. 1999;341(9):625-634.

[6] Society of Thoracic Surgeons Task Force on Resuscitation After Cardiac Surgery. The Society of Thoracic Surgeons Expert Consensus for the Resuscitation of Patients Who Arrest After Cardiac Surgery. *Ann Thorac Surg*. 2017; 103(3): 1005-1020.

第37章 心脏外科手术相关的肾脏损伤
Cardiac Surgery-Associated Acute Kidney Injury

Coilin Smyth　Sinead Galvin　著

王　冀　译　　周宏艳　校

患者，男，76岁，于1年前出现恶化性劳力性呼吸困难。经胸超声心动图显示严重的主动脉瓣狭窄，估测平均跨瓣压差为46mmHg，主动脉瓣口面积为0.6cm²。冠状动脉造影显示回旋支和左前降支重度狭窄。右冠状动脉远端狭窄约30%～40%。拟进行主动脉瓣置换术（aortic valve replacement, AVR）和冠状动脉旁路移植术（2支）。患者既往病史包括高血压、慢性肾病（chronic kidney disease, CKD）、高胆固醇血症和肥胖（体重指数38kg/m²）。患者基线肌酐为140μmol/L（1.58mg/dl）。采用慢性肾脏疾病流行病学组织方程，评估其肾小球滤过率（estimated glomerular filtration rate, eGFR）为42ml/(min·1.73m²)。术前药物包括每日阿司匹林75mg，雷米普利10mg，比索洛尔5mg，每晚阿托伐他汀40mg。其慢性肾功能不全是长期的高血压病所致。近期的动态血压（BP）监测提示日间的平均动脉压为70mmHg。

接下来你要做什么？

一、讨论

在术前就诊时，我们如何告知这个患者他的肾脏损伤风险？

患者在择期手术前10天，接受门诊术前评估。

该患者发生心脏手术相关的急性肾损伤（cardiac surgery-associated acute kidney injury，CS-AKI）的危险因素包括先前即存在的3期CKD、肥胖、高血压和左心室功能受损。这是基于外科手术危险因素的背景下做出的评估结果。表37-1列出了CS-AKI围术期危险因素。这些危险因素可分为可逆性、不可逆性、手术和非手术几种类型。术前的门诊评分给我们一个很重要的窗口对患者进行风险评估。这使得我们有时间与患者沟通这些因素的危险性，并得到其相应的理解。还使得我们有机会改变一些可逆性因素。

该患者既往存在的CKD是最重要的不可逆性的危险因素。这意味着肾脏功能欠佳和肾脏储备不足。研究显示，有10%～20%的患者，术前肌酐水平较基线升高在2～4mg/dl，术后需要肾脏替代治疗（renal replacement therapy，RRT），而术前肌酐升高＞3.4mg/L的患者中，有30%需要进行肾脏替代治疗。显然急性肾损伤（AKI）或慢性肾功能不全急性加重会增加术后启动RRT的风险。如果可能，当肾脏功能恢复到基线水平时，应进行手术治疗。

可逆性危险因素的去除可以降低CS-AKI的风险。冠状动脉造影术用于评估瓣膜置换术前的冠状动脉状态。为了减低患者发生对比剂相关的AKI的风险，在血管造影围术期间暂停了雷米普利48h，同时对患者进行了充分的水化。2017年的一项Meta分析显示，N-乙酰半胱氨酸在预防

表 37-1 心脏外科围术期急性肾损伤风险因素		
手术前	**手术中**	**手术后**
• 高龄	• 复杂手术	• 血管收缩药物使用
• 慢性肾功能不全	• 体外循环时间	• 正性肌力药物使用
• 高血压	• 需要再次体外循环	• 利尿药使用
• 高脂血症	• 体外循环期间的血细胞比容	• 血制品输注
• 女性	• 主动脉阻断时间	• 贫血
• 肝功能异常	• 低灌注	• 低血容量
• 外周血管疾病	• 低血容量	• 静脉梗阻
• 脑卒中病史	• 静脉梗阻	• 心源性休克
• 吸烟史		

对比剂诱导的 AKI 方面无效。

术前应对合并症如高血压病、慢性阻塞性肺疾病、充血性心力衰竭、糖尿病等进行优化。

手术因素也会影响 CS-AKI 的风险。对于有 CS-AKI 高风险的患者，应考虑侵袭性最小的手术。而该患者需要进行冠状动脉搭桥术和 AVR 探查。这就排除了一种侵入性较小手术方式的选择，如经皮主动脉瓣置换。尤其在急诊手术发生 CS-AKI 的风险更高。这类患者的病情更严重，将会经历心肌缺血引起的低灌注状态。

二、病例回顾

患者在体外循环（CPB）前的麻醉诱导是血流动力学稳定的状态。在整个手术过程中和在重症监护病房（ICU）中，平均动脉压（MAP）的目标值均为 70mmHg。该 MAP 最初是通过补液体（800ml 乳酸林格液）实现的，然后开始输注低剂量去甲肾上腺素。术中进行经食管超声检查，对心脏进行了较为细致的评估。手术分别进行了乳内动脉至左前降支、右桡动脉至左回旋支再血管化，手术团队回报手术效果良好。术中使用 25mm 的人工瓣膜对原有病损的自体主动脉瓣进行了置换，体外循环时间为 142min，主动脉阻断时间为 120min。患者顺利脱离体外循环。术中输注了浓缩红细胞 2 单位，以维持血红蛋白在 8～9g/dl 的水平，同时给予血浆、纤维蛋白原复合物和血小板静脉输注。

三、降低术中心脏外科相关急性肾损伤的风险

目前没有明确的某项干预措施可以降低围术期 CS-AKI 的风险。通常 MAP 目标定为 65mmHg，低于该目标则脑卒中风险增加，所以将目标血压调整为 70mmHg。一项基于 24h 动态血压研究结果显示，患者在发病前高血压的血压控制通常是不达标的。术中放置肺动脉导管以帮助优化心输出量。术中和返回 ICU 后，当出现低血容量和需要优化前负荷时需采用低氯溶液（乳酸林格液或血浆）输注。高氯的溶液会增加 AKI 的风险。由于人工合成淀粉基胶体会导致 AKI，在需要紧急快速液体输注时我们通常选择全血或 5% 白蛋白。

无论何种病因（心功能障碍、心包填塞、持续性出血、心律失常、起搏功能障碍、持续缺血）导致的低灌注，以及术后血管麻痹对肾脏灌注都是存在负面影响的。在 ICU 中，血流动力学监测的目标和随后的干预措施旨在识别并消除心脏手术后最初几天的血流动力学紊乱状态。该患者在围术期的管理目标是保持良好的肾脏氧代谢供需平衡，并确保没有持续的肾脏缺血或损伤。考虑到该患者的肾脏储备不足，及时干预是一个重要的理念。

术后第 1 天，患者在血流动力学稳定的状态下，依然出现了少尿 0.2ml/(kg·h) 连续 6h，以及严重的代谢性酸中毒。术后第 2 天，血清肌酐浓度显著升高至 2.7mg/dl，血清钾为 5.2mmol/L，24h 内正平衡液体为 3L。根据改善全球肾脏病预后组织（Kidney Disease Improving Global Outcomes，KDIGO）对肾脏功能的定义，患者的 AKI 水平为 1 级（表 37-2）。

四、CS-AKI 的诊断

AKI 的诊断及对其严重程度的评估是及时治疗和整体预后判断的关键。目前 AKI 有 3 种诊断评分系统：RIFLE 评分（风险、损伤、功能下降、功能丧失、终末期肾病）、KDIGO 和 AKIN（急性肾损伤协作组）。KDIGO 评分系统比 AKIN 和（或）RIFLE 具有更高的灵敏度。表 37-2 显示了 KDIGO 诊断标准。

血清肌酐浓度、尿素氮浓度和尿量（urine output，UO）是监测肾功能最常用的参数。术后患者的酸碱状态虽然没有特异性，但也可以是肾功能不全的早期指标。当然这些标志物都有其局限性。

只有当＞50% 的肾单位功能已经丧失时，血清肌酐浓度才能超过正常值。血清肌酐浓度也因肌肉含量、性别、年龄、种族和饮食而不同。eGFR 的计算方程试图减少其中一些变量对其准确性的影响。表 37-3 列了其中的 3 个公式，而表 37-4 比较了每个方程的计分变量。Cockcroft-Gault 评分法倾向于高估健康个体的 GFR，而 MDRD 评分法则低估了 GFR。MDRD 在估算 CKD 患者的 GFR 时更准确，但在体重指数超出正常范围的患者中则不太准确。CKD 流行病合作组的一个新公式被认为比 MDRD 更准确，尤其是对于肾功能接近正常的患者。对于术前患者，建议使用该公式来评估肾脏功能正常或轻度损害的患者。使用血清肌酐作为主要的诊断指标，也受到初始肾脏功能和血清肌酐升高之间 48h 至 7 天的时间间隔的影响。

尿量是 AKI 的一个诊断标志物。当尿量＜0.5ml/(kg·h) 是 GFR 下降的一个指标。而使用尿量进行评估的局限性包括非少尿性的 AKI，以及使用利尿药治疗导致的尿量增加。

作为 AKI 早期诊断的血清或尿液生物学标志物已经开展多年并在持续进行研究中。表 37-5 列出了肾脏特异性生物标志物及其提示的肾脏损伤部位。2016 年的一项 Meta 分析得出结论，目前的生物标志物在成人术后早期对心脏手术相关的 AKI 表现出较为良好的识别度。尽管新的肾脏

表 37-2　改善全球肾脏病预后组织

分　期	血清肌酐	尿　量
1 期	1.5～1.9 倍基线肌酐水平或增加＞26.5μmol/L	＜0.5/ml/(kg·h)，6～12h
2 期	2.0～2.9 倍基线肌酐水平	＜0.5ml/(kg·h)，＞12h
3 期	3 倍基线肌酐水平	＜0.3ml/(kg·h)

表 37-3　eGFR 评估方程

MDRD	GFR=186× 血清肌酐 –1.154× 年龄 –0.203×1.212（黑种人）×0.742（女性）
Cockcroft-Gault	CrCl（ml/min）=（140– 年龄）× 体重（kg）[×0.85（若为女性）]/[72× 血肌酐（mg/dl）]
CKD Epidemiology	CrCl=A×（血清 Cr/B）C×0.993× 年龄 ×1.159（黑种人），A、B 和 C 基于基线肌酐（Cr）和性别

eGFR 评估方程	血清肌酐	性　别	年　龄	人　种	体　重
MDRD	Y	Y	Y	Y	N
Cockcroft-Gault	Y	Y	Y	N	Y
CKD Epidemiology	Y	Y	Y	Y	N

表 37-4　eGFR 方程的比较

表 37-5　血浆和尿中的肾损伤生物标志物及其提示肾损伤的部位

标志物	肾损伤部位
NGAL	肾小球，远端肾小管，集合管
胱抑素 C	肾小管，近端小管
白细胞介素 -18	近端小管
KIM-1	近端小管
L-FABP	近端小管
NAG	近端小管，远端小管
尿 A-GST	近端小管
β_2- 微球蛋白	肾小球
尿 B-GST	远端小管
Netrin-1	近端小管
铁调素	近端小管
尿钙卫蛋白	集合管
TIMP-2	近端小管
IGFBP7	近端小管
TLR3	近端小管

IGFBP. 胰岛素样生长因子结合蛋白；KIM-1. 肾损伤因子 1；L-FABP. 肝型脂肪酸结合蛋白；NAG. *N*– 乙酰 β-*D*– 氨基葡萄糖酶；NGAL. 中性粒细胞明胶酶相关脂质蛋白；TIMP. 金属蛋白酶组织抑制药；TLR.Toll 样受体；GST. 谷胱甘肽硫转移酶

生物标志物已经表现出潜在的价值，但目前还没有可靠的生物标志物为心脏手术后患者带来临床获益。

该患者由于肾衰竭恶化引起少尿伴代谢酸血症（pH 7.22）和轻度高钾血症（5.8mmol/L），术后第 3 天开始进行了 RRT。

五、RRT 的启动指征

启动 RRT 的明确指征包括血管内容量超负荷、电解质异常、酸碱失调和尿毒症。在开始 RRT 或肾功能恢复之前这些并发症可以暂时应用药物治疗。在心脏手术后的患者人群中，由于心肌顿抑会导致心律失常的风险增加，并且能够耐受的血管内容量也较为有限，通常需要早期启动 RRT 进行干预。

在 CS-AKI 的情况下，如果临床出现肺水肿的表现，通常需要 RRT 进行超滤，特别是当容量状态造成呼吸机使用时间延长，抑或出现脱机困难的情况。后面我们将进一步讨论利尿药的使用。

当血清钾离子水平 >6mmol/L 时需要积极处理，通过注射胰岛素或碳酸氢盐治疗钾离子转移至细胞内，血清钾离子暂时性降低。对于大多数危重症患者，RRT 启动是最终的选择。高钾血症通常是心脏手术后患者常见的并发症，多是继发于输血和再灌注代谢产物。

当患者因 AKI 引起酸中毒，血清 pH 为 7.1~7.2 时，通常是启动 RRT 的合理时间节点。心脏手术后患者对代谢性酸中毒的呼吸代偿能力降低，他们也不能耐受使用碳酸氢钠时造成的液体容量负荷增加。而且，酸中毒通常也会降低心肌收缩力。

尿毒症的并发症，如心包炎或脑病虽然较为少见，但依然可能需要启动 RRT。

六、利尿药在 AKI 患者中的使用

尿量的增加可以通过利尿药治疗实现，但这并不反映真实肾脏功能的改善。其治疗价值主要是优化血管内容量。还有理论认为，通过降低三磷酸腺苷（adenosine triphosphate，ATP）依赖性酶（Na/K/Cl 泵）的活性可以保护肾脏功能，这样可以减少肾脏的 ATP 需求，对低灌注状态的耐受性可能会提高。

襻利尿药是一线治疗用药。众所周知，呋塞米的作用靶点在肾小管，因此需要肾小球进行有效滤过。当 GFR 降低时，需要增加治疗剂量。

利尿药的不良反应是电解质紊乱。应对钠、氯和钾的浓度进行密切监测。

七、启动 RRT 的时机

RRT 的启动多是基于肾脏功能的恶化，包括酸血症、高钾血症和少尿。在心脏功能较差的患者中，AKI 的这 3 个并发症影响临床决策制订。

目前多项研究通过评估早期与晚期策略来探索 RRT 启动的最佳时机。早期启动策略可以预防和逆转进行性恶化的内环境，从而避免 AKI 的进展。晚期策略则寄希望于肾脏功能的恢复，从而避免肾脏替代治疗，主要是基于并发症和治疗成本的综合考量。2017 年发表的一项 Meta 分析，对综合 ICU 患者的"早期"和"晚期"启动 RRT 策略进行对比。研究显示，早期启动 RRT 并不降低患者死亡率。两组患者住院时间和呼吸机时间无显著差异。这项 Meta 分析建议进行"观察性等待"的策略。综合的 ICU 队列研究结果对于心脏手术后的患者并不完全适用。一项专门针对心脏手术后患者的研究表明，早期启动 RRT 会降低患者死亡率，尽管该研究比之前引用的研究小得多。

八、RRT 的治疗方式与剂量

对于血流动力学不稳定的患者，连续性肾脏替代（continuous mode of RRT，CRRT）治疗优势更加明显。这是由于相比间断性透析，CRRT 血流速度低，液体转移随之减少。然而，没有证据表明滤过、透析或滤过和透析的联合使用哪种方式更有优势。

对于 CRRT 治疗而言，治疗剂量是所有参与治疗液体的总和，以 ml/(kg·h) 表示。两项大型随机对照试验比较了危重患者进行高剂量策略 [35～40ml/(kg·h)] 和低剂量策略 [25ml/(kg·h)] 的效果，研究显示高剂量的 RRT 策略并不降低死亡率。每日总体有效治疗时间是决定 CRRT 质量的关键因素。滤器内凝血和其他原因（放射检查、手术等）导致治疗中断治疗时间的减少对于 24h 治疗剂量有显著影响。在心脏手术后的患者中，推荐 25ml/(kg·h) 作为 CS-AKI 中 CRRT 的初始剂量。

九、抗凝策略

枸橼酸局部抗凝可以降低手术后出血的风险，同时最大限度地提高过滤器的使用寿命。

抗凝方式的选择包括无抗凝、局部枸橼酸抗凝和全身肝素抗凝。如果采用无抗凝药策略，过滤器的使用寿命会明显缩短。2015 年发表的两项随机对照试验显示，与肝素相比，枸橼酸使用与危重患者的过滤器寿命延长相关。这对延长有效治疗时间和减少血滤管道内凝血造成的血液丢失有非常明显的影响。心脏病患者会面临术后出血的风险，局部枸橼酸抗凝治疗比全身肝素治疗相关的出血并发症更少。2019 年的一项 Meta 分析证实了其替代肝素治疗的安全性。

十、透析通路：何时、何处

透析导管的置入时机和位置是重要的考量因素。术前置入的优点包括可控的置管周围环境，患者在全身麻醉下适宜操作的体位，以及严格的无菌的条件。这种方法也避免了在一个潜在的不稳定的术后 ICU 患者，紧急置入透析导管的情况。但是这种抢先治疗策略的缺点是可能最终不

需要置入该血管内装置而出现的相关并发症。

导管的最佳部位是能达到最佳的血液流量和最低的感染风险以及最低置管并发症风险的位置。股静脉置管的感染率最高，锁骨下静脉置管的感染率最低。颈内静脉的感染风险略高于锁骨下静脉。与颈内静脉和股静脉相比，锁骨下静脉的气胸和误伤动脉的发生率最高。锁骨下静脉置管与血管狭窄的风险相关。如果患者需要长期中心静脉通路进行透析，锁骨下静脉才是主要选择部位。

对于血液流速而言，2010年的一项关于股静脉和颈内静脉置管位置的研究表明，颈内静脉置管并没有明显优于股静脉置管。股静脉对于不稳定的患者更容易放置，而且不需要头低足高体位，这个体位对于急性容量超负荷的患者可能进一步加重心肺功能的失代偿状态。KDIGO指南推荐首选使用右侧颈内静脉，次之是股静脉，再次之选择是左颈内静脉，最后是锁骨下静脉。

颈内静脉或锁骨下静脉导管的尖端应位于右心房，以期达到最佳血流量，而股静脉导管应到达下腔静脉。

十一、长期透析治疗的心脏外科手术后患者的管理

终末期肾病（end-stage renal disease，ESRD）患者在接受心脏外科手术治疗过程中风险极高。这些患者的管理极具挑战性。

处于CKD5期（eGFR<15，非透析依赖）和ESRD（透析依赖）的患者需要有更充足的术前准备。血红蛋白浓度应保持>9g/dl，类似于冠状动脉疾病患者。2014年的一项研究显示，CKD患者的术前血红蛋白和治疗结局之间存在正相关。内源性促红细胞生成素水平降低和慢性透析均可导致血红蛋白水平降低。可通过补充外源性促红细胞生成素和铁剂可改善贫血。在这一人群中输血可能会增加未来移植手术的免疫复杂性。术前访视时应关注甲状旁腺激素、钙和磷酸盐水平，以评估电解质是否存在异常和（或）其程度。

处于晚期肾性骨病的情况下，这些患者可能更容易发生体位性损伤和骨折。长期透析或透析后出现显著低血压的这组人群在经历大手术时往往将面临更大的挑战。这类患者往往年龄较大，体质较弱，且以女性为主。他们往往在大手术前后容易出现严重的血管麻痹。

ESRD患者应在术前几周进行有效的透析治疗，术前一天进行最后一次透析。如果在接受手术的上午进行血液透析，则围术期容易出现血管麻痹和低血容量。手术前最后一次透析治疗应该关注患者干体重（透析后的目标体重）目标是否达到。如果患者采用持续腹膜透析（peritoneal dialysis，PD）的模式，应格外注意该模式的疗效。如果不能确保目前的PD方案有效，应考虑术前改用血液透析治疗，应与主治肾病医生商议决定。

术后透析应安排在术后的第一天进行。通常使用连续性肾脏替代治疗模式，以避免与间断性血液透析较高的血流速率引起血流动力学波动。

麻醉诱导前应启动动静脉瘘管的护理工作，检查瘘管内是否有流动的血液，并给予保护性的标识和保护，同时也尽可能要避免压迫。由于术中和术后体外循环的相对低流量状态和任何心脏功能受损导致低灌注，可能会增加其血栓形成的风险。

十二、CS-AKI 的预后

CS-AKI很常见，是死亡率的有力预测因素。在最严重的情况下，CS-AKI将会使手术死亡率增加3~8倍、延长在ICU时间和住院时间、增加医疗费用。一项超过47 000例患者的研究显示，需要CRRT的AKI发生率为1%，死亡率为65%，而没有这种并发症的患者死亡率为4.3%。

与未发生CS-AKI心脏手术后人群相比，CS-AKI的患者出院后依然存在较高的致残率和死亡率。ESRD和相关的透析依赖是最常见的情况。即使在那些恢复肾功能的患者中，主要心血管不良事件的发生率也会增加。这种预后更加强化了肾脏保护这个理念，即从风险分层到预防，早期诊

断到早期治疗，对于心脏手术患者是至关重要的。

对这些结果的了解和沟通在术前对有 CS-AKI 重大风险的患者的咨询中起着核心作用。同样这在 CS-AKI 发生后与患者和患者家属的沟通中也很重要。

（续框）

4. 肾脏替代治疗启动时机应根据具体情况而定，早期策略或晚期策略在死亡率方面没有差异

5. 24h 的有效透析时间是每日透析的关键指标。应尽量减少其中断。适当的初始剂量为 25ml/ (kg·h)

6. 使用枸橼酸盐的局部抗凝治疗可以延长过滤器的使用寿命和降低出血风险

7. 右侧颈内静脉应该是透析导管的首选位置，但相比股静脉，优势也并没有那么明显

8. 既往采用肾脏替代治疗的患者术前一天应进行有效透析，术后第 1 天开始连续性肾脏替代治疗

9. 在住院期间需要肾脏替代治疗的患者其致残率和死亡率均显著增加。这种风险的增加即使在患者出院后，或者不再需要进行肾脏替代治疗时依然表现明显

要点谨记

1. 术前检查应识别优化心脏手术相关的急性肾损伤（CS-AKI）的所有可逆性危险因素，并就患者本身的 CS-AKI 风险因素进行咨询评估

2. 在术前评估中，应使用慢性肾病流行病学方程来评估肾小球滤过率。它对肾功能轻微受损最为敏感

3. 利尿药可以应用于优化血管内容量状态，而不是仅仅用于增加尿量。一线用药还是襻利尿药

推荐阅读

[1] Yamauchi T, Miyagawa S, Yoshikawa Y, Toda K, Sawa Y; Osaka Cardiovascular Surgery Research (OSCAR) Group. Risk index for postoperative acute kidney injury after valvular surgery using cardiopulmonary bypass. *Ann Thorac Surg*. 2017;104(3):868-875. doi: 10.1016/ j.athoracsur.2017.02.012.

[2] Besen BAMP, Romano TG, Mendes PV, et al. Early versus late initiation of renal replacement therapy in critically ill patients: systematic review and meta-analysis. *J Intensive Care Med*. 2019;34(9):714-722. doi:10.1177/ 0885066617710914.

[3] Zhang W, Bai M, Yu Y, et al. Safety and efficacy of regional citrate anticoagulation for continuous renal replacement therapy in liver failure patients: a systematic review and meta-analysis. *Crit Care*. 2019;23(1):22. doi:10.1186/ s13054-019-2317-9.

[4] Lee S, Park S, Kang MW, et al. Postdischarge long-term cardiovascular outcomes of intensive care unit survivors who developed dialysis-requiring acute kidney injury after cardiac surgery. *J Crit Care*. 2019;50:92-98. doi:10.1016/ j.jcrc.2018.11.028.

[5] Hayes W. Ab-normal saline in abnormal kidney function: risks and alternatives. *Pediatr Nephrol*. 2019;34(7):1191-1199. doi:10.1007/ s00467- 018- 4008-1.

[6] Ho J, Tangri N, Komenda P, et al. Urinary, plasma, and serum biomarkers' utility for predicting acute kidney injury associated with cardiac surgery in adults: a meta-analysis. *Am J Kidney Dis*. 2015;66(6):993-1005. doi:10.1053/ j. a jkd. 2015. 06.018.